Eckhard Roediger

Depression –
die Sehnsucht nach Zukunft

Über dieses Buch: Die Erscheinungsformen der Depression sind vielfältig, die Auswirkungen auf den Einzelnen und sein Umfeld jedoch immer belastend. Dass dieser Last durch ganz unterschiedliche Methoden und Therapieansätze begegnet werden und die scheinbar hoffnungslose Zukunft täglich verändert beginnen kann, dazu möchte dieser Ratgeber des erfahrenen Arztes und Therapeuten Eckhard Roediger beitragen.

Über den Autor: Dr. med. Eckhard Roediger, geb. 1959 in Frankfurt am Main. Studium der Medizin, Promotion und Neurologische Facharztausbildung in Frankfurt, anschließend Psychiatrische Facharztausbildung in Darmstadt. Von 1993 bis 2002 Leitender Arzt der «salus Klinik» für Psychosomatik und Sucht in Friedrichsdorf/Ts., von 2002 bis 2006 Aufbau und Leitung der Abteilung für Psychosomatische Medizin und Psychotherapie am Gemeinschaftskrankenhaus Havelhöhe in Berlin. Seit 2007 in freier Praxis und als Dozent und Supervisor für Verhaltenstherapie tätig (www.eroediger.de).

Im Verlag Urachhaus sind seine Bücher «Besser leben lernen. Innere Balance zwischen Wunsch und Wirklichkeit» (ISBN 978-3-8251-7541-2) sowie «Wege aus der Angst. Ein Ratgeber für Betroffene und Angehörige» (ISBN 978-3-7725-5019-5) erschienen.

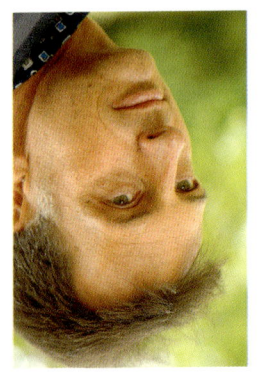

die heilenden Kräfte im Menschen stärken,
die Bildung des eigenständigen Urteils unterstützen,
die Initiativbereitschaft von Patienten und Verbrauchern fördern.

An der Herausgabe des aethera-Programmes wirken mit:
gesundheit aktiv · anthroposophische heilkunst e. V.,
die Gesellschaft Anthroposophischer Ärzte
und die Medizinische Sektion am Goetheanum.

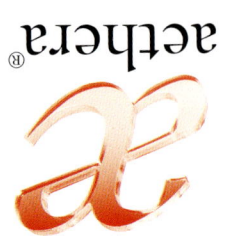

aethera®

Eckhard Roediger

Depression –
die Sehnsucht nach Zukunft

Ein Ratgeber für Betroffene
und Angehörige

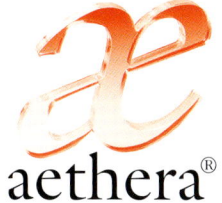

Für Javi,
in Bewunderung und Mitgefühl
für seinen Kampf gegen den Abgrund.

1. Auflage 2008
aethera im Verlag Freies Geistesleben & Urachhaus GmbH
Landhausstraße 82, 70190 Stuttgart
Internet: www.aethera.de

ISBN 978-3-7725-5039-3

© 2008 Verlag Freies Geistesleben & Urachhaus GmbH, Stuttgart
Umschlagbild: © Jahreszeiten Verlag / Benno Kraehahn
Fotos im Innenteil: © Wolfgang Schmidt, Ammerbuch
Satz und Gestaltung: Uschi Weismann
Druck: DZA Druckerei zu Altenburg GmbH, Altenburg

Inhalt

Vorwort 8

1 Grundlagen 13

Zahlen, Fakten, Hintergründe 14
Ab wann ist jemand depressiv? 17
Das klinische Bild der Depression 24

2 Die Ursachen der Depression 29

*Die Depression – eine Pflanze mit verschiedenen Wurzeln
   und vielen Trieben 30*
Depressive Symptome als Problemlösungsversuch 35
Weitere Wurzeln von Depressionen – die Sinnfrage 38
*Die körperliche Grundlage guter Gefühle –
   das Belohnungssystem 41*
Der Lebensfluss – ein Sinnbild 46

3 Verschiedene Formen der Depression 51

Somatische Depression – die feineren Stoffwechselprozesse 52
Endogene Depression – Nervensystem und Gehirnfunktion 58
*Erschöpfungsdepression –
   die Balance im vegetativen Nervensystem 69*
Reaktive Depression – Gedächtnisbildung und Erinnerung 74
*Hypochondrische oder somatisierte Depression –
   Sinneswahrnehmung und Urteilsbildung 83*
Neurotische Depression – Grundbedürfnisse und innere Konflikte 91
*Noogene Depression –
   biografische Entwicklung und Lebensaufgabe 99*

4 Handlungsmöglichkeiten 107

Hat der Fluss noch ein Ziel? – Das Denken ergreifen 110
Den Zufluss erhöhen – das Schöne fühlen 126
Sorgsam mit dem Wasser umgehen – das rechte Maß im Tun 138
Den Fluss regulieren und begrenzen – für sich selbst gut sorgen 141
Arbeit am Flussbett – die körperliche Grundlage 145

5 Be-Handlungsmöglichkeiten – wo Sie Hilfe bekommen können 149

Psychotherapie 153
Erlebnisaktivierende Verfahren 163
Medikamente 169
Die einzelnen Medikamentengruppen 177
Wie sollen die Medikamente eingenommen werden? 181
Andere körperliche Behandlungsansätze 183

6 Was kann ich für meinen Partner tun? 189

Allgemeine Hinweise zum Umgang mit depressiven Partnern 190
Umgang mit Suizidalität 199
Vorgehen bei einer stationären Einweisung 205

7 Geschlechts- und altersspezifische Aspekte 209

Frauen – das schwache Geschlecht? 210
Babyblues und Wochenbett-Depression 211
Die lästigen Tage vor den Tagen – das prämenstruelle Syndrom 212
Wechselhafte Jahre – die Wechseljahre 213
Depressionen im Alter und Abgrenzung zur Demenz 216
Depressionen bei Männern – wann ist Mann ein Mann? 220

8 Schlusswort 225

9 Anhang 229

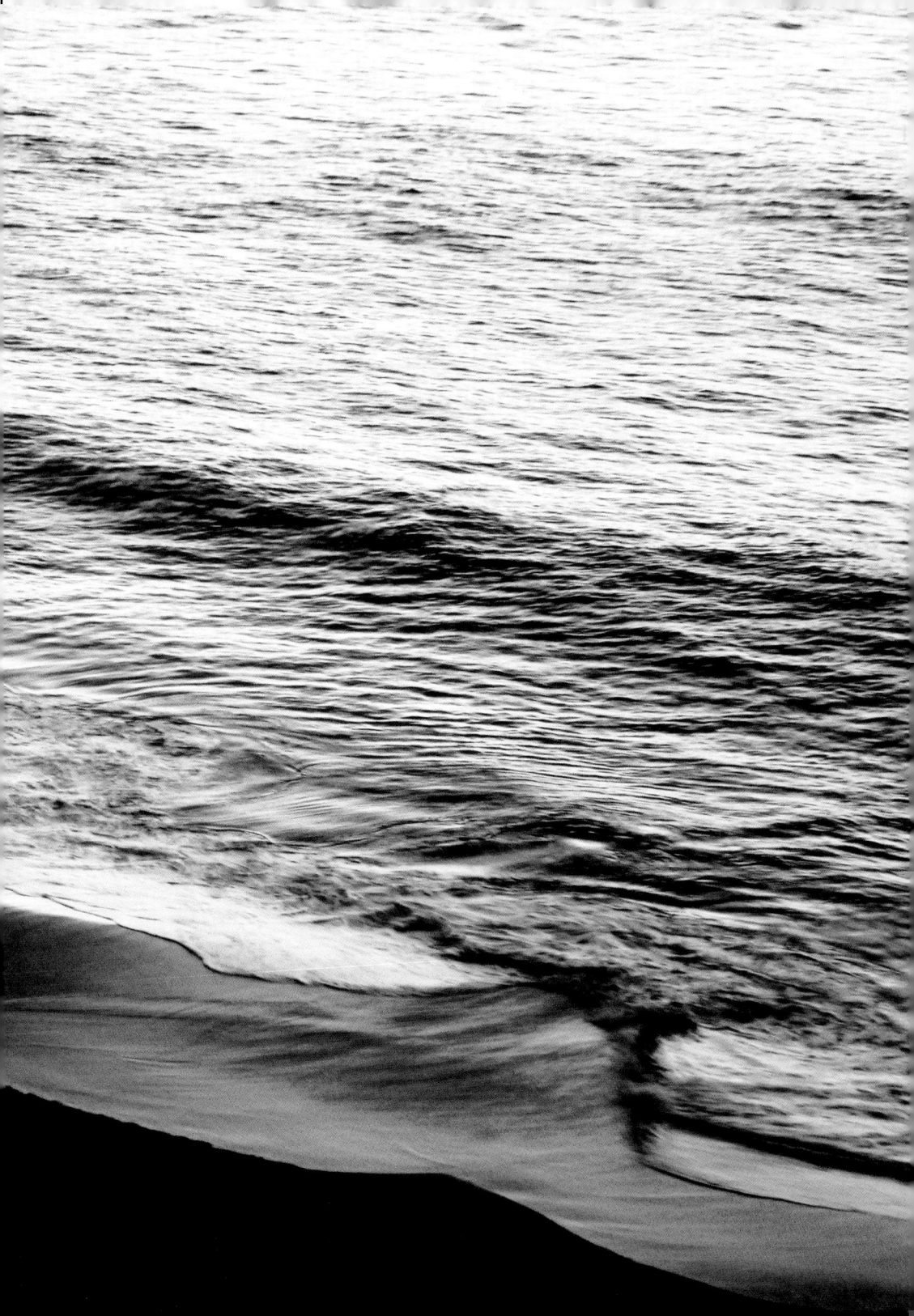

Vorwort

Warum könnte gerade dieser Ratgeber für Sie interessant sein, wo es doch schon so viele andere gibt? Wie schon das entsprechende «Schwester-Buch» über Angsterkrankungen («Wege aus der Angst») verbindet dieses Buch umfassende Hintergrundinformationen aus verschiedenen Wissensbereichen mit ganz konkreten Hinweisen, was Sie als Betroffener (oder auch Angehöriger) im Umgang mit Depressionen tun können. Es werden sowohl das aktuelle neurobiologische Wissen, grundlegende moderne psychologische Konzepte als auch ganzheitliche, geistig orientierte Zusammenhänge allgemeinverständlich dargestellt und daraus die entsprechenden Konsequenzen für eine Besserung abgeleitet.

Somit wird versucht, eine Brücke zwischen einem wissenschaftlichen Weltbild und einem modernen, rationalen und religiösen Verständnis zu schlagen.

Es ist ein sehr praxisorientiertes Buch, das schrittweise ermöglicht, einen Übungsweg zu beginnen und dadurch zu persönlichen Erlebnissen zu kommen. Sie können aber natürlich auch nur darin lesen und werden viele anregende Informationen finden. Zur Orientierung ist im Kapitel «Formen der Depression» hinter dem Namen der beschriebenen Depressionsform ein Stichwort zu dem in diesem Abschnitt ausführlicher abgehandelten Thema angegeben. Im Kapitel «Handlungsmöglichkeiten» wird beschrieben, was Sie selbst tun können, im Kapitel «Be-Handlungsmöglichkeiten», welche professionelle Hilfe es gibt und worauf es in einer Psychotherapie oder einer Medikamentenbehandlung ankommt. Das Kapitel «Was kann ich für meinen Partner tun?» gibt Hinweise für Angehörige, wie sie mit Betroffenen umgehen können, und behandelt das heikle Thema Zwangseinweisungen. Zu allen wichtigen Fragen finden Sie konkrete «Checklisten». Egal wo Sie stehen und wie schwer Ihre Depression ist: Wenden Sie sich denjenigen Hinweisen und Anregungen zu, die in Ihrer Situation treffend und Erfolg versprechend erscheinen.

Die Gruppe der depressiven Erkrankungen ist sehr uneinheitlich. Es gibt Formen, die sehr eigengesetzlich auftreten und wenig durch Verhaltensmaßnahmen beeinflussbar sind. Auch diese Formen werden im Buch kurz behandelt und die Entstehungshintergründe beschrieben. Den Schwerpunkt bilden aber die Formen von Depressionen, die durch eigene Verhaltensweisen ganz oder teilweise bewältigt werden können (und müssen). Hier bestehen Übergänge zum allgemeinen Umgang mit Lebensproblemen, wie sie ausführlich im Buch «Besser leben lernen» dargestellt sind. Diese beiden Bücher ergänzen sich daher.

Da sich Bilder besser einprägen, werden die abstrakten Inhalte mit zahlreichen Metaphern veranschaulicht (die Erklärung, warum dies so ist, finden Sie übrigens auch in diesem Buch). Auf Literaturzitate wurde dagegen verzichtet, da das Buch nicht als Fachbuch für Behandler, sondern als Hilfe für Betroffene zu verstehen ist – Letzteren dürfte es mehr auf die Inhalte als die Quellenangaben ankommen. Im Buch wird aber dem aktuellen Stand der wissenschaftlichen Forschung durchaus Raum gegeben. Auch wenn der Schwerpunkt des Buches in der praktischen Anwendung psychologischer Erkenntnisse liegt, so werden die Grundlagen einer medikamentösen Behandlung mit Psychopharmaka, der Umgang mit ihnen und die wichtigen Medikamentengruppen genauer dargestellt, da diesbezüglich immer noch viele Vorurteile herrschen und Halbwissen besteht. Komplementärmedizinische Medikamente werden dagegen nicht beschrieben, da diese (richtig angewendet) sehr individuell ausgewählt werden sollten und das eine sehr ausführliche Darstellung verlangt.

Es ist eines der Anliegen in diesem Buch, zum Wohle der Betroffenen irrationalen Vorurteilen durch eine sachliche Darstellung zu begegnen. Dies kann auch die Zusammenarbeit mit Therapeuten und Ärzten verbessern.

Die Brücke zu einem geistigen Verständnis des Menschen und die daraus folgende Befruchtung für den Lebensalltag soll rational nachvollziehbar sein und nicht einem naiven Glauben folgen. Das würde nicht dem Selbstverständnis eines modernen Menschen entsprechen. Der Dualismus zwischen «Wissen» und «Glauben» soll durch nachvollziehbare Erlebnisse überwunden werden. Dazu mögen die konkreten Übungsanleitungen beitragen. Damit der Fluss des Textes nicht unterbrochen wird und damit sie leichter zu finden sind, wurden die meisten Übungen im Anhang zusammengefasst. Der besseren Lesbarkeit wegen wurde zudem überwiegend nur die männliche Form verwendet, außer wenn es sich um frauenspezifische Aspekte handelt.

Zuletzt bleibt mir noch, allen Menschen zu danken, die zum Entstehen dieses Buches beigetragen haben. Das sind in erster Linie die Patienten, die uns Therapeuten erlauben, theoretisches Wissen in praktische Hilfestellungen zu verwandeln. Sie geben uns die Gelegenheit, ihnen in einem guten christlichen Sinne brüderlich beizustehen und auf den Weg zu helfen. Den Weg gehen muss jeder allein. Es ist mir aber eine tiefe Freude und Befriedigung, meine Kraft dafür einzusetzen, ihnen dabei helfen zu dürfen und zu können. Die Freude über die Fortschritte strahlt auf uns Behandler zurück. Namentlich möchte ich meine lieben Kollegen Wolf-Ulrich Klünker und Achim Noschka erwähnen. Aus dieser Zusammenarbeit sind zahlreiche Anregungen entstanden, die ich nun aufschreiben und weitergeben darf. Dem Verlagsleiter Frank Berger danke ich für die Anregung zu diesem Buch (und das beharrliche Antreiben zum Schreiben) und Maria A. Kafitz für das unterstützende Lektorat. Meiner Familie bin ich für die Anteilnahme am Schreiben verbunden (die Kinder zählen ganz tapfer und ein klein wenig stolz die Bücher mit, die der Papa schreibt!) und dass sie immer wieder auf meine Anwesenheit verzichtet hat. Ich will es wieder gutmachen. Was nützen Ruhm und Ehre, wenn man die Liebe seiner Nächsten darüber verliert? Das wäre auch ein Weg in die Depression!

Eckhard Roediger, Frankfurt 2008

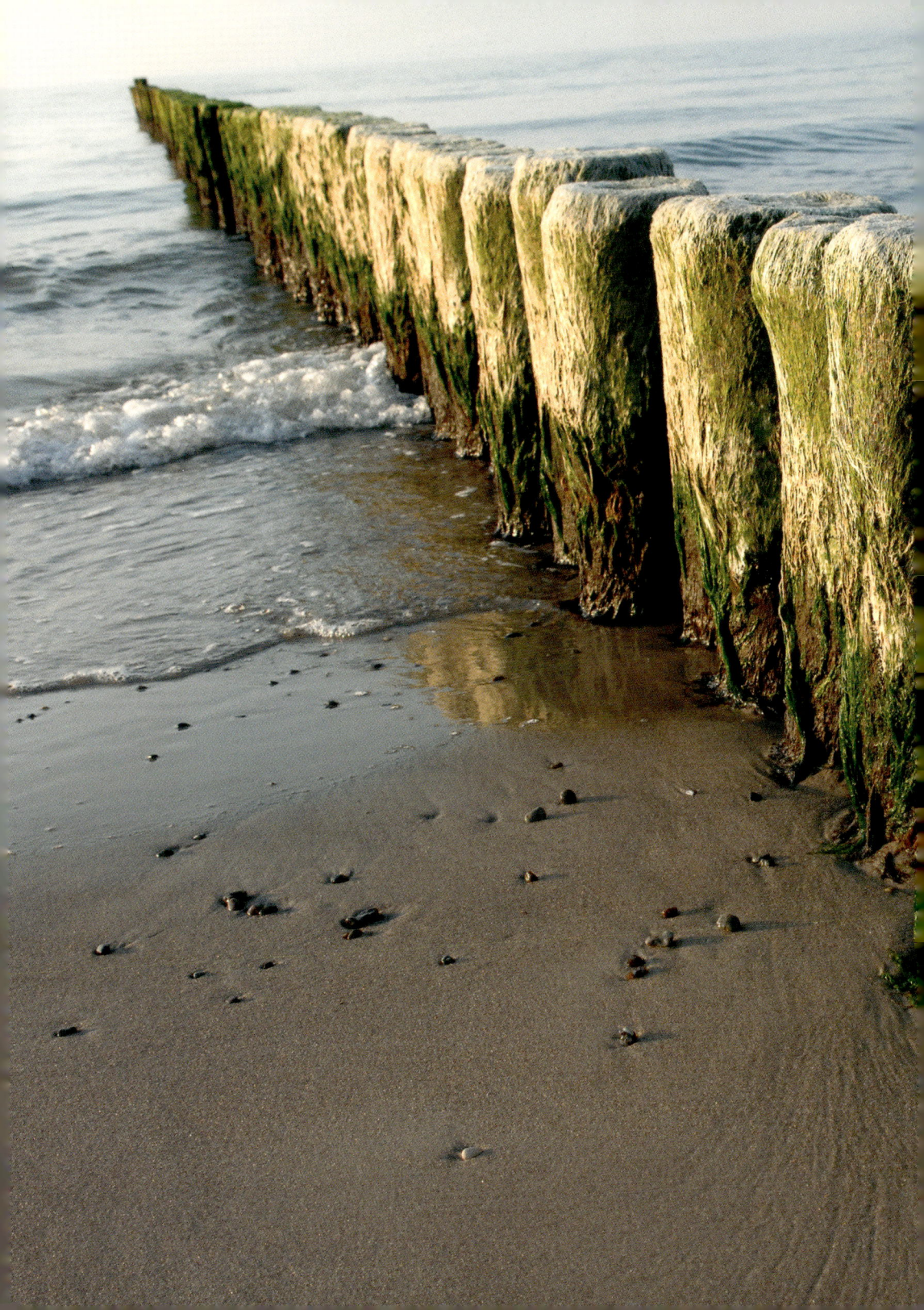

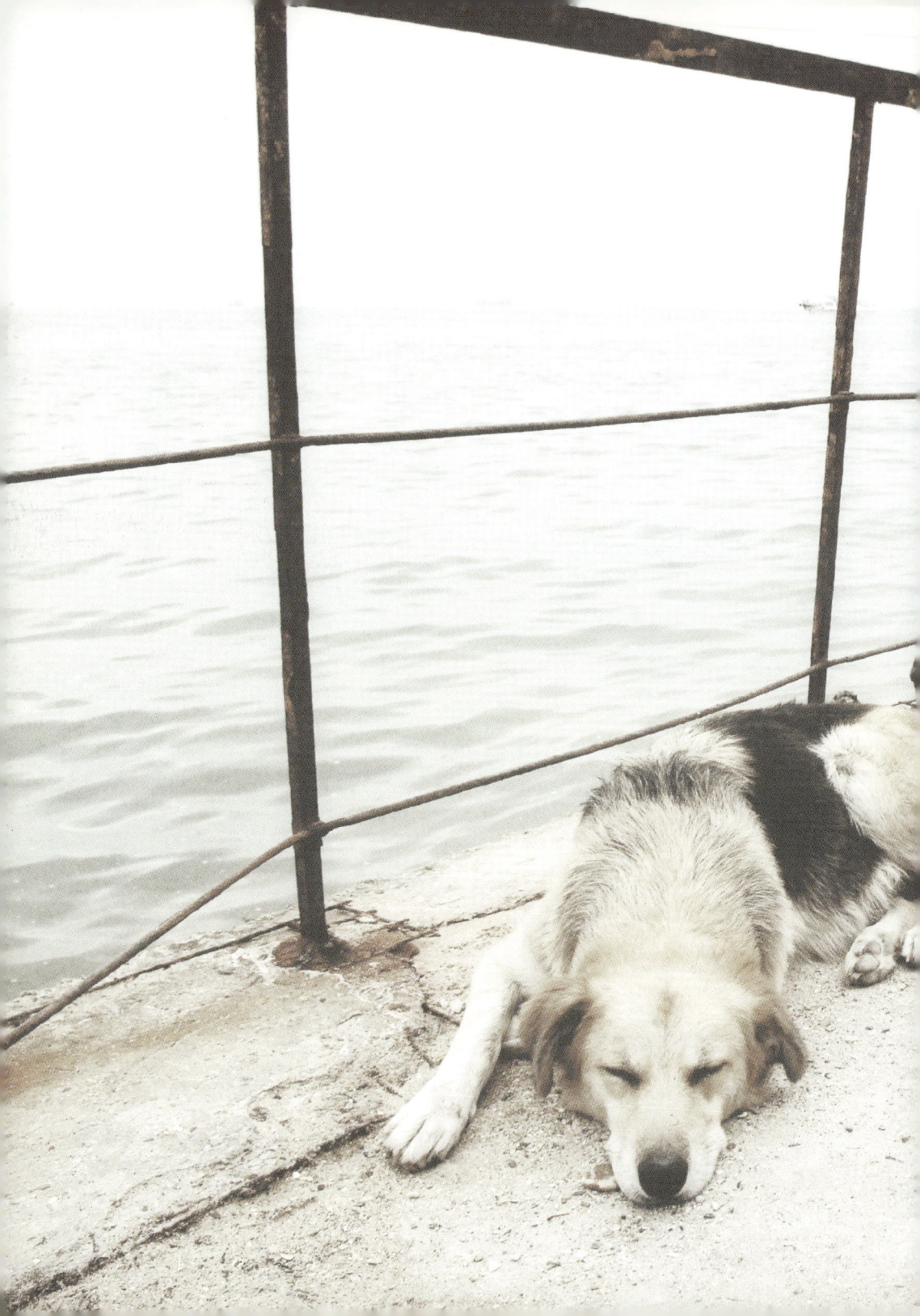

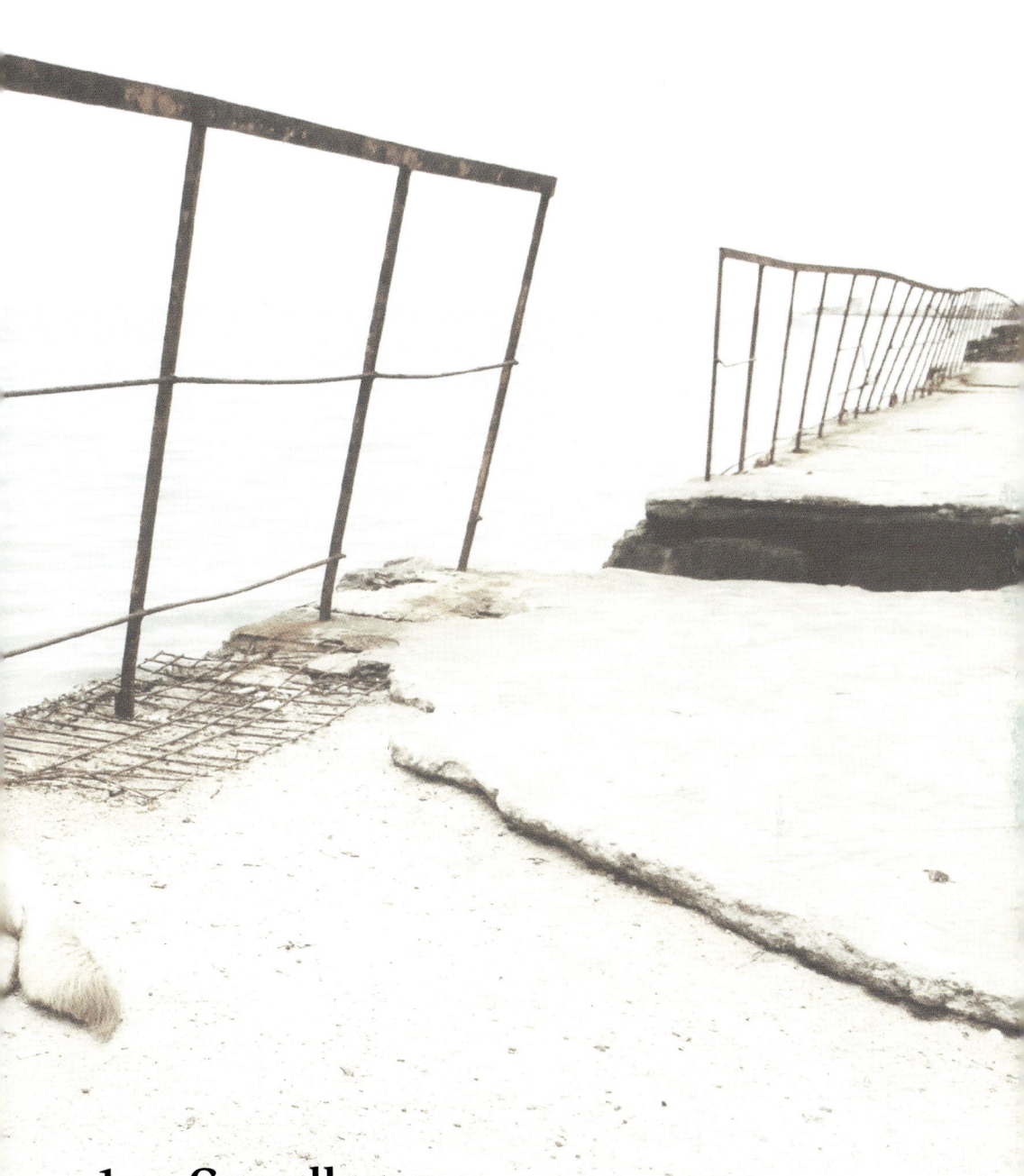

1 Grundlagen

Zahlen, Fakten, Hintergründe

«Volkskrankheit» Depression

Depressionen sind die häufigste psychiatrische Erkrankung: Fast jeder fünfte Deutsche erkrankt im Lauf seines Lebens an einer leichten Form der Depression, 8 Prozent an einer schweren. Frauen werden doppelt so häufig depressiv wie Männer. Bei Feldstudien in bestimmten Regionen ist etwa jeder 20. Deutsche aktuell depressiv – das sind 4 Millionen Menschen! Depressionen treten übrigens in allen Kulturkreisen auf, zumindest was den Kernbereich der schweren, phasenhaften Depressionen betrifft. Da die Häufigkeit der Erkrankung zunimmt, wird es einer Hochrechnung der Harvard Universität zufolge 2020 die zweithäufigste Erkrankung überhaupt sein. Pro sogenannter «Krankheitsepisode» und Patient entstehen pro Jahr direkte Behandlungskosten von 2500,- bis 5000,- € (je nach Schätzung), davon ca. 9 Prozent für die medikamentöse Behandlung. Dazu kommen die indirekten Kosten zum Beispiel durch Arbeitsunfähigkeit und Berentung in etwa vierfacher Höhe. Die Anzahl der Arbeitsunfähigkeitstage durch psychische Störungen insgesamt hat sich von 1994 bis 2004 um 80 Prozent erhöht, inzwischen erfolgen 35 Prozent aller Frühberentungen wegen psychiatrischer Erkrankungen.

Beeinträchtigung der Lebensqualität

Die Depression ist die Erkrankung, welche die Lebensqualität am stärksten beeinträchtigt: 12 Prozent der Lebenstage mit verminderter Qualität gehen auf sie zurück. Bei den 14- bis 44-Jährigen sind es sogar 17 Prozent, da Depressionen immer früher auftreten. Vor 20 Jahren lag der Beginn der Erkrankung zwischen 30 und 40, heute bei 20 bis 30 Jahren. Immer häufiger sind bereits Jugendliche betroffen, und die Zahl der Suizide von Jugendlichen erhöht sich ständig. Insgesamt sterben 10 bis 15 Prozent (d.h. jeder Sechste bis Zehnte) der Depressiven durch einen Suizid, das sind dreißigmal mehr als in der Durchschnittsbevölkerung. 40 bis 80 Prozent haben Suizidgedanken bzw. führen Suizidversuche durch. Daher wird auf den Umgang mit dieser Problematik im Kapitel «Umgang mit Suizidalität» ab Seite 199 noch einmal gezielt eingegangen.

Bei der Betrachtung dieser Zahlen müssen wir berücksichtigen, dass die Gruppe depressiver Erkrankungen (inzwischen spricht man lieber von Störungen) sehr heterogen ist und von verschiedenen Quellen gespeist wird. Auch sind die Übergänge zu anderen Störungsbildern und zum normalen Auf und Ab des Seelenlebens fließend. Bei acht von zehn Patienten kann neben der Depression noch eine andere Störung diagnostiziert werden, die der Depression in der Regel vorangeht. Die Depression kann dann als Ausdruck einer gescheiterten Störungsbewältigung verstanden werden.

Eine Depression im Sinne einer Krankheit muss definitionsgemäß mindestens 14 Tage am Stück dauern und das Erleben und Handeln erheblich beeinträchtigen. Depressionen können aber auch mehrere Monate anhalten. Dauern sie länger als ein Jahr, so spricht man von einer chronischen Depression, was für immerhin ein Drittel der Depressionen zutrifft. Hier bestehen Übergänge zur depressiven Persönlichkeit, auch Dysthymie genannt, bzw. zum sogenannten «Typus melancholicus», wie er von Hubertus Tellenbach beschrieben wurde. Diese Menschen streben zeitlebens in einer etwas zwanghaften Weise perfektionistisch Idealen nach, die sie letztlich nie erreichen können. Daher fühlen sie sich immer minderwertig und enttäuscht – in der Regel mehr über sich selbst als über die anderen.

Ab wann ist es eine Depression?

Der Verlauf von Depressionen ist ebenfalls sehr unterschiedlich: Manche haben nur eine einzige Episode im ganzen Leben, bei anderen kehrt die Depression immer wieder, sodass man von einer rezidivierenden Form spricht. Wenn man Patienten über die Dauer von etwa 15 Jahre begleitet, bekommen immerhin 80 Prozent eine erneute Depression. Bei 40 Prozent ist der Verlauf chronisch. Die meisten Menschen haben nur depressive Episoden (sogenannter «unipolarer Verlauf»), manche dazwischen Phasen deutlich gesteigerten Antriebs und meist auch gehobener Stimmung (sogenannte «manische Phasen» in einem bipolaren Verlauf, auch als «manisch-depressive Krankheit» bezeichnet). Diese manisch-depressiven Erkrankungen sind verstärkt durch Erbanlagen beeinflusst, daher müssen Manisch-Depressive in der Regel psychiatrisch und schwerpunktmäßig mit Medikamenten behandelt werden. Der Anteil, den die Betroffenen selbst beeinflussen können, ist im Vergleich zu anderen Depressionsformen kleiner, sodass diese Erkrankungsform im vorliegenden Buch nicht weiter behandelt wird. Im Anhang finden Sie aber weiterführende Literaturempfehlungen, insbesondere im Buch des Ehepaares Niklewski.

Verlaufsformen der Depression

Insgesamt tragen genetische (d.h. erbliche) Faktoren zu circa 50 Prozent zur Entstehung von Depressionen bei, dazu kommen belas-

Genetische Faktoren

tende Lebensereignisse und anhaltende Überforderung bzw. Stresserleben. In Zwillingsstudien bekommt jeder zweite eineiige Zwilling im Lauf seines Lebens irgendwann auch eine Depression, wenn der andere Zwilling depressiv erkrankt ist. Die Zwillingsstudien zeigen aber auch, dass bei gleichem Erbmaterial die Hälfte der Zwillinge verschont bleibt, dass also gleichwertig auch andere Faktoren zur Erkrankung beitragen. Das eröffnet Spielräume zur Behandlung. Man könnte etwas zugespitzt sagen: Wenn die Menschen ihre individuellen Entwicklungsmöglichkeiten nicht nutzen, dominiert die Genetik.

Ursache – Wirkung   Bei erblich vorbelasteten Menschen können *akute Lebensereignisse* leichter eine depressive Erkrankungsphase auslösen. Die dabei ablaufenden biochemischen Stressreaktionen (zum Beispiel Kortisol-Ausschüttungen) schädigen den Organismus weiter und fördern das Auftreten erneuter Depressionen. Daher ist es wichtig, die Betroffenen darin zu unterstützen, nach einer depressiven Episode nicht einfach so weiterzumachen wie zuvor, sondern so gut es geht aktiv ein gesundheitsförderliches Alltagsleben aufzubauen, um so den belastenden Einflüssen entgegenarbeiten zu können.

Unbehandelte Depressionen schädigen den Körper: So nimmt zum Beispiel die Größe des Hippokampus (einer für das Gedächtnis und das Lernen wichtigen Hirnregion) bei einer unbehandelten Depression ab, kann aber durch eine Behandlung auch wieder zunehmen.

Klinischer Verlauf   Auch der klinische Verlauf ist unterschiedlich – je nachdem, ob man etwas tut oder nicht: So haben durch eine verhaltenstherapeutische Rückfallprävention nach zwei Jahren nur 25 Prozent, ohne aber 60 bis 80 Prozent eine erneute Depression. Nach sechs Jahren sind 60 Prozent der Patienten, die aktiv einer Depression entgegenarbeiten, ohne Rückfall, aber nur 10 Prozent, die das nicht tun! Es lohnt sich also, aktiv zu werden und das Boot nicht nur treiben zu lassen. Dazu will dieses Buch beitragen.

Risikoerhöhend wirken neben den erwähnten Erkrankungen bei Verwandten ersten Grades (als Hinweis auf eine genetische Belastung) und eigenen früheren depressiven Episoden (besonders bei Frauen) auch unbefriedigende Partnerschaften und fehlende Unterstützung in Belastungssituationen. Vorbeugend wirken dagegen intakte, stabile Partnerschaften, eine höhere Bildung und ein sicherer Arbeitsplatz.

Ab wann ist jemand depressiv?

Nicht jede schlechte Stimmung ist eine Depression, nicht jede Trauerreaktion oder jedes melancholische Temperament ist eine Störung. Der Satz: «Heute bin ich depressiv» wird inflationär gebraucht, sodass eine Abgrenzung bei allen verbleibenden Unschärfen notwendig ist. Umgekehrt verdecken auch manche Verhaltensweisen (zum Beispiel intensives Fernsehen oder Alkoholtrinken) oder vordergründige Symptome (Umwelt- oder Zukunftsängste, körperliches Schmerzerleben) eine hintergründig bestehende Depression. Die Hälfte der Depressiven kommt primär wegen körperlicher Beschwerden zum Hausarzt, ein Viertel wegen Schmerzen. Es ist gar nicht so einfach zu sagen, ab wann jemand depressiv ist, denn es bestehen vielfältige Übergänge zu normalen Lebensgefühlen bzw. -situationen. Dazu einige Beispiele:

Abgrenzung zu anderen Krankheitsbildern

- Sie fühlen sich nach einer länger andauernden Belastungsphase erschöpft und ausgebrannt. Endlich haben Sie den ersehnten Kurzurlaub und ein paar freie Tage. Anders als sonst können Sie schlecht abschalten und sind danach nicht wieder fit, sondern fühlen sich immer noch ausgelaugt und haben keine rechte Lust, wieder an die Arbeit zu gehen.
- Sie können den Verlust eines geliebten Menschen auch nach Monaten noch nicht überwinden, grübeln viel, haben keine Lust, unterhaltsame Ereignisse aufzusuchen. Sie sind in einer schwierigen Lebenssituation, in der das, was Ihnen bisher Stabilität gegeben hat, weggebrochen ist – plötzlich empfinden Sie Ihr Leben als leer und sinnlos. Mehrere ernsthafte Gespräche mit Freunden haben Ihnen keine neuen Perspektiven eröffnet. In Ihrer Not haben Sie bereits einen Pfarrer aufgesucht, der Ihnen zwar Aufmerksamkeit und gute Worte gab, aber praktisch damit nicht weiterhelfen konnte.
- Sie sind im Klimakterium und fühlen sich einfach nur schlecht und fremd in Ihrem Körper. Immer wieder haben Sie Momente tiefer Verzweiflung und wissen gar nicht warum.
- Ihr Mann ist in der letzten Zeit dauernd gereizt und besorgt über die Zukunft. Sobald er die Zeitung aufschlägt, schimpft er und lamentiert über die schlimmen Entwicklungen in der Welt. Sie wis-

Stimmungsbilder

sen, dass er viel Arbeit hat, aber irgendwie haben Sie das Gefühl, es könnte mehr dahinterstecken.
- Es ist Herbst und die Nächte werden länger. Jeden Morgen wachen Sie mit dem Gefühl auf, dass der Tag wie ein Berg vor Ihnen liegt. Am liebsten würden Sie im Bett bleiben und sich verkriechen. Sie quälen sich mit Mühe aus dem Bett und erledigen lustlos Ihre Pflichten, haben aber eigentlich überhaupt keine Freude am Leben. Erst am Abend wird Ihnen etwas leichter. Liegt das an der Jahreszeit oder steckt mehr dahinter?
- Sind das Wetter und die belastende körperliche Arbeit daran schuld, dass Sie immer wieder Schmerzen im Rücken und in den Gliedern haben und alle Muskeln wehtun, wenn man draufdrückt?
- Ihr Mann trinkt jeden Abend eine halbe, manchmal auch eine ganze Flasche Wein. Danach ist er nicht mehr so angespannt und kann besser schlafen. Er sagt, die schwierige Lage seines Geschäftes sei daran schuld. Aber Sie haben Zweifel, ob da nicht noch etwas anderes dahintersteckt.

Lebenskrise oder Depression?

All diese Konstellationen können Ausdruck einer Lebenskrise sein oder Symptome einer beginnenden bzw. bereits vorhandenen Depression. Die Übergänge sind fließend und jeder Mensch reagiert in Krisenzeiten anders.

Normale Stimmungstiefs lassen sich innerhalb weniger Tage der Erholung bzw. des «Langsamertretens und Etwas-mehr-für-sich-Tuns» wieder ausgleichen. Daher wurde in der ICD (das ist die internationale Klassifikation von Krankheiten der Weltgesundheitsorganisation) ein Zeitkriterium eingeführt, demzufolge die Beschwerden an mindestens 14 aufeinanderfolgenden Tage bestehen müssen. Auch die Schwere der Symptomatik muss ausreichend sein. Dazu wurde festgelegt, dass mindestens vier der zehn in der Liste in Tabelle 1 angegebenen Kriterien durchgängig erfüllt sein müssen. Zu einer ersten Orientierung können Sie jetzt die Kästchen vor der Symptombeschreibung ankreuzen und zusammenzählen.

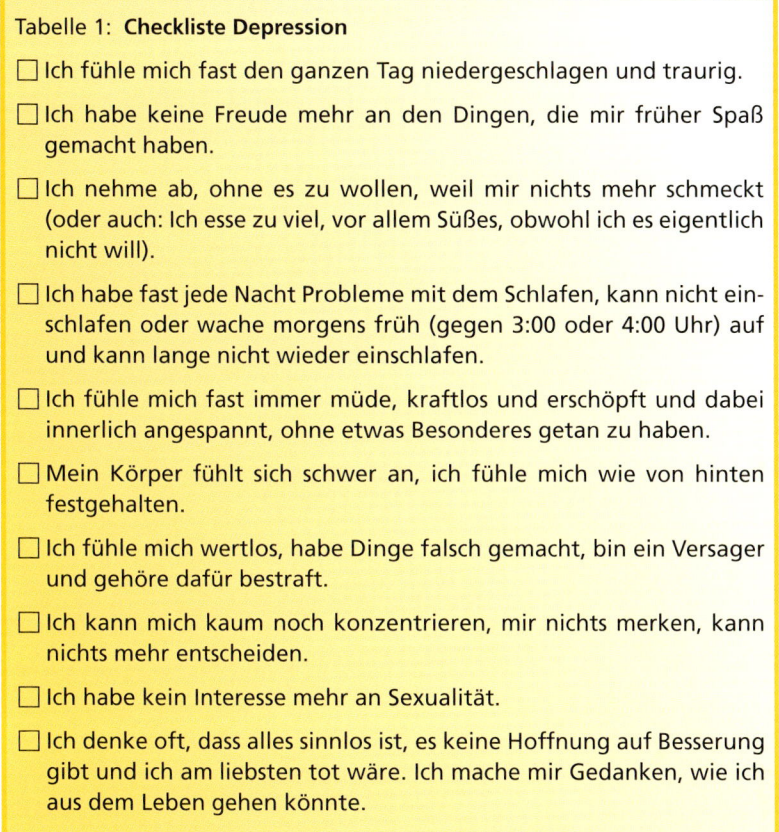

Tabelle 1: **Checkliste Depression**

☐ Ich fühle mich fast den ganzen Tag niedergeschlagen und traurig.

☐ Ich habe keine Freude mehr an den Dingen, die mir früher Spaß gemacht haben.

☐ Ich nehme ab, ohne es zu wollen, weil mir nichts mehr schmeckt (oder auch: Ich esse zu viel, vor allem Süßes, obwohl ich es eigentlich nicht will).

☐ Ich habe fast jede Nacht Probleme mit dem Schlafen, kann nicht einschlafen oder wache morgens früh (gegen 3:00 oder 4:00 Uhr) auf und kann lange nicht wieder einschlafen.

☐ Ich fühle mich fast immer müde, kraftlos und erschöpft und dabei innerlich angespannt, ohne etwas Besonderes getan zu haben.

☐ Mein Körper fühlt sich schwer an, ich fühle mich wie von hinten festgehalten.

☐ Ich fühle mich wertlos, habe Dinge falsch gemacht, bin ein Versager und gehöre dafür bestraft.

☐ Ich kann mich kaum noch konzentrieren, mir nichts merken, kann nichts mehr entscheiden.

☐ Ich habe kein Interesse mehr an Sexualität.

☐ Ich denke oft, dass alles sinnlos ist, es keine Hoffnung auf Besserung gibt und ich am liebsten tot wäre. Ich mache mir Gedanken, wie ich aus dem Leben gehen könnte.

Trauerprozesse unterscheiden sich trotz ähnlicher Stimmungslage darin, dass sich der Schmerz auf ein «Objekt» (das umfasst im psychologischen Sinne auch Menschen) im Umkreis bezieht und dass keine übermäßigen Schuldgefühle und Selbstentwertungen bestehen. Zudem ist der Anlass (meist ein Verlust) umschrieben und nachvollziehbar. Der «Zeiger der Schuld», wie es der Psychiater Pöldinger nannte, zeigt nicht wie bei der Depression nach innen, die Ursache liegt außen. Dabei ist allerdings zu beachten, dass auch Depressive einen äußeren Anlass für ihre Stimmung gedanklich «konstruieren» können, da Menschen geneigt sind, ihre Gefühle auf einen äußeren

Trauer oder Depression?

Anlass zu beziehen und dabei zu übersehen, dass Gefühle auch durch innerseelische Prozesse ausgelöst sein können.

Genau diese inneren Prozesse sind bei Depressionen im Unterschied zur Trauer beeinträchtigt. Entsprechend sind die so konstruierten Anlässe für Außenstehende nur begrenzt nachvollziehbar. Zudem erfüllt der Trauernde in der Regel seine sozialen Verpflichtungen weiter und weiß auch, dass der Zustand ein Ende haben kann. Der Trauernde fühlt sich auch nicht sich selbst gegenüber fremd. Die Frage ist eher, ob die Umwelt sein Trauern mittragen kann. Trauerarbeit stellt (wie der Name nahelegt) eine aktive Bewältigung, eine Art «Verdauung» eines schicksalshaften Ereignisses dar. Im Schmerz der Trauer lösen sich Menschen von ihren alten Vorstellungen und werden dadurch offen für etwas Neues. Idealtypisch hat die Trauer einen phasenhaften Verlauf, der in der Praxis aber nicht immer so geradlinig eingehalten wird, sondern in Schleifen ablaufen kann. Diese Phasen sind:

Trauerphasen

1. Verleugnung des Verlustes
2. Hadern über den Verlust
3. Verzweiflung bis zur Resignation
4. Anerkennen des Verlustes
5. Integration des Verlustes in das Selbstbild

Bei Depressionen bestehen dagegen keine intensiven Gefühle von Trauer oder Verzweiflung, sondern eher eine stille innere Erstarrung. Alexander Mitscherlich beschrieb die Depression sogar als «Unfähigkeit zu trauern». Wenn also Depressive wieder Schmerz und Traurigkeit fühlen oder sogar weinen können, befinden sie sich bereits auf dem Weg der Besserung. Goethe formulierte es im «Faust» so: «Die Träne quillt, die Erde hat mich wieder.»

«Pathologische Trauer»

Erst wenn nach dem sprichwörtlichen Trauerjahr die Patienten den Verlust noch immer nicht überwunden und wieder Anschluss an das Leben gefunden haben, spricht man von pathologischer Trauer, die therapeutisch behandelt werden kann und soll. Dabei muss dann die Frage gestellt werden, ob der aktuelle Verlust nicht eine untergründige Wunde von Verlassenheits- und Ohnmachtsgefühlen aktiviert hat, die der eigentliche Gegenstand der Behandlung sind, um wieder Anschluss an die Gegenwart und die Zukunft zu finden (siehe Kapitel «Neurotische Depression» ab Seite 91).

Ein weiterer Grenzbereich ist der Übergang zur **Melancholie** als Wesenszug bzw. Temperament. Hier ist ausdrücklich nicht die melancholische Form der schweren Depression bis hin zum Wahnhaften gemeint, sondern die auf die alte griechische Säftelehre zurückgehende Persönlichkeitsstruktur (Melancholie bedeutet «schwarze Galle»). Die in der Melancholie gesteigerte Empfindsamkeit macht das Erleben reicher und tiefer, aber auch sensibler für die schmerzhaften Seiten des Lebens. Viele Künstler schufen aus ihrer Melancholie heraus große Werke, man denke nur an Edvard Munch. Auch Goethe soll im Lauf seines Lebens mehrere depressive Phasen durchlitten haben. Andere schufen große Werke und scheiterten letztlich persönlich, wie zum Beispiel Heinrich von Kleist, der sich das Leben nahm.

Melancholie oder Depression?

Viele Melancholiker jedoch sind nicht so produktiv, sondern leiden an sich und der Welt und belasten nicht selten damit auch ihre Mitmenschen. Dann stellt sich die Frage, ob es nicht den Versuch wert ist, durch eine reflexionsfördernde therapeutische Arbeit eine gesunde innere Distanz zu diesem Erlebensmodus aufzubauen und von der bewussten Ich-Seite her zu versuchen, Bedingungen zu schaffen, in denen neues, freudvolleres Erleben möglich wird.

Die Erwartungen an derartige Veränderungsprozesse sollten allerdings nicht zu hoch gesetzt werden, denn die Veränderung solch tief sitzender Muster ist sehr schwer. Die Betroffenen identifizieren sich mit diesen Mustern und sie sind ein zentraler Teil des Selbstbildes und -erlebens. Aber vielleicht gelingt es ja, dass sie diese Stimmungen zwar für sich selbst haben, aber dennoch am sozialen Leben Anteil nehmen und es mit ihrer Tiefgründigkeit bereichern. Die besten Clowns und Komiker sind Melancholiker, eben weil sie so empfindsam beobachten und mitfühlen und dann ohne Eitelkeit die kleinen Schwächen darzustellen vermögen. Sie bringen ein Opfer für unsere Unterhaltung. Ohne die Beiträge melancholischer Menschen wäre das Leben flacher und undifferenzierter. Dafür können wir ihnen dankbar sein und sie mit ihrer manchmal anstrengenden Negativität geduldig durchs Leben begleiten.

Veränderungen sind oft nicht einfach

Die vorherige Auflistung zeigt bereits, dass die Depression ein buntes Bild mit vielen Nuancen ist. Komplizierter wird der Sachverhalt dadurch, dass hinter diesen Nuancen und Facetten sehr verschiedene

Zwischen seelischer Belastung und körperlicher Erkrankung unterscheiden lernen

Ursachen stecken können. Das heißt, Krankheiten aus ganz verschiedenen Richtungen können alle zu einem depressiven Bild führen. So kann eine Depression einerseits die innere Antwort auf eine zu große äußere Belastung sein, andererseits der seelische Ausdruck einer körperlichen Erkrankung. Im ersten Fall sind eher psychotherapeutische Ansätze sinnvoll, im zweiten Fall kann die körperliche Grunderkrankung ärztlich, zum Beispiel mit Medikamenten oder Hormonen, behandelt werden. Die verschiedenen Ursachen schließen sich nicht aus, sondern ergänzen sich: Eine erbliche Veranlagung kann durch schlechte Erfahrungen in der Kindheit verstärkt werden und eine seelische Verletzbarkeit bewirken, die später bei vermehrter Belastung durch kritische Lebensereignisse oder eine chronische Überforderungssitutation aufbricht. Man spricht diesbezüglich von einer «Ergänzungsreihe» bzw. von einer «multifaktoriellen Entstehung».

Eine gründliche Diagnostik ist sehr wichtig

Dieses breite Spektrum an Ursachen verlangt eine sehr gründliche Diagnostik, die alle Möglichkeiten in Betracht zieht und sorgfältig prüft. Daher ist es ratsam, zunächst einen kundigen Arzt, in der Regel einen Psychiater oder Arzt für psychosomatische Medizin bzw. einen erfahrenen Allgemeinarzt oder Internisten mit psychosomatisch-psychotherapeutischer Grundqualifikation, aufzusuchen, der das gesamte Spektrum der Depressionen überblickt. Vor dem Beginn einer psychologisch-psychotherapeutischen Behandlung wird ohnehin ein Arzt zu Rate gezogen, um körperliche Erkrankungskomponenten möglichst auszuschließen, sodass auch dieser Weg möglich ist.

Manche gehen wegen jeder Kleinigkeit zum Arzt, weil er der einzige Mensch zu sein scheint, der ihnen noch einigermaßen zuhört. Besonders Männer «wursteln sich dagegen lange durch» und kommen erst sehr spät in Behandlung – und wenn, gehen Sie meistens zu einem «Körperarzt». Für viele ist es immer noch ein Makel, zum Psychiater oder zum ärztlichen bzw. psychologischen Psychotherapeuten zu gehen. So dauert es auch heute noch oft mehrere Jahre, bis Menschen Hilfe durch eine kompetente Diagnostik und Behandlung finden. Das schafft leider viel persönliches Leid, kostet unnötige Zeit und letztlich auch Geld.

Dieser Ratgeber will Ihnen helfen, die eigene Situation etwas fundierter einzuschätzen und mögliche erste Schritte zu tun. Er will die Bereitschaft fördern, sich helfen zu lassen, wenn die eigenen Möglichkeiten ausgeschöpft sind, damit Sie nicht in einer Sackgasse stecken bleiben. Bedenken Sie: Auch Sackgassen sind nach oben offen! Es kommt also auf den richtigen Blickwinkel an. Sie können zunächst versuchen, die in diesem Buch gegebenen Anregungen konsequent auszuprobieren. Der Ansatz ist dabei, die regulierenden und gesundenden Kräfte Ihrer bewussten Ich-Tätigkeit zu nutzen, indem diese durch ein klares rationales Denken auf Ihr seelisches Erleben ordnend einwirken. Wenn diese Ich-Kraft zu schwach ist, sollten Sie sich nicht schämen, sich von kompetenter Seite unterstützen zu lassen. In der Psychotherapie spricht man entsprechend von der «Hilfs-Ich-Funktion» der Psychotherapeuten! Sie dürfen aber nicht denken, dass Psychotherapeuten selbst keine Probleme hätten. Dennoch sind sie durch ihre Ausbildung darin geschult, das eigene Gefühlsleben zu kennen und zurücknehmen zu können, sodass sie in der professionellen Beziehung ihre trainierten Ich-Fähigkeiten zur Unterstützung der Patienten zur Verfügung stellen können.

Mut zum Handeln

Es ist sinnvoll, einen Partner in diesen Prozess einzubeziehen. Hierbei kann das Buch eine Gesprächsgrundlage für den Austausch mit Freunden oder Angehörigen schaffen. Wenn aber trotz ausreichender Bemühungen keine Erfolge zu erzielen sind, sollten Sie nicht zögern, zur weiteren Abklärung und Behandlung Fachleute aufzusuchen. Doch auch eine professionelle Behandlung braucht Geduld und Ausdauer und viel Aktivität von Ihrer Seite. Da die vielen Facetten und Hintergründe der Depressionen nicht gleich zu durchschauen sind, müssen manchmal mehrere Therapieansätze ausprobiert bzw. kombiniert werden. So kann sich zum Beispiel die Kombination von Psychotherapie und Medikamenten sinnvoll ergänzen und gegenseitig verstärken. Auch beim Gärtnern sind eine sinnvolle Planung und Beratung durch einen Fachmann, das Wässern der Pflanzen und das Unkrautzupfen notwendig. Keiner dieser drei Bereiche kann durch den anderen ersetzt werden.

Den Partner einbeziehen – verschiedene Methoden ausprobieren

Falls Sie das Lesen dieser etwas kritischen Worte noch depressiver macht, sei hier ein kleiner Trost gegeben: Jede depressive Phase geht vorbei, sei sie auch noch so schwer. Wichtig ist, dass Sie sich bei Experten Hoffnung «borgen» und aus einer momentanen Verzweiflung heraus keine Kurzschlusshandlungen begehen. Auch dabei will dieses Buch helfen.

Das klinische Bild der Depression

Bevor wir uns im nächsten Kapitel mit der Frage beschäftigen, ab welchem Ausmaß der Beeinträchtigungen man von einer Depression sprechen kann, wollen wir uns zunächst einmal ein Bild der Depression machen. In Tabelle 1 (Seite 19) wurden bereits die wesentlichen Beeinträchtigungen aufgeführt. Die Aufstellung lehnt sich an die Kriterien der Depression an, welche die Weltgesundheitsorganisation (WHO) in ihrer Klassifikation der Krankheiten (ICD) erstellt hat.

Die seelischen Betätigungen: Denken – Fühlen – Wollen

Man kann die Veränderungen des Selbsterlebens auch bezogen auf die drei seelischen Betätigungen des Denkens, Fühlens und Wollens betrachten. Bei Störungen des «Denkens» ist weniger der Gedankeninhalt gemeint, denn der ändert sich personen- und kulturbezogen, sondern die *Art* der Denktätigkeit bzw. der Denkbewegungen. Mit «Fühlen» ist ebenfalls die Qualität des seelischen Erlebens und mit «Wollen» der Übergang der handlungsbezogenen Vorstellungen (was ich will) in den tatsächlichen Handlungsvollzug, also das Tätigwerden-Können, gemeint.

Seelische Lähmung und Starre

Die ersten beiden Symptombereiche beschreiben ein in sich abgeschlossenes, negatives Selbsterleben, das den ausgleichenden und belebenden Bezug zur Umwelt verloren hat und zum Gefühl des «In-sich-eingemauert-Seins» führt. In der Folge verfinstert diese negative Gestimmtheit unsere Fähigkeit zum kritisch-rationalen Denken. Die *seelische Lähmung* und *Starre* führen dazu, dass die Denkkräfte nicht mehr frei verfügbar und Konzentration und Aufmerksamkeit vermindert sind. Die seelische Stimmung färbt auch auf die Inhalte unseres Denkens ab, und zusammen mit der gefühlten Entkoppelung vom Lebensumkreis fühlen sich die Betroffenen hilf- und wertlos bis hin zum Wahn, sich unauflösbar versündigt oder verschuldigt zu haben.

Das Denken ist blockiert

Besonderes beim depressiven Wahn zeigt sich der Verlust der inneren Beweglichkeit des Denkens, das in den Sog der vorhandenen negativen Gefühlsstimmung gerät und sich nicht mehr davon lösen bzw. distanzieren kann. Wenn sie ihrem Gefühl folgen könnten, würde bei Depressiven die Addition von zwei und zwei nur drei oder dreieinhalb, aber nicht vier ergeben! Entsprechend geht die Fähigkeit des Denkens verloren, den gegenwärtigen Inhalt relativieren zu können und gedanklich die Vorstellung aufzubauen, dass sich aktuelle Gefühle auch wieder ändern können (und ganz sicher auch werden). Denn alle Gefühle kommen und gehen!

In der Depression wird die *Denkfähigkeit gelähmt* und das momentane Gefühl starr in die Zukunft «verlängert». Wenn aber Hoffnung und Vertrauen auf eine Besserung verloren gehen, erscheint manchem Depressiven die Selbsttötung (Suizid) als der letzte und einzige Ausweg aus dem scheinbar endlosen Leiden. *Der Blick in die Zukunft scheint verbaut*

Die inhaltliche Hoffnungslosigkeit und die äußere Starre des Denkens führen dazu, dass die innere Regsamkeit, das *Interesse an der Umwelt* und die Offenheit für Anregungen verloren gehen, «weil das ja alles doch nichts bringt!». Der so entstandene Mangel an Zielen und Motiven bewirkt, dass die Bewegungskräfte nicht angeregt werden und seelisch das *Gefühl von Kraft- und Antriebslosigkeit* erlebt wird. Die innere Ablähmung ist so stark, dass auch das Essen zur Anstrengung wird, denn es besteht kein inneres Verlangen mehr, aktiv zu werden (schon gar nicht sexuell!). *Mangel an Zielen und Motiven*

Durch den Mangel an gesunder Verausgabung («Ausatmung») in Aktivitäten besteht von körperlicher Seite her auch ein *verminderter Schlafdruck*, was zu Durchschlafstörungen mit Früherwachen und Grübeln führt. Durch die verminderte Tiefschlafqualität liegt dann nach dem morgendlichen Aufstehen der Tag wie ein Berg vor dem Betroffenen (sogenanntes «Morgentief»). *Durchschlafstörungen*

Morgentief

Aber was ist die Ursache für diese Ablähmung und Erstarrung bis hin zur «Sklerose» des Fühlens in der Seelenmitte? Es wurde bereits angedeutet, dass es *verschiedene Ursachen* gibt, die sich ergänzen und gegenseitig verstärken können. Bildlich gesprochen kann der Mangel an seelischer Beweglichkeit auf der Stoffwechselseite daher kommen, dass der Organismus nicht mehr genug innere «seelische Substanz» für die Gemütsbewegungen zur Verfügung stellen kann. Neurobiologisch entspricht das der verminderten Verfügbarkeit bzw. Wirksamkeit von Überträgerstoffen im Gehirn (sogenannte «Neurotransmitter»). Ganzheitlich betrachtet kann man sagen, dass die Leber als Zentralorgan der *aufbauenden Stoffwechselprozesse* geschwächt ist und dem Seelenleben aus den Nahrungsstoffen nicht die notwendige verfeinerte und «empfindungsfähige» Substanz zur Verfügung stellen kann. Begegnet im gesunden Fall unsere Aufmerksamkeitskraft diesen feinen Stoffwechselprozessen, entsteht Fühlen. Auch dieses *Welche Ursachen gibt es?*

Wie unser Denken (wieder) in Bewegung kommt

Fühlen erleben wir als gegeben, das heißt, wir fühlen uns «bewegt» und geneigt, daraus zu handeln. Durch die erwähnte, feststellende Denktätigkeit können wir dieses Mitbewegtwerden zu einer ruhigen Vorstellung ablähmen, die dann unser stabiles, bewusstes Weltbild bildet (siehe Abb. 1).

Das gibt uns innerlich Halt. Die Bildung dieser stabilen Gedankenformen aus dem Miterlebensprozess heraus entspricht im Körperprozess der Knochenbildung aus dem Blutprozess heraus. Sowohl die Gedankenformen als auch die Knochenbildung sind aus dem Bluts- bzw. Erlebensstrom herauskristallisiert.

Die freigesetzte Substanz wird von einer überschießend-ablähmenden Denktätigkeit in starre Gedanken geronnen. Die Gedankenbildung wird dadurch zu unbeweglich, sodass sie sich den wechselnden Umgebungsbedingungen nicht mehr flexibel anpassen kann. Das fördert das Gefühl, abgekoppelt zu sein, und macht Angst.

Außerdem können diese blassen, «toten» Gedanken ihrerseits das Fühlen nicht anregen bzw. impulsieren. Wenn die zur Belebung notwendigen neuen «empfindungsfähigen Substanzen» fehlen, erstarrt das Fühlen und kann seinerseits den Stoffwechsel nicht mehr bewegen.

Dieses Bild ist natürlich ein sehr vereinfachtes Modell, das an verschiedenen Stellen des Buches noch etwas weiter ausgeführt wird. Es kann uns aber als Idealbild für mögliche Therapieansätze dienen. Mehr dazu ist im Buch von Olaf Koob (siehe Literaturempfehlungen auf Seite 251) zu finden.

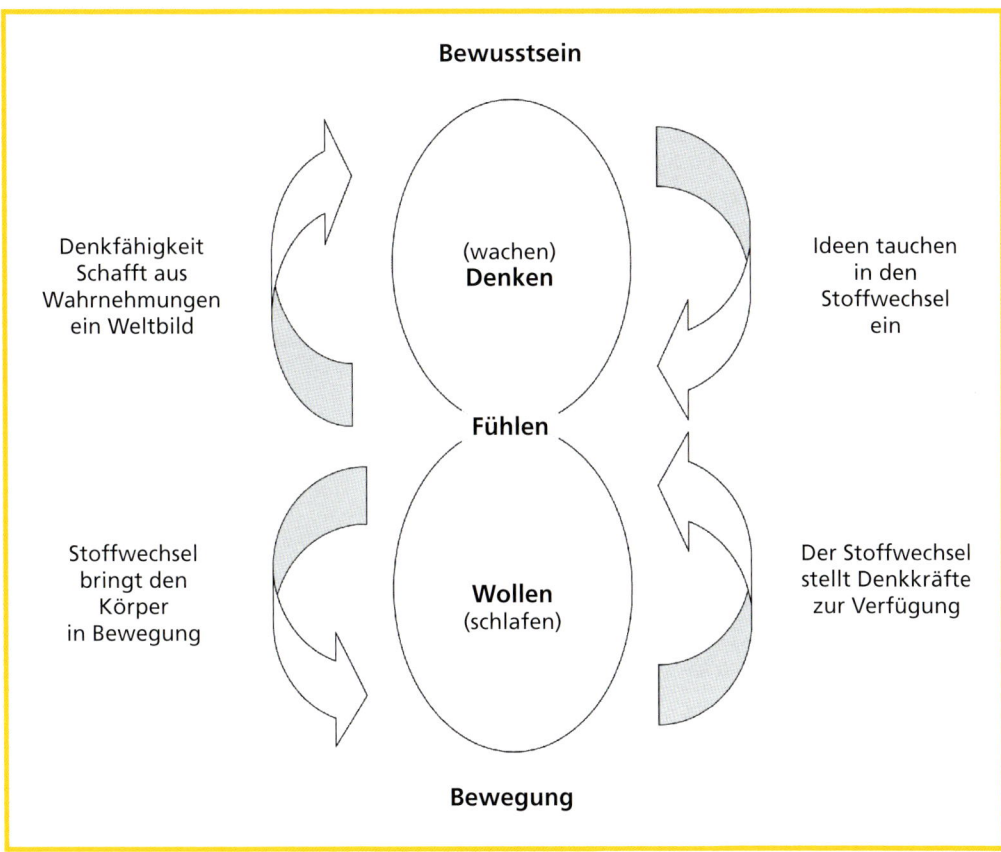

Abbildung 1

2 Die Ursachen der Depression

Die Depression – eine Pflanze
mit verschiedenen Wurzeln und vielen Trieben

Körper und Seele bedingen und beeinflussen einander

Die erstarrte Seelentätigkeit bei der Depression lähmt die atmende, vertrauensvolle Wechselbeziehung zur Welt. Dies betrifft sowohl die Beziehung zur äußeren Umwelt als auch die zum eigenen Körper. Bei genauerer Betrachtung ist ja auch der eigene Körper *individualisierte Umwelt*, denn er ist aus Bestandteilen aufgebaut, die wir von außen aufgenommen haben. Die aufgenommenen Stoffe wirken in unser Seelenleben hinein. Wie stark das seelische Erleben von Körperprozessen abhängt, lässt sich beispielsweise daran sehen, dass wahrnehmungsverändernde Drogen, sogenannte «Halluzinogene», ein ganz anderes Bild der Welt und auch entsprechend andere Gefühle vermitteln können.

Wir erleben unsere Individualität zwar eng mit dem Körper verbunden, es gibt aber auch Bewusstseinszustände, die sich relativ stark von der Identifikation mit diesem Körper lösen können (z.B. in der Meditation). Aus anthroposophischer Perspektive ist der Körper aus der Umwelt «geborgt» und für die Zeit unseres Lebens unter die Kontrolle unserer unbewussten, körperaufbauenden Ich-Funktionen gebracht. Viele Krankheitsbilder entstehen im Spannungsfeld zwischen dieser *individualisierenden Ich-Kraft* und den Wirkungen von Naturkräften in und auf unseren Körper. Eine ausführlichere Darstellung dieser Zusammenstellung finden Sie in meinem Buch «Besser leben lernen».

Das Selbsterleben – Brücke zwischen Verstehen und Empfinden

Unser *Selbsterleben* bildet in diesem Sinne eine *Brücke* zwischen der geistigen Funktion des Verstehens, in die wir mit dem Denken hineinragen, und dem emotionalen Miterleben, in das die Umwelt- und Körperprozesse hineinwirken. Im Fühlen pendeln wir zwischen dem *einatmenden Verstehen* der Welt und dem *ausatmenden Erleben* der Welt (mehr dazu im Buch von Olaf Koob, siehe Literaturempfehlungen auf Seite 251).

Im Verstehen erleben wir uns selbst in unseren Gedanken, im Mitfühlen und Tun verbinden wir uns wieder mit der Welt. Auf der Verstandesebene können wir Lehren aus der Vergangenheit ziehen. Im positiven Fall kann uns das ein vertrauensvolles Fundament geben. In den Gefühlen der Hoffnung und Zuversicht kann die Zukunft in unser Gefühlsleben hineinleuchten – so können wir dazwischen mutig und tatkräftig unsere Gegenwart gestalten. Auf Themistios (5. Jh. n. Chr.) geht die Formulierung zurück, dass das Ich des Menschen «aus Möglichkeit und Wirklichkeit zusammengesetzter Geist» sei. Wir realisieren demnach durch die Wirkung unseres Ichs in unserem Seelenleben nach und nach etwas von unserem geistigen Potenzial (unserem sogenannten «höheren Ich»). Die Impulse dieses höheren Ich zeigen sich aber nicht in unseren abstrakten Gedanken, sondern sie steigen aus dem Gefühl in spontanen Gedanken, Geistesblitzen, Eingebungen, Gedanken beim Aufwachen aus dem Schlaf oder manchmal auch in Träumen auf.

Bei der Depression dagegen verlieren die Gedanken diese Beweglichkeit und Zukunftsoffenheit und werden in quälender und lähmender Weise an die Vergangenheit gefesselt. Aus dieser Gedankenfixierung heraus erscheint uns die Zukunft verbaut und hoffnungslos – es strömt uns keine Kraft und Initiative entgegen (siehe hierzu auch das Kapitel «Den Zufluss erhöhen – das Schöne fühlen» ab Seite 126). Entsprechend wird sowohl die Umwelt bedrohlich-negativ erlebt als auch die eigene Körperfunktion als hilflos-gelähmt wahrgenommen. Die vernichtenden Urteile eines negativ-verzerrten Denkens lähmen jeden Keim von Kraft und Initiative. In Abbildung 2 auf Seite 32 sind einzelne Symptome dieses negativen Selbst- und Welterlebens zusammengefasst.

Bei der Depression verlieren die Gedanken ihre Beweglichkeit

Die in Abbildung 2 beschriebenen Symptome gehören zum Teil zu eigenständigen Krankheitsbildern, die neben oder im Zusammenhang mit dem depressiven Kernsyndrom bestehen können. Manchmal verdecken sie auch eine Depression. Nachfolgend werden zum besseren Verständnis die einzelnen Störungen kurz charakterisiert und die Bezüge zur Depression angedeutet.

Symptome verschiedener Krankheitsbilder

1. **Pseudodemenz:** Manche Depressiven können erscheinen, als ob sie «dement» wären (so wie man es von sehr alten Menschen kennt, die nichts mehr verstehen). Bei einer genaueren Prüfung fällt jedoch auf, dass sich die depressiven Menschen erst gar nicht bemühen, eine Aufgabe zu lösen, sondern gleich resignieren. Daher muss eine solche Depression von einer Demenzerkrankung psychiatrisch abgegrenzt werden.
2. **Soziale Phobie:** Die meisten Depressiven leiden unter Versagensängsten und Schuld- bzw. Schamgefühlen. Wenn diese Gefühle ganz im Vordergrund stehen, ist zu prüfen, ob es sich nicht um

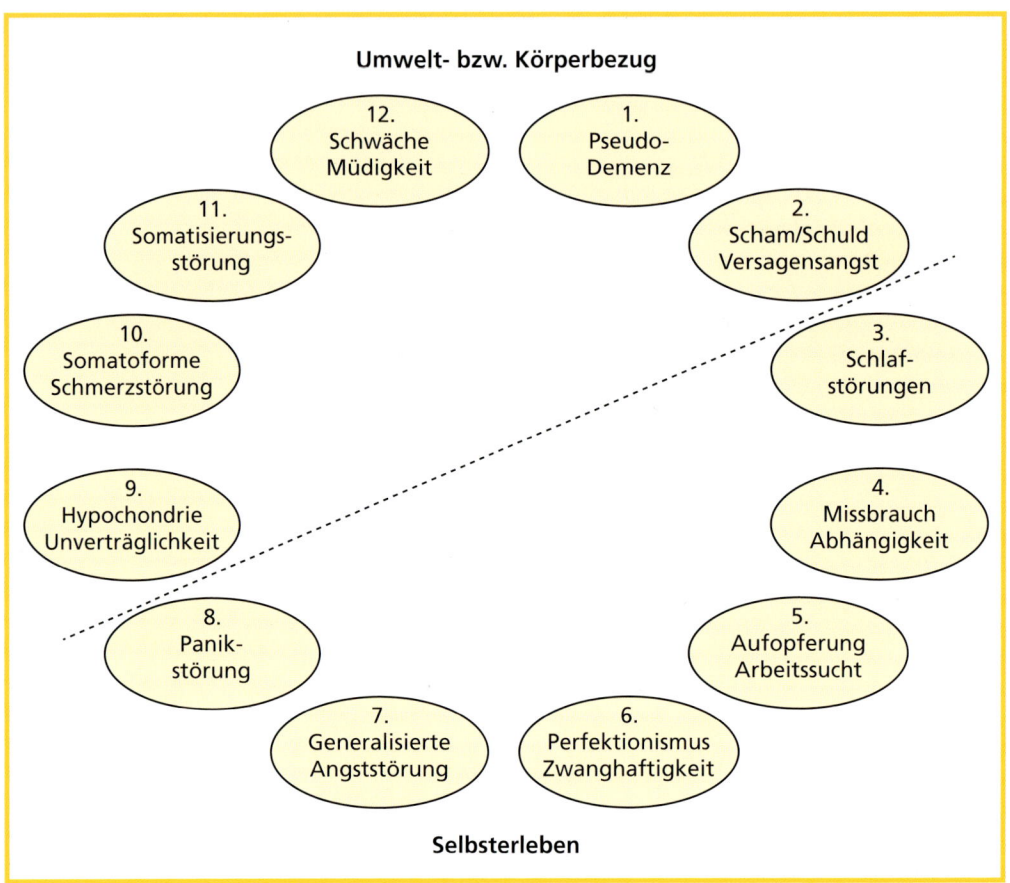

Abbildung 2

eine soziale Phobie handelt, die im Verlauf durch einen zunehmenden Verlust an Selbstwertgefühl zu einer Depression führen kann.
3. **Schlafstörungen:** Schlafstörungen sind ebenfalls für Depressionen typisch. Es gibt jedoch auch Schlafstörungen ohne Depressionen, die durch starke innere Anspannung hervorgerufen werden können (sogenannte «primäre Insomnien»).
4. **Sucht:** Abhängigkeiten von Alkohol, Beruhigungsmitteln oder Opiaten können entstehen, wenn Menschen ihre Anspannung oder schlechte Stimmung mit stimmungsverbessernden Substanzen

selbst zu «behandeln» versuchen. Hat sich eine Suchterkrankung ausgebildet, muss diese in speziellen Einrichtungen behandelt werden. Eine Suchterkrankung entwickelt gewissermaßen ein «Eigenleben» und verschwindet nicht, wenn die Depression erfolgreich behandelt wurde.

5. **Aufopferung/Arbeitssucht:** Versagensängste und innere Anspannung können auch dazu führen, dass Menschen versuchen, sich durch Hilfsbereitschaft oder gesteigerte Arbeitsleistung (bis hin zur Arbeitssucht) Sicherheit und Anerkennung zu verschaffen. Dieses Verhalten kann über Burnout und Erschöpfungen zu Depressionen führen. Diese Zusammenhänge und deren Vorbeugung werden im Buch «Burnout und Depression vorbeugen – Bevor aus Erschöpfung Krankheit wird» dargestellt (siehe Literaturempfehlungen auf Seite 251).

6. **Perfektionismus/Zwanghaftigkeit:** Perfektionismus und Zwanghaftigkeit sind Wesenszüge des sogenannten «Typus melancholicus». Diese Menschen haben immer das Gefühl, nicht genug zu leisten und fühlen sich in sich selbst eingeschlossen und von ihrem Umfeld tendenziell unverstanden. Durch Selbstüberforderung und Selbstzweifel treten hier gehäuft Depressionen auf.

7. **Generalisierte Angststörung:** Diese Form der Angststörung zeigt starke Übergänge zur Depression, denn es stehen Grübelneigung, Selbstzweifel und Zukunftsängste im Vordergrund, wie sie auch bei Depressiven auftreten können. Typischerweise fehlen jedoch die bei der Depression in der Regel vorhandenen körperlichen Krankheitssymptome.

8. **Panikstörung:** Panikartige Ängste können bei bestimmten Formen von atypischen Depressionen im Vordergrund stehen, bei denen die Vitalzeichen (Schlafstörungen, Schwächegefühle, Appetitminderung) im Hintergrund stehen. Hier haben sich bestimmte Medikamente (sogenannte «irreversible MAO-Hemmer») bewährt (siehe Kapitel «Medikamente» ab Seite 169). Panik ist aber auch häufig ein Symptom bei sehr frühen Trennungs- oder Todesangsterlebnissen, was in einer Psychotherapie geklärt und bearbeitet werden kann und sollte.

9. **Hypochondrie/multiple chemische Unverträglichkeit:** Die Betroffenen haben das Gefühl, dass bestimmte Nahrungsmittel oder

Stoffe in ihrer Umgebung sie krank machen, und sie versuchen, diese zu meiden. Dadurch werden die Handlungsspielräume und die Lebensqualität zunehmend eingeschränkt und die Beschäftigung mit diesen Stoffen kann das ganze Leben dominieren, was wiederum Depressionen fördert.

10. **Somatoforme Schmerzstörung / Fibromyalgie:** Hier werden körperliche Schmerzen meist im Bereich des Bewegungsapparates erlebt, wobei jedoch keine angemessene körperliche Ursache gefunden werden kann. Von manchen wird die Fibromyalgie als eigenständiges Krankheitsbild gesehen und Störungen des Serotoninstoffwechsels als Ursache angenommen. Häufig wird eine Neuroborreliose vermutet (und sollte auch ausgeschlossen werden). Da bei den meisten Betroffenen auch erhebliche seelische Belastungsfaktoren in der Gegenwart bzw. in der Biografie gefunden werden, wird von psychiatrischer Seite diese Symptomatik als primär psychisch verursacht eingeschätzt.
11. **Somatisierungsstörung:** Bei dieser Gruppe werden Funktionsstörungen und auch Schmerzen, meist im Zusammenhang mit dem Herzen, der Atmung oder der Verdauung, empfunden, ohne dass bei den körperlichen Untersuchungen etwas Fassbares gefunden wird. Es besteht die Gefahr, dass die Patienten immer neue «Geräteuntersuchungen» wünschen, statt sich mit den seelischen Ursachen zu beschäftigen.
12. **Schwächegefühle (Neurasthenie) und Chronisches Müdigkeitssyndrom:** Bei dieser Gruppe steht eine rasche Erschöpfbarkeit im Vordergrund. Manche können kaum noch aufstehen und sich selbst versorgen. Eine körperliche Ursache wird nicht gefunden. Häufig haben sich die Betroffenen zuvor stark verausgabt. Durch übermäßige Zuwendung der Angehörigen kann der Zustand aufrechterhalten bzw. verlängert werden (sogenannter «sekundärer Krankheitsgewinn»).

Die Beschwerdebilder im *unteren Teil* der Abbildung 2 werden *innerlich erlebt*, die der *oberen Hälfte* treten im *Bezug zur Umgebung* auf. Die Ursache für das negative Erleben, «der Zeiger der Schuld», ist entsprechend eher nach außen oder nach innen gerichtet. Während bei den direkten seelischen Symptomen der Depression die Schuld bzw. das Versagen im Selbst erlebt werden, dreht sich der Zeiger beim Erleben der gestörten Körperfunktionen bereits wieder etwas zum Körper hin, um sich dann bei den verschiedenen Facetten der Angststörungen noch weiter nach außen zu drehen. Das stabilisiert zwar das Selbstgefühl, bedeutet aber in der Regel, dass die Lösungen in äußeren Veränderungen der Lebensumgebung bzw. in ärztlichen Behandlungsmaßnahmen des Körpers gesucht werden. Der Wunsch nach anhaltenden Entlastungen von Aufgaben kann dabei bis zur Idee der Berentung gehen. Das blockiert Lösungsansätze, die beim eigenen Verhalten ansetzen, wodurch die Heilung erheblich verzögert werden kann. Letztlich ist es in der Regel einfacher, das eigene Verhalten zu verändern als die Umgebung!

Eine Veränderung beginnt immer bei einem selbst

In all diesen Symptombildungen bzw. in den durch unser Denken geschaffenen Ursachenzusammenhängen zeigt sich eine Tendenz zur Erstarrung des Lebensflusses bzw. einer Stockung der seelischen Beweglichkeit. So unsinnig diese Symptome in ihrer gesteigerten Form auch wirken mögen, bewirken sie zu Beginn zunächst eine gewisse emotionale Entlastung. Auch wenn wir für eine tiefer gehende Heilung diese «Teillösungen» wieder in Bewegung bringen müssen, ist es zunächst sinnvoll zu verstehen, wie sie entstanden sein können.

Vom Verstehen zum Verändern

Depressive Symptome als Problemlösungsversuch

Dieser Verständnisansatz kommt aus der psychologischen Forschung. Um diese ungewohnte Aussage nachvollziehbar zu machen, sollen nun einige Ergebnisse der moderneren psychologischen Forschung allgemein verständlich und kurz dargestellt werden. Eine ausführlichere Darstellung finden Sie im Buch «Besser leben lernen» (siehe Literaturempfehlungen auf Seite 251).

Die psychologische Forschung geht davon aus, dass die Menschen im Allgemeinen bemüht sind, ihre innere Spannung nicht zu sehr ansteigen zu lassen. Momentane und gut kontrollierte Spannungsanstiege werden zwar als lustvoll erlebt, etwa beim Achterbahnfahren, Fernsehen oder bei Fernreisen, droht die Geschichte jedoch nicht gut auszugehen, schlägt die Lustspannung schnell in eine unangenehme

Nicht jede Spannung will ertragen werden

Angstspannung um. Dieser Übergangszustand wird «Fluktuation» genannt. Die Menschen versuchen dann, diese Angstspannung zu mindern und eine Lösung zu finden. Wenn beispielsweise nachts ein Geräusch nicht identifiziert werden kann, entsteht zunächst Angst. Sobald es eine Erklärung für das Geräusch gibt, sinkt die Angst ab. Die Erklärung muss dabei keineswegs stimmen! So sind zum Beispiel Wahnkranke durch ihren Wahn subjektiv beruhigt, obwohl er objektiv nicht stimmt.

(Scheinbar) entlastende Erklärungsversuche

Unsere Erklärungsversuche für unsere Symptome entlasten uns zunächst, besonders dann, wenn die vermeintliche Ursache auch entsprechende Behandlungsmöglichkeiten verspricht. Dies gilt zum Beispiel für die Hypochondrie bzw. die multiplen chemischen Unverträglichkeiten, bei denen die Entfernung bzw. Vermeidung bestimmter Stoffe Abhilfe verspricht, bis plötzlich andere Stoffe ähnliche Beschwerden hervorrufen. Auch bei den somatoformen Schmerzstörungen oder Somatisierungsstörungen versprechen sich die betroffenen Menschen Verbesserungen durch medizinische Behandlungen, die in der Regel aber nur vorübergehende Erfolge bringen.

Warum hält man an manchen Mustern fest?

Ist erst einmal eine vermeintliche Ursache gefunden, wird oft erbittert daran festgehalten, denn das Loslassen der Erklärung führt zunächst wieder in einen Verunsicherungs- bzw. Fluktuationszustand mit einem *unangenehmen Spannungsanstieg.* Das macht verständlicher, warum ein Verhalten beibehalten wird, das vordergründig einschränkend wirkt: Das Tun muss irgendeinen (zumindest kurzfristigen) Nutzen haben, denn sonst würden die Betroffenen das Verhalten leichter ändern können. Solange wir diesen möglicherweise unbewussten Nutzen nicht verstanden haben, können wir dem Betroffenen auch keine bessere Lösung anbieten.

Den Nutzen eines Symptoms erkennen

Machen Sie sich bitte zur Veranschaulichung das folgende etwas überzeichnete Bild klar: Kein Mensch würde längere Zeit einen elektrischen Kuhzaun anfassen. Wenn Sie jedoch einem Menschen versprechen, dass er für jeden Stromschlag, den er aushält, einen Euro bekommt, wird man sicherlich einige finden, die daraufhin beherzt zufassen. Wenn Sie also jemanden finden, der einen Kuhzaun anfasst, steckt irgendein Nutzen dahinter. Positiv ausgedrückt bedeutet dies: Wenn wir es schaffen, den *Nutzen eines Symptoms* zu erahnen, kann uns das zu tiefer gehenden bzw. hintergründigen Problemen

Depressive Symptome als Problemlösungsversuch

bzw. Konflikten führen, von denen dieses Symptom entlastet. Dieses Verständnis hilft uns, bessere Lösungen zu entwickeln, die anhaltend zu einer Reduktion der inneren Spannung führen, ohne die Nachteile der bisherigen symptomatischen Problemlösungsversuche beizubehalten.

Um Missverständnissen vorzubeugen, sei ausdrücklich erwähnt, dass die Betroffenen die Symptome nicht bewusst als Lösungsversuch entwickeln, sondern dass sie Ausdruck von unbewussten, spannungsreduzierenden Verhaltensweisen sind.

Es ist eine wichtige Aufgabe der Psychotherapie, diese *unbewussten Problemlösungsversuche* in ihrem Zusammenhang bewusst zu durchschauen und zu verstehen, um dann gemeinsam bessere Lösungen zu entwickeln. Es sei auch noch einmal erwähnt, dass hinter vielen der genannten Symptome auch körperliche Erkrankungsprozesse stecken können, die ausgeschlossen werden müssen. Diese Prozesse sind selbstverständlich keine «Problemlösungsversuche». Die Zusammenhänge sind wirklich nicht leicht zu durchschauen bzw. auseinanderzuhalten.

Problemlösungsversuche vom unbewussten ins bewusste Handeln führen

Sofern es sich bei den Symptomen mutmaßlich um unbewusste Problemlösungsversuche handelt, ist es in einer Therapie notwendig, den als körperlich erlebten Schmerz wieder in einen seelischen Schmerz zurückzuverwandeln. Interessanterweise verwenden wir das Wort «Schmerz» sowohl für seelisches als auch körperliches Missempfinden. Die Tatsache, dass Opiate bei beiden Formen von Schmerz helfen, konnte von der Hirnforschung dahingehend erklärt werden, dass sowohl bei seelischem als auch körperlichem Schmerzerleben die gleichen Hirnstrukturen aktiv sind.

Neben körperlichen oder veranlagungsbedingten Ursachen besteht bei vielen Depressionen eine Krankheitskomponente in unbewusst gebliebenen Konfliktkonstellationen bzw. inneren Spannungsfeldern. Auch wenn es zunächst von vielen Patienten abgelehnt wird, ist es notwendig, nach entsprechenden Konstellationen in der Gegenwart bzw. in der Biografie zu suchen, um von dieser Seite her bessere Lösungen als Teil eines Gesamtbehandlungsplanes zu finden.

Mögliche Konflikte aus der Vergangenheit sollten aufgearbeitet werden

Weitere Wurzeln von Depressionen – die Sinnfrage

Der Mensch ist nicht nur ein Produkt seiner Veranlagungen

Über die konkreten psychologischen Erklärungsversuche hinaus kann man den verständnissuchenden Blickwinkel noch weiter fassen. Aus einer spirituell orientierten Perspektive ist der Mensch nicht nur das Ergebnis aus Veranlagungen und Umwelteinflüssen, sondern auch ein sich aus sich heraus entwickelndes, individuelles Wesen. Er existiert nicht nur als physischer Mensch, sondern hat einen seelisch-geistigen Wesenskern, der sich im Körper ein physisches Organ schafft, um seine (zunächst unbewussten) *Ideale* verwirklichen zu können. Gelingt ihm das, fühlt er Freude. Verliert er seine Ideale aus den Augen (bzw. findet sie erst gar nicht) und stagniert in seiner Lebensentwicklung, kann das zu einer depressiv gefärbten, inneren Orientierungslosigkeit führen. Dies kann durchaus schon junge Menschen betreffen, die für sich keine Aufgabe im Leben sehen. Dieses Gefühl kann sich aber auch erst jenseits der Lebensmitte einstellen, wenn die vordergründigen Lebensaufgaben «abgearbeitet» sind und Muße da ist, über den eigentlichen Sinn des eigenen Lebens nachzudenken. Das mag zunächst wie ein Luxus erscheinen, hat aber aus einer spirituellen Perspektive mit unserem Menschsein und unserer Aufgabe in der Welt zu tun. Die Hintergründe sind bei der entsprechenden Depressionsform im Kapitel «Noogene Depression» ab Seite 99 beschrieben.

Die eigene Lebensaufgabe erkennen

In den Übergängen zum Einschlafen oder beim Aufwachen, aber auch tagsüber in Momenten, in denen wir unsere Gedanken schweifen lassen (das kann durchaus auch der Toilettengang sein), tauchen manchmal Gedanken oder Handlungsimpulse in uns auf, die uns in Verbindung mit unserer möglichen *Lebensaufgabe* bringen können. Wir müssen allerdings die Offenheit haben, auf diese manchmal überraschenden Anregungen zu hören und sie nicht zu übergehen, weil wir mit Alltagsgedanken beschäftigt sind. Auch Träume können solche Anregungen beinhalten, aber die meisten Träume sind eher grotesk verarbeitete Alltagserinnerungen.

Um unserem Lebensfluss die «richtige» Richtung zu geben, ist es förderlich, mit einer gewissen Offenheit durchs Leben zu gehen und zum Beispiel darauf zu hören, wenn in uns ein intensiv gefühltes Interesse oder gar der Impuls auftaucht: «Diesen Beruf möchte ich gerne lernen.» – «Mit diesem Menschen möchte ich gerne zusammen sein (siehe auch das Kapitel «Endogene Depression» ab Seite 58). Obwohl es schwer ist, sicher zwischen einfachen alltäglichen Assoziationen und diesen schicksalsträchtigen Intuitionen zu unterscheiden, tun wir gut daran, immer wieder einmal in uns hineinzuhorchen, welche Neigungen sich in uns melden und sie in unsere Entscheidungen einzubeziehen – wenn auch nicht ganz unkritisch. Sie können uns helfen, an bestimmten Schwellensituationen (siehe auch das Kapitel «Noogene Depression» ab Seite 99), beispielsweise ab dem 18. Lebensjahr den «richtigen» Beruf zu finden, uns Ende 30 vielleicht noch einmal im Beruf oder in der Partnerschaft neu zu orientieren oder mit Mitte 50 zu prüfen, welche größeren Aufgaben man in diesem Leben noch anfangen möchte bzw. aus der Perspektive des sogenannten «höheren Ichs» vielleicht sollte.

Interesse und Impulse annehmen und aufgreifen

Aus anthroposophischer Sicht gliedert sich die Biografie in drei große Abschnitte: den differenzierten Aufbau unseres Organismus bis etwa zum 21. Lebensjahr, die Entwicklung und Beherrschung unserer Seelenkräfte bis ca. 42 und dann im weiteren Lebensverlauf den Aufbau eines geistigen Menschen in uns bis zum Lebensende. Eine genauere Beschreibung finden Sie im Buch «Besser leben lernen».

Die drei großen Abschnitte der Biografie

Von Rudolf Steiner stammt der Hinweis, dass erschütternde Lebensereignisse in der Kindheit zunächst von den Kindern gar nicht verarbeitet werden, sondern sich gewissermaßen «unverdaut» in den Organismus einprägen. Erst jenseits der Lebensmitte lösen sie sich wieder aus der Verbindung mit dem Körper und belasten das Seelenleben. Vor diesem Hintergrund ist interessant zu bemerken, dass der Altersgipfel von Menschen, die sich in stationärer psychosomatisch-psychotherapeutischer Behandlung begeben, zwischen 40 und 50 Jahren liegt. Zudem ist in diesem Alter der Zenit des Lebens überschritten, und es muss eine «innere Antwort» auf die näher kommenden Fragen nach Alter, Krankheit und Tod gefunden werden. Das sind genau die Fragen, die Buddha veranlassten, seinem bisherigen Leben zu entsagen und seine Lehre zu entwickeln. In diesem Sinn ist auch der Hinweis von Rudolf Steiner zu verstehen, den Tod (oder auch Krisen und Krankheiten) wie einen guten Freund zu betrachten, der das Leben bereichert.

Was sich in der Kindheit einprägt, kehrt verändert in der Lebensmitte wieder

Die Ursachen der Depression

Perspektivwechsel

Nicht nur Buddha, wir alle tun gut daran, uns zu diesem Zeitpunkt neu zu orientieren, d.h. den Schwerpunkt unserer Entwicklung von der Fixierung auf unseren Körper, der materiellen Absicherung oder immer neuen sinnlichen Genüssen hinzulenken auf «nachhaltige», d.h. wesentliche, *die Seele nährende Betätigungen*. Noch haben wir Zeit, aber sie ist in unserem Bewusstsein endlicher geworden. Ich werde nicht mehr alles tun können, wovon ich in der Jugend geträumt habe; ich muss mich entscheiden, muss Prioritäten setzen. Die Grundfrage lautet: Was ist wirklich sinnvoll?

Es ist immer an der Zeit für gesundende Veränderungen

Das etwas verstärkte Aufwachen in diesen Zeiten, zum Beispiel durch eine depressive Krise, hat sein Gutes, denn es gibt uns die Chance zu einer bewussten Neubesinnung, bevor es «zu spät» ist. Es ist allerdings nie zu spät: Selbst kurz vor dem Tod lohnt es sich noch, seinen Blick auf die Welt und die eigene Biografie radikal zu prüfen und eventuell zu ändern, denn aus anthroposophischer Perspektive werden wir zwar den Körper zurücklassen, aber die gewonnenen Erkenntnisse und Fähigkeiten mit in eine geistige Welt nehmen, wo sie beim Start in ein neues Leben hilfreich sein können.

Ein gutes Selbstwertgefühl ist ein menschliches Grundbedürfnis

Auch die allgemeine Psychologie betont das Grundbedürfnis des Menschen nach Erhalt und *Förderung seines Selbstwertgefühls im Sinne einer Selbstentwicklung*. In einem Lebensabschnitt, in dem der kränker werdende Körper keine gute Stütze des Selbstwertes mehr ist, betont auch der Psychoanalytiker Erik Erickson die Herausforderung, sich nicht vor sich selbst zu ekeln und über die schwindenden Kräfte und krankheitsbedingten Einschränkungen zu lamentieren, sondern diese Prozesse als natürlichen Teil des Lebensganges anzunehmen und in das Selbstbild zu integrieren.

Als Trost kann dienen, dass wir als verstehende Menschen weiter geistig wachsen und uns als soziale Menschen unegoistisch einbringen können, gerade weil wir uns selbst oder den anderen nichts mehr «beweisen müssen». Wir können die selbstzentrierte Haltung des ersten Lebensabschnitts in eine *umkreisbezogene Einstellung zur Welt* überführen. Es lohnt sich vor diesem Hintergrund, im letzten Lebensdrittel eher die Erkenntnis- und die sozialen Fähigkeiten zu entwickeln und sich nicht an Dinge zu klammern, die wir sowieso loslassen müssen und die wir nicht «mitnehmen» können, weil das «letzte Hemd keine Taschen hat».

Die körperliche Grundlage guter Gefühle – das Belohnungssystem

Wenn Ihnen dieser Blickwinkel zu esoterisch oder zu moralisch erscheint, können wir uns der Sinnfrage bzw. der Lebensfreude auch aus einer naturwissenschaftlichen Perspektive annähern. Von körperlicher Seite her empfinden wir immer dann Lust oder Freude, wenn eine bestimmte Region in der Tiefe des Gehirns, das sogenannte «Belohnungssystem», aktiviert ist.

Das Gefühl der Freude setzt sich bei genauerer Betrachtung aus zwei Komponenten zusammen: Das eine ist die Vorfreude (engl. wanting) bzw. der Vergleich zwischen Erwartung und Erlebnis, das andere ist das Genussgefühl selbst (engl. liking). Die Vorfreude – bis hin zur angespannten Gier bzw. die emotionale Bewertung des Erlebnisses – hängt mit dem Botenstoff Dopamin zusammen. Besonders viel Dopamin wird dann ausgeschüttet, wenn wir etwas Positives erleben, was wir nicht erwartet haben, wenn also das Ergebnis besser als vermutet ist und wir uns darüber besonders freuen. Beispiele dafür sind eine überraschende Beförderung (im Gegensatz zum Bewährungsaufstieg) oder ein unerwartetes Geschenk bzw. ein Lottogewinn. Im Radio können Sie täglich hören, wie die Sender mit dieser Form der Freude arbeiten, indem sie die Telefonanrufe der überraschten Gewinner in das Radioprogramm einspielen. Wir nehmen dann innerlich etwas an der Freude dieser Menschen teil.

Freude besteht aus Erwartung und Erfüllung/Genuss

Was bewirkt Dopamin?

Umgekehrt fällt das Dopamin stark ab, wenn etwas schlechter als erwartet ausfällt. Diese Enttäuschung drückt sich dann beispielsweise in den Worten aus: «So habe ich mir das aber nicht vorgestellt.» Dieses Phänomen schlägt bereits einen Bogen dazu, wie wichtig es ist, auf seine Vorstellungen zu achten und diese eventuell zu korrigieren.

Das unmittelbare *Wohlgefühl* wird nicht über das Dopamin, sondern über körpereigene Opiate, die sogenannten «Endorphine», vermittelt. Diese werden beim Abfall der inneren Spannung ausgeschüttet, z.B. am Ende eines Arbeitstages, dem Überstehen einer schwierigen Situation oder auch nach einem Orgasmus. Opiate vermitteln das Gefühl einer in sich ruhenden Zufriedenheit. Auch wenn schreiende Kinder von ihren Eltern beruhigt werden, werden bei den Kindern Endorphine freigesetzt. Drogen oder Alkohol imitieren diesen Effekt, wodurch

Was bewirken Endorphine?

sie zu einem Ersatz für menschliche Beziehungen werden können. Während Aktivierungen des Opiatsystems eher träge machen, führen Aktivierungen des Dopaminsystems dazu, dass die belohnende Aktivität vermehrt ausgeübt wird.

Das Lustgefühl ist ein Motivator

Entwicklungsgeschichtlich lag der Sinn dieser Nervenstruktur vermutlich darin, unsere Motivation zu erhöhen, uns anzustrengen, gut für uns zu sorgen und das erneut zu tun, womit wir uns gut gefühlt haben. Das hatte uns in der Regel auch wirklich gut getan, z.B. gut zu essen, nett zu anderen Menschen zu sein und uns fortzupflanzen. Das Lustgefühl ist daher ein Motor zum Lernen und zur Selbsterhaltung. Der Erfolg fördert Aktivität und damit neue Erfolge.

Wir verlangen ständig nach neuen Reizen

Unvorteilhafterweise reagiert das System aber nur dann besonders stark, wenn wir etwas überraschend Positives bzw. Neues erleben. Das Angenehme, was ich schon kenne, erfreut mich nicht mehr so stark und löst auch keine erhöhten Dopaminausschüttungen mehr aus. Dies kann dazu führen, dass wir immer intensivere Reize aufsuchen bzw. immer wieder etwas Neues erleben wollen, z.B. immer spektakulärere Urlaube, aufreizendere Kleidung, schnellere Autos oder lautere bzw. neuere Musik. Das ist auch ein Grund dafür, warum von bewährten Liedern immer wieder neue Variationen mit anderen Arrangements oder neuen Interpreten aufgenommen werden, um das Vertraute wieder in einem neuen Licht erscheinen zu lassen und dadurch attraktiver zu machen. Aus demselben Grund wird beispielsweise auch das gleiche Waschmittel in immer neue Packungen abgefüllt.

Die Suche nach dem bequemen «Kick»

Zudem ist das Lustgefühl auch der Motor für immer neue Entwicklungen, die in unserem Leben für mehr Genuss und Bequemlichkeit sorgen sollen. Deswegen bekommen wir immer komfortablere Autos, bei denen wir nicht einmal mehr das Fenster oder den Sitz mit der Hand bedienen bzw. verstellen müssen. Hier liegt aber gleichsam auch die Gefahr, den vermeintlichen Fortschritt bzw. «Kick» mit immer höherem Aufwand zu erkaufen, sodass die Steigerung der Freude bzw. des Lusterlebens immer schwieriger wird. An dieser Stelle können wir der fatalen Versuchung erliegen, uns durch die Einnahme von psychoaktiven Stoffen, die direkt eine Dopaminausschüttung im Belohnungssystem bewirken, eine Quelle guten Gefühls zu erschließen, zum Beispiel durch Alkohol, Beruhigungsmittel oder andere Drogen. Diese Versuchung besteht besonders bei Depressiven, denn in den neueren bildgebenden Verfahren der Hirnforschung konnte beobachtet werden, dass bei Depressiven weniger Dopamin im Belohnungssystem ausgeschüttet wird und stattdessen eine verstärkte Aktivität in Hirnregionen nachweisbar ist, die mit Grübeln einhergehen. Psychoaktive Substanzen lösen aber nicht das Problem, sondern verdecken nur das Symptom und führen schnell in die Versuchung, durch eine Steigerung der Dosis den angenehmen Effekt zu erhalten. So geraten wir schnell in eine Sucht bzw. Abhängigkeit. Das gilt auch für Zigaretten, Sex, Schokoladeessen oder Videospiele, denn all das löst über das Dopaminsystem ein gutes körperliches Gefühl aus.

Der Weg in die Sucht ist kurz

Von seiner Grundeinstellung her ist der Organismus auf Homöostase, d.h. auf eine Stabilität um eine gewisse Mittellage herum ausgerichtet (siehe hierzu auch das Kapitel «Erschöpfungsdepression» ab Seite 69). Jede Stimmungsauslenkung nach oben muss demzufolge wieder durch einen Stimmungsabfall ausgeglichen werden. Wir sollten dieser Tatsache ins Auge sehen und spontane Stimmungsabfälle bzw. kleine Stimmungstiefs als Teil des *normalen Auf und Ab unserer Stimmung annehmen*, so wie man bei einer Wanderung nach jedem Aufstieg mit einem Abstieg «belohnt» wird (und umgekehrt). Der Versuch, den natürlichen Stimmungstiefs auszuweichen, führt in die Flucht aus der Gegenwart und in die Sucht.

Die Mite wird gesucht

Stimmungstiefs sind im Grunde normal

Es gibt allerdings eine Alternative aus dieser Falle der Reizverstärkung bzw. Dosissteigerung: Das Ausmaß der erlebten Freude hängt nämlich nicht nur von der Stärke des Reizes ab, sondern auch von der Offenheit, dem Interesse, der Sensibilität, mit der wir uns den Reizen hingeben. Wenn wir nicht genau hinschauen, scheinen wir alles schon zu kennen – wir werden uns schnell langweilen. Das lässt sich gut bei Kindern beobachten, denen etwas Neues gezeigt wird und die dann, ohne genau hinzuschauen, rasch sagen: «Kenne ich schon, ist langweilig!»

Die Intensität hängt nicht nur mit der Reizhöhe zusammen

Wenn wir uns jedoch staunend und «neu-gierig» einer vielleicht schon vertrauten Situation annähern, können wir uns von neu entdeckten Aspekten überraschen lassen und wieder Freude empfinden. Zur Verdeutlichung einige Beispiele: Wenn Sie in den Ihnen vertrauten Wald gehen, können Sie einmal zu zählen versuchen, wie viele verschiedene Bäume Sie dort finden. Sie werden sich dadurch besser mit dem Wald vertraut machen, sich intensiver mit ihm verbinden

Das Staunen wiederentdecken

Tieferes Eintauchen in scheinbar bekannte Sinneswahrnehmungen

und mit einem Gefühl der Bereicherung und Freude wieder nach Hause kommen. Wenn Sie dann allerdings begeistert Ihrem Partner davon erzählen wollen, werden Sie eventuell das Problem haben, dass ihn das nicht interessiert. Schade! Vielleicht gehen Sie dann einmal zusammen in den Wald und versuchen das Erlebnis gemeinsam zu wiederholen. Sie können auch in eine Ihnen bekannte Musik genauer hineinhören und das melodische Auf und Ab der einzelnen Musikinstrumente innerlich mitbewegen. Sie können in alle Sinnesreize intensiver hineingehen und zum Beispiel bewusst den Geschmack einer Rosine erleben, Lichtstimmungen wahrnehmen oder auf die «Geräuscharchitektur» in Ihrer Umgebung achten, die dadurch fast zu einer Art Musik werden kann.

Einbeziehen der Erlebensfacetten

Das Einbeziehen von Erlebensfacetten aus dem Umfeld des eigentlichen Reizes führt zu einer Intensivierung des Erlebens. Wir verbinden unser Denken mit dem Gefühl und bereichern und differenzieren dadurch das Gefühlserleben. Im Gegensatz dazu wirkt der Suchtstoff direkt aus den Stoffwechselkräften auf das Gefühl, wodurch dieses in den Sog der Willenskräfte hineingerät und sich zu tief mit diesen verbindet bis zum «Ausbrennen». Suchtprävention versucht, dieser Tendenz einer zu starken Verbindung des Gefühls mit den Willens- und Körperprozessen entgegenzuarbeiten, indem das Gefühl wieder mit bewusst geführten gedanklichen Prozessen zu einer stärker miterlebenden Beziehung mit dem Umkreis geführt wird.

Wir bereichern und differenzieren unser inneres Weltbild durch diese Art, mit allen Sinnen immer neu in Beziehung zur Umwelt zu treten, Interesse an ihr zu zeigen und ehrfurchtsvoll zu staunen. Das heißt: «da sein» – im Hier und Jetzt und nicht irgendwo anders. Achten Sie einmal darauf, wie oft Sie im Leben wirklich «da sind» und wann Sie innerlich-gedanklich ganz woanders sind! Diese Haltung entspricht der Offenheit der allerersten Lebenszeit.

Im Hier und Jetzt sein

Zusammengefasst können wir somit versuchen, das zu leben, was in der Bibel mit dem Satz umschrieben ist: «Werdet wie die Kindlein, denn denen ist das Himmelreich.» Der alte Appell des «carpe diem» (deutsch: nutze den Tag) will dazu aufrufen, achtsam die gegenwärtige Sekunde oder Minute zu erleben, weil das zu einer Intensivierung unseres Lebensgefühls führt. Das Nicht-da-Sein führt zu Zerstreuung und Selbstentfremdung.

Sich Zeit für das Wesentliche nehmen!

Vielleicht haben wir trotz allem Zeit
Um da zu sein,
Und um gerecht zu sein.
Vorübergehend starb gestern die Wahrheit,
Und obgleich alle Welt es weiß,
Verheelt es alle Welt.
Keiner hat ihr Blumen geschickt.
Schon ist sie tot und keiner weint.

Vielleicht werden wir zwischen Vergessen und Kummer,
Kurz vor dem Begräbnis, Gelegenheit haben,
Hinauszugehen, von Straße zu Straße,
Um zu fragen, ob wir sie umbrachten,
Oder ob andere sie umbrachten.
Ob es unsere Feinde waren,
Oder unsere Liebe.

Denn längst ist die Wahrheit tot,
Und wir können nun Recht schaffend sein.
Zuvor mussten wir kämpfen mit Waffen obskuren Kalibers
Und wenn wir uns verwunden vergessen wir,
Wofür wir gekämpft hatten.
Niemals wusste man, von wem das Blut herrührte, das uns einhüllte.
Wir beschuldigten unaufhörlich,
Unaufhörlich wurden wir beschuldigt.
Sie litten, und wir leiden,
Und als sie schon gewannen
Und auch wir gewannen,
War die Wahrheit gestorben.
An Überalterung,
Oder an Gewalt.
Jetzt kann man nichts mehr machen, alle verlieren wir die Schlacht.
Darum meine ich: Wir könnten vielleicht endlich gerecht sein,
Oder könnten endlich da sein,
Uns bleibt diese letzte Minute,
Und dann tausend Jahre Ruhm,
Nicht da zu sein,
Und nicht wiederzukehren.

(Pablo Neruda, Poesie und Musik,
«Ein Mensch kam zur Welt», Mood Records, Frankfurt)

Der Lebensfluss – ein Sinnbild

Dauerhafte seelische Belastungen und Überanspannungen führen zu körperlichen Veränderungen im Nervensystem. Umgekehrt reagieren Menschen, deren Nervensystem durch Anspannung geschwächt ist, sensibler auf Belastungssituationen. Diese wechselseitigen Zusammenhänge sollen nun im Bild eines Flusses dargestellt werden (siehe Abb. 3).

Die einzelnen Bereiche des «Lebensflusses»

Dem *Wasserstand des Flusses* entspricht die seelische Befindlichkeit bzw. die innere Kraft, die zur Verfügung steht, damit der Fluss benutzt werden kann. Der Wasserstand hängt von verschiedenen Einflussfaktoren ab, die später idealtypisch einzelnen Depressionsformen zugeordnet werden. Der Schiffbarkeit entspräche die Leistungsfähigkeit eines Menschen.

Zunächst ist die Frage, ob das Flussbett überhaupt für den Schiffsverkehr geeignet ist (1. körperliche Grundlagen). Man kann den Wasserstand aber auch erhöhen, indem man *Schleusen* einrichtet, die sorgsam mit dem vorhandenen Wasser umgehen und auch in schwierigen Zeiten die Schiffbarkeit des Flusses erhalten (2. Medikamente bei sogenannten «Endogenen Depressionen»).

Man kann den *Fluss beschleunigen*, indem man ihn begradigt und kanalisiert. Das erleichtert den Schiffsverkehr und bringt mehr «Leistung». Das ökologisch stabile Biotop der Flusslandschaft geht dadurch aber verloren, weil es seine Regenerationsfähigkeit einbüßt. Seelisch entspricht dies der chronischen Überforderung und gefühlsmäßigen Verarmung bis hin zum Burnout (3. Erschöpfungsdepressionen).

Auch eine zu hohe Wasserentnahme für Trinkwasser bzw. durch Kraftwerke lässt den Wasserstand absinken.

Steine oder andere *Hindernisse* im Fluss können zudem die Strömung und den Schiffsverkehr behindern. Dies entspricht den äußeren Belastungen und Widerständen im Lebensalltag (4. Reaktive Depressionen).

Hier zeigen sich bereits die Wechselwirkungen, denn ein durch die beiden vorher genannten Punkte erniedrigter Wasserstand führt dazu, dass Felsen im Fluss deutlicher hervortreten als bei normalem Wasserstand. Das heißt, wenn wir kräftemäßig geschwächt sind, empfinden wir manche Belastungen als überfordernd, die wir bei einer besseren

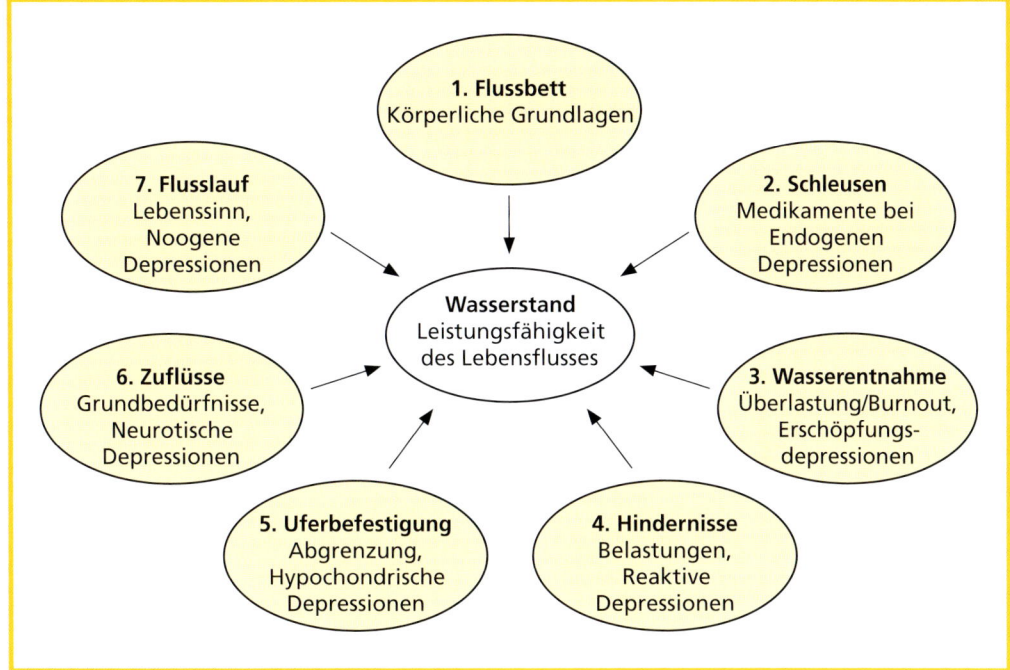

Abbildung 3

Verfassung gut hätten «umschiffen» können. Dies entspricht einer guten Selbstorganisation mit ausreichend Ressourcen und Pausen.

Wenn die Ufer des Flusses nicht befestigt sind, kann er über die Ufer treten. Seelisch entspricht dies einer schlechten Abgrenzungsfähigkeit gegenüber der Umwelt und einem Gefühl der Fremdbeeinflussung bei gesteigerter Beschäftigung mit sich selbst (5. Hypochondrische Depressionen).

Außerdem hängt der Wasserstand natürlich vom *Zufluss* aus den zuströmenden Bächen ab und damit von der Landschaft, in welcher der Fluss gelegen ist. Gemeint ist hiermit unsere Lebensumgebung und unser Lebensrhythmus, der uns Möglichkeiten zum Auftanken und zur Regeneration bieten muss, die wir auch genießen können (6. sogenannte «Neurotische Depressionen»).

Zuletzt braucht der Fluss auch eine *Mündung* und damit ein Ziel, zu dem er hinfließt. Wenn man das Wasser des Flusses nicht nutzt, kann es über die Ufer treten und die Umgebung versumpfen. Dies entspricht im Leben Zielen, auf die wir systematisch hinarbeiten und die unserem Lebensfluss eine Richtung und damit auch einen Sinn geben. Ansonsten drohen wir auch seelisch zu «versumpfen» (7. sogenannte «Noogene Depressionen / Sinnkrisen»).

Den Fluss wieder in Gang bringen

Die Depression ist im Sinne dieses Bildes ein Zustand mit geringem Wasserstand (aus welchen Gründen auch immer), sodass die Steine im Fluss herausschauen und der Schiffsverkehr zum Erliegen kommt. Der Lebensfluss stockt, wir sehen nur noch Widerstände. Die vertrauten Leistungs- und Genussfähigkeiten gehen verloren.

Welche Handlungsmöglichkeiten gibt es?

Aus diesem Flussbild heraus kann von mehreren Seiten positiv auf den Wasserstand Einfluss genommen werden. Zunächst kann es sinnvoll sein, vorübergehend den Schiffsverkehr einzustellen, um weitere Schäden zu verhindern. Das bedeutet eine (zumindest teilweise) Befreiung von Alltagsanforderungen durch eine Auszeit, eine Krankschreibung oder einen stationären Aufenthalt. Viele Menschen wollen auch in diesem Zustand noch die Steine im Fluss wegräumen, d.h. an ihren Konfliktsituationen und Belastungen arbeiten.

Andererseits zeigt das Bild, dass eine bessere Selbstorganisation bzw. eine Verbesserung der körperlichen Kraftgrundlage (eventuell auch mit Medikamenten) dazu führen kann, dass die jetzt so überwältigend erscheinenden Problembrocken gar nicht so bedeutsam sind. Manchmal hilft schon etwas Abstand oder ein Gespräch mit einem vertrauten Menschen, um einen anderen Blick auf die Sache und dadurch wieder Kraft bzw. «Wasser unter den Kiel» zu bekommen.

Auch die bewusste Gestaltung des Flussbettes und des Wasserhaushaltes sind wichtig: Verliere ich dauernd Kraft in Aktivitäten oder Beziehungen, die mich eigentlich nur aussaugen? Habe ich genug Momente im Leben, in denen ich auftanken, mich regenerieren, dem Körper die notwendigen Erholungspausen gönnen und die Seele mit guter «Nahrung» füttern kann?

Hinterfragen der eigenen Ziele

Langfristig ist auch eine Überprüfung der grundsätzlichen Flussrichtung wichtig: Ist die bisher angestrebte Mündung überhaupt erreichbar oder liegen schwer überwindbare Bergzüge dazwischen? Dann müsste der Fluss vielleicht grundsätzlich seine Flussrichtung ändern, denn der Versuch, sich durch ein Gebirge zu graben, kostet viel Zeit und Kraft.

Wasser zeichnet sich durch seine Beweglichkeit und Anpassungsfähigkeit aus. Das macht es zu einem lebenstragenden Element. Manche Menschen neigen dazu, aus einem biografisch bedingten inneren Antrieb heraus, sich immer weiter zu fordern, bis sie zuletzt überfordert sind. Man nennt dies das «Peter-Prinzip»: Man muss einen Mitarbeiter nur so lange befördern, bis er seinen Aufgaben nicht mehr gewachsen ist! Anders ausgedrückt: Die individuellen Möglichkeiten und Zielsetzungen müssen zusammenpassen, auf welchem Niveau auch immer sich die Leistungsfähigkeit dann einspielt. Der moderne Ausdruck für den bewussten Verzicht auf einen möglichen Karriereschritt zugunsten von mehr Lebensqualität wird «down-shifting» genannt: einen Gang herunterschalten. Zum einen müssen wir uns in Maßen fordern, damit wir uns entwickeln, zum anderen aber führen Überforderungen zu Frustrationen und Depressionen. Weniger ist da manchmal mehr. Die richtige Balance zu finden ist eine wichtige Komponente in der Depressionsbehandlung.

Das «Peter-Prinzip»

«down-shifting»

Zusammenfassend zeigt das Flussbild, wie die einzelnen Faktoren aus verschiedenen Richtungen zur Entstehung des «niedrigen Wasserstandes», also dem Bild der Depression, beitragen. Entsprechend gibt es immer mehrere Behandlungsansätze, die sich ergänzen und alle zur Besserung des Problems beitragen können. Aus diesem Grund ist häufig eine Kombination von Maßnahmen sinnvoll. Im nächsten Kapitel wird mit Beispielen auf einzelne Formen von Depressionen eingegangen und dabei auf die entsprechenden Entstehungs- und Veränderungsmöglichkeiten genauer hingewiesen. Selten treten Depressionen in einer dieser reinen Unterformen auf, meistens sind es Mischformen. Die idealtypische Form der Darstellung erlaubt es aber, die vielfältigen Hintergrundaspekte einigermaßen übersichtlich und lebensnah darzustellen.

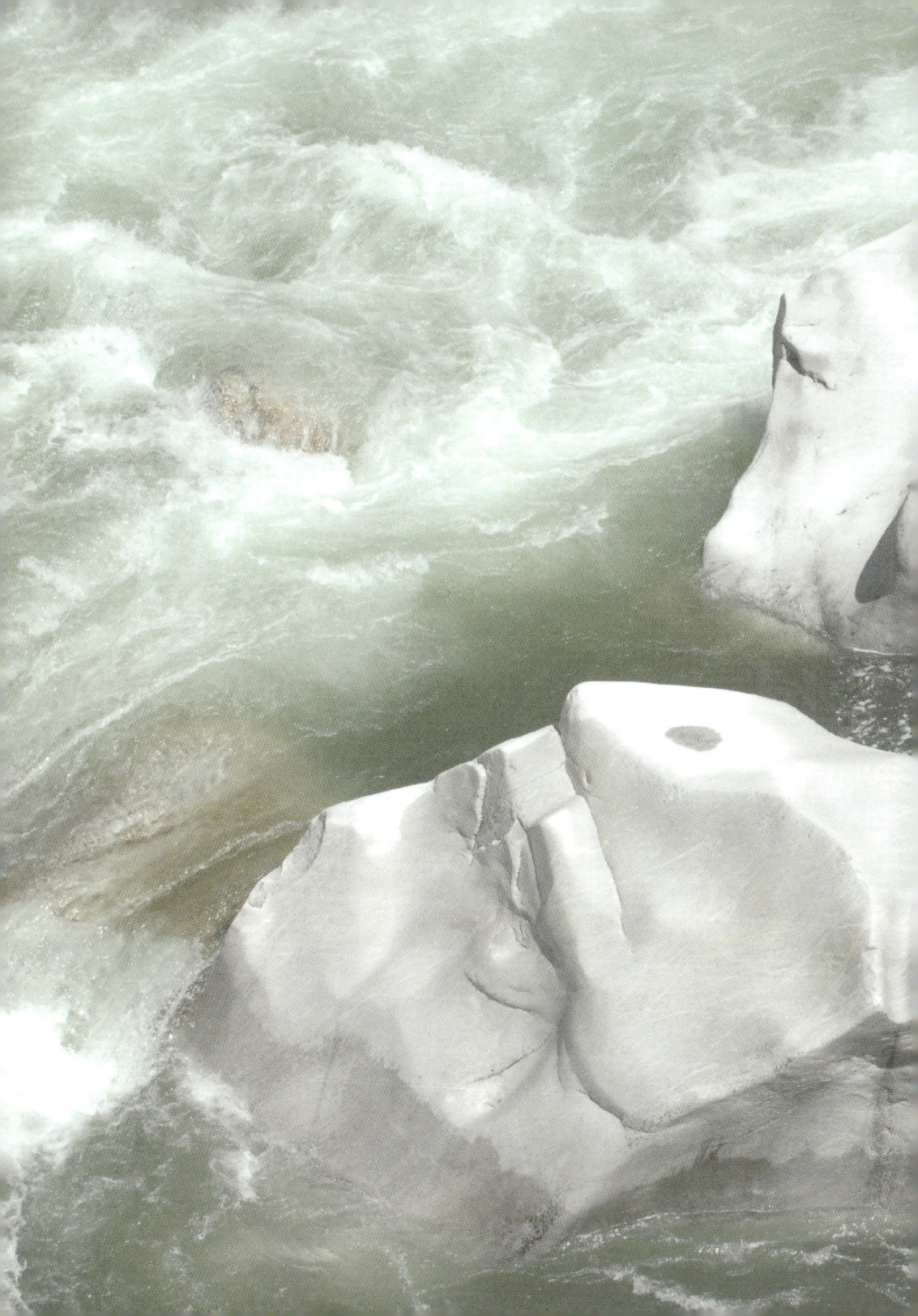

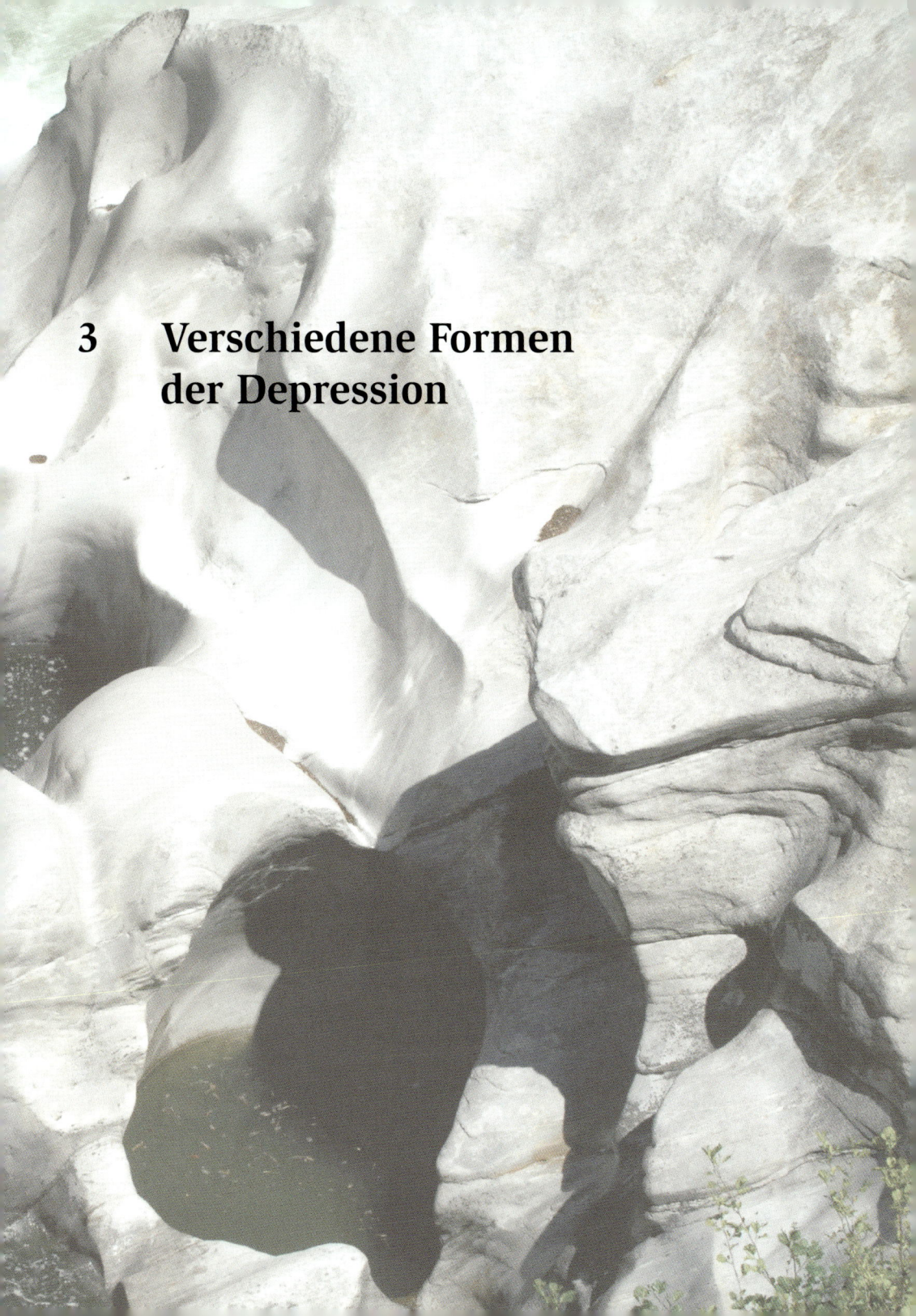

3 Verschiedene Formen der Depression

Somatische Depression –
die feineren Stoffwechselprozesse

Fallbeispiel:
Annette ist 42 Jahre und arbeitet als Hausärztin in einer Gemeinschaftspraxis zusammen mit einem Kollegen. Sie hat drei Kinder, der Ehemann ist ebenfalls berufstätig und hat sich vor einem Jahr in der Computerbranche selbstständig gemacht. Er kann zum Teil zu Hause arbeiten und sich nebenbei um die Kinder kümmern, zeitweise ist er auch unterwegs. Annette hat viel zu tun, aber sie ist ein robuster und lebensfroher Mensch und geht ihre Aufgaben mit Selbstbewusstsein und Optimismus an. In den letzten Monaten bemerkt sie, dass sie häufiger Kopfschmerzen hat und sich häufiger als früher erschöpft fühlt. Aber es gibt ja viele Gründe, sich erschöpft zu fühlen. Mehr als früher nascht sie Süßigkeiten, um sich etwas Entspannung und Genuss zu verschaffen. Zum Glück sind die Kinder schon etwas größer und hängen ihr nicht mehr dauernd am Rockzipfel. Es fällt ihr schwerer als früher, den Haushalt in Ordnung zu halten, aber irgendwie geht es. Ab und zu spricht sie einmal einer der Freunde darauf an, dass sie ja doch etwas zugenommen hätte. Dann antwortet sie etwas ruppig-ausweichend. Durch ihre Funktion als Ärztin und erfahrene Kindergartenmutter hat sie eine gewisse Autorität, mit der sie sich allzu kritische Fragen vom Leib halten kann. Wegen der anhaltenden Kopfschmerzen sucht sie einen Kollegen auf, der ihr ein CCT (ein spezielles Röntgenbild des Kopfes) empfiehlt. Sie lässt zunächst nur ein Hirnstrombild (EEG) machen, das einen normalen Befund ergibt, und verschiebt das CCT auf später. Ihre Müdigkeit und ihr Körpergewicht nehmen immer weiter zu, sie muss zum Teil tagsüber schlafen, kann immer weniger die Aufgaben in der Versorgung der Familie erfüllen, die Praxis aber noch weiterführen. Ihre schlechte Stimmung, die Gereiztheit, den Antriebsmangel und das vermehrte Essen schiebt sie auf ihre Überlastung. Eines Tages tritt ein Krampfanfall auf und die Diagnostik ergibt einen apfelsinengroßen Tumor im Frontalhirn. Nach der erfolgreichen Operation ist sie nach wenigen Monaten wieder «die Alte». Rückblickend bezeichnet sie das letzte Lebensjahr als «verlorene Zeit». In ihrem Umfeld herrscht eine Mischung aus Erleichterung und Betroffenheit: Warum haben nicht einmal befreundete Kollegen die schleichende Veränderung bemerkt, warum hat niemand etwas gesagt?! Letztlich überwiegt die Freude, die «alte Annette» wiederzuhaben. Sie selbst fühlt sich wie «neu geboren».

Somatische Depression – die feineren Stoffwechselprozesse

Der Mensch hat von seiner Denkorganisation her die Tendenz, für ein Ereignis eine Ursache zu suchen. Erklärungen geben uns Sicherheit und machen die Welt vorhersehbar, was ein Grundbedürfnis von uns Menschen ist (siehe auch das Kapitel «Neurotische Depression» ab Seite 91). Die Not, eine Erklärung zu brauchen, kann aber so weit gehen, dass wir eine Ursache konstruieren, selbst wenn es sie gar nicht gibt (entsprechend dem Motto: «Lieber eine gute Behauptung als ein schlechter Beweis!»). Andere mögliche Ursachen werden dagegen gar nicht mehr in Erwägung gezogen. Es ist für uns anstrengend, diese Tendenz zur Konstruktion von Ursache-Wirkungs-Zusammenhängen loszulassen. Eine Folge dieser Urteilstendenz ist, dass wir uns – ohne uns dessen bewusst zu sein – sehr schnell in einer bestimmten Weltsicht festrennen und andere Erklärungsursachen gar nicht mehr ernsthaft in Erwägung ziehen. Manchmal hilft dann ein kritischer Anstoß von außen weiter (z.B. von einem guten Freund oder einem Therapeuten). Außerdem suchen wir die Ursachen auf derselben Ebene, auf der das Phänomen in Erscheinung tritt. Bei seelischen Störungen sind wir geneigt, auch die Ursache im Seelischen zu suchen. Und umgekehrt denken wir, dass körperliche Beschwerden auch eine körperliche Ursache haben müssen (siehe auch das Kapitel «Arbeit am Flussbett – die körperliche Grundlage» ab Seite 144). Aber die Wechselwirkungen zwischen der seelischen und der körperlichen Ebene sind vielfältig und bedürfen einer genauen Betrachtung. Schon Rudolf Steiner sprach von den «trügerischen Symptomenkomplexen».

Gedankliche Ursachensuche

Dazu eine kleine Geschichte aus dem *Talmud*: Ein Mann sucht nachts im Schein einer Straßenlaterne einen Schlüssel. Ein guter Mensch kommt dazu und will suchen helfen, bis er nach einer Zeit des erfolglosen Suchens fragt: «Sind Sie sicher, dass Sie Ihren Schlüssel hier verloren haben?» Der Mann antwortet: «Nein, verloren habe ich ihn da hinten, aber hier ist mehr Licht zum Suchen.»

Das Seelenleben kann man grob unterteilen in die *Denktätigkeit* (welche als Ergebnis die uns bewusst werdenden Gedanken hervorbringt), das *Gefühlsleben* und die Handlungsimpulse bzw. Regungen unseres *Willenslebens*. Die drei Bereiche gehen ohne Grenze ineinander über. Wenn Sie zum Beispiel an eine Zitrone denken und den Gedanken zu einem anschaulichen Bild verlebendigen, können Sie beobachten, wie sich daraufhin ein Gefühlserleben des Sauren in Ihnen

Das Seelenleben ist unterteilt in die Denktätigkeit, das Gefühls- und das Willensleben

einstellt und es Sie vielleicht sogar schüttelt, wenn Sie sich die Zitrone richtig intensiv vorgestellt haben. Innerhalb Ihres Seelenlebens wurde der Gedanke so kräftig, dass er zunächst die Gefühle und dann den Bereich Ihrer Körperreaktionen und damit das Willensleben erreichen bzw. bewegen konnte. Wie die Stoffwechselkräfte den Körper genau in Bewegung versetzen, bleibt uns verborgen, da sich am «unteren Rand» des Seelenlebens zu den Körperprozessen hin das Bewusstsein verliert und wir für die Stoffwechselprozesse selbst kein Bewusstsein haben.

Wenn Körperprozesse ins Bewusstsein treten, meldet sich in der Regel eine Krankheit

Wenn Körperprozesse zum Beispiel in Form von Schmerzen oder dumpfem körperlichen Unwohlsein ins Bewusstsein treten, handelt es sich eigentlich schon um Krankheitsprozesse. Dieser Blickwinkel gibt die Gelegenheit, uns zu vergegenwärtigen, dass unterhalb unseres Bewusstsein «jede Menge Leben» stattfindet, ohne dass wir etwas davon mitbekommen. So gesehen sind wir nicht «Herr in unserem Haus». Mehr noch: ohne die «Heinzelmännchen» in unserem Stoffwechsel und ihre verborgene Arbeit kommt es zu Störungen in den Seelenprozessen. Genau das ist bei manchen Formen der Depression der Fall. In weniger ausgeprägter Form kennen das viele: Zu Beginn einer Grippe ist die Stimmung gedrückt und bei stärkerer Müdigkeit werden wir reizbar (ebenso manche Frauen vor der Periode). Noch deutlicher kann man erleben, dass durch eine Leberentzündung (Hepatitis) ein starkes Schwächegefühl auftritt, «als ob jemand den Stecker aus der Steckdose gezogen hätte». Besonders dramatisch wirken sich Störungen der Schilddrüsenfunktion auf das seelische Erleben aus: Bei Überfunktionen kann es zu starken Ängsten bis hin zu Panikanfällen kommen, die nicht von seelisch bedingten Angstanfällen zu unterscheiden sind. Bei Unterfunktionen kann es zu depressiven Bildern kommen. In Tabelle 2 sind die wichtigsten körperlichen Krankheiten zusammengefasst, die zu depressiven Bildern führen können und daher vom Arzt ausgeschlossen werden sollten.

Die Ebene des Körpers muss berücksichtigt werden

Der Blick in das Seelenleben hilft bei diesen Depressionsformen nicht weiter, sondern der Behandler muss sich (auf welchem Weg auch immer) einen Eindruck von der körperlichen Ebene verschaffen und diese gegebenenfalls angemessen behandeln. Ob er dabei schulmedizinische oder andere Heilverfahren anwendet, hängt auch vom Ausmaß

Tabelle 2:
Liste körperlicher Krankheiten, die Depressionen auslösen können

a) Krankheiten im Gehirn:

- Schlaganfall (durch Blutungen oder Infarkte)
- chronische Durchblutungsstörungen des Gehirns
- Entzündungen des Gehirns (Encephalitis, Meningitis, Multiple Sklerose)
- Hirntumoren
- Abbauerkrankungen (Demenz, Morbus Parkinson)
- Epilepsien mit vielen Anfällen
- AIDS

b) Veränderungen des Körpers, die auf die Gehirnfunktion zurückwirken

- Blutdruckabfälle (z.B. durch Herzrhythmusstörungen)
- Stoffwechselstörungen (z.B. der Leber)
- akute Infektionskrankheiten (besonders Virusinfekte)
- Störungen des Hormonhaushalts (Schilddrüse, Geschlechtshormone, Nebennierenhormone)
- unerwünschte Wirkungen von Medikamenten oder Drogen
- Vitaminmangel (besonders B12-Mangel)
- Nebenwirkungen von Tumoren (sogenanntes «paraneoplastisches Syndrom»)
- Autoimmunerkrankungen (sogenannter «rheumatischer Formenkreis»)
- chronische Krankheiten (Tuberkulose, AIDS)

der Störung und der Geduld des Patienten ab. Schulmedizinische Verfahren wirken relativ zuverlässig, haben aber häufig unerwünschte Nebenwirkungen. Bei einer komplementären Behandlung setzen die Effekte meist verzögert und weniger deutlich ein, sodass die Gefahr einer Verschleppung besteht.

Leider sind die verschiedenen depressiven Bilder zu Beginn und im mittleren Stadium oft nicht einmal von Fachleuten zu unterscheiden, sodass die Gefahr groß ist, dass aufgrund eines falschen Behandlungskonzeptes sinnvolle Schritte unterlassen werden. Daher nochmals der

Hinweis, dass am Anfang einer Depression eine ärztliche Abklärung sinnvoll ist. In Zweifelsfällen am besten von einem Facharzt!

Viele Menschen (besonders Männer) wünschen sich als Ursache lieber eine körperliche Krankheit, die effektiv behandelt bzw. «repariert» werden kann. Gerade für die hier geschilderte Form der Depression ist dieser Ansatz auch richtig. Andere hingegen sehen in allen Krankheiten Schicksalsgegebenheiten. Das mag für die später geschilderten Depressionsformen teilweise angemessen sein, aber für körperlich bedingte Depressionen ist diese Einstellung fatal, wie das Beispiel zu Beginn andeutet.

Ursache-Wirkungs-Zusammenhänge

All unsere Erklärungsansätze entstehen dadurch, dass wir Menschen darauf geeicht sind, in Ursache-Wirkungs-Zusammenhängen zu denken. Unser Gehirn ist tatsächlich sehr gut dafür geeignet, solche Regeln zu erkennen und zu lernen. Unser Welt- und Selbstbild ist darauf aufgebaut. Man könnte sagen: Wir suchen so sehr nach «sinnvollen» Zusammenhängen, dass wir selbst da welche konstruieren, wo keine bestehen. Im Extremfall kann das dazu führen, dass wir für uns nicht durchschaubare Prozesse auf einen verborgenen Sinn bzw. Ursachenzusammenhang zurückführen – manchmal bis hin zum Wahn. Die Übergänge von «unwahrscheinlich» über «unlogisch», «abergläubisch» bis «wahnhaft» sind fließend. Auch bei Depressionen ist ein verzerrtes Denken Teil des Krankheitsprozesses. Hintergrund dieser Verzerrungen ist die Tatsache, dass wir uns besser fühlen, wenn wir eine vermeintliche Erklärung haben. Das gibt Hoffnung auf eine Lösung bzw. bringt zumindest eine scheinbare Klarheit. Unklarheit halten wir am schlechtesten aus. Zugespitzt gesagt ist uns manchmal eine falsche Erklärung lieber, als die Anspannung der Unklarheit weiter auszuhalten.

Körper und Seele lassen sich nicht trennen

Die Zusammenhänge zwischen körperlichen und seelischen Prozessen sind äußerst kompliziert und daher nicht leicht zu verstehen. Grobe Vereinfachungen helfen nicht weiter, denn es gibt keine Trennung zwischen seelischen und körperlichen Prozessen. Ohne gesunde Körperprozesse fehlt dem Seelenleben die Grundlage. Unser Organismus ist in wunderbarer Weise so aufgebaut, dass durch die Organtätigkeit die dumpfen chemischen Prozesse so verfeinert werden, dass ein stabiles vegetatives Leben möglich ist, das uns von Umweltbedingungen weitgehend unabhängig gemacht hat. Auf dieser Ebene des belebten Organismus wird der Knochen als körperlich haltgebende Struktur gebildet. Nach innen geht die Verfeinerung der Stoffwechselprozesse weiter, sodass Bewegungsprozesse zum Beispiel in den Muskeln vorbereitet werden, die durch die Verbindung zu den Nerven imstande sind, Willensimpulse in gerichtete Handlungen umzusetzen. Eine weitere Verfeinerung der Stoffwechselprozesse führt dazu, dass, vermittelt von unserem Nervensystem, bewusstes, fühlendes Erleben möglich wird. Die Organisation unseres Gehirns ist dann noch weiter entwickelt, sodass wir uns von diesen Gefühlen wieder (mehr oder weniger leicht) distanzieren und zu einem logischen Denken finden können, in dem die Gesetzmäßigkeiten der Welt gedanklich aufleuchten. Durch dieses Verstehen der Weltgesetze erleben wir im Denken auch wieder Halt und Sicherheit im Seelenleben, so wie uns die Knochen Halt im Körperlichen geben. In der Sprache der mystisch-christlichen Tradition benützt Willigis Jäger das Bild der zwei Enden *eines* Stabes: Materie und Kosmos (also die stoffliche Seite des Menschen) sind in diesem Sinne das eine Ende des Stabes, die geistige Ebene des Logos das andere. Es gibt keinen Stab, der nur ein Ende hat: Gott ist der ganze Stab. Die mystische Gotteserfahrung *im* Menschen überwindet den Dualismus. Gott will sich in uns Menschen zeigen.

Durch die Stoffwechselprozesse sind wir mit der Welt verbunden, ohne es zu wissen. Denn mit der Nahrung nehmen wir die Umwelt in uns auf, um sie dann in uns zu unserem eigenen Körper zu machen. In uns waltet ein unbewusster, ein individueller «Architekt», der aus den Stoffen der Umwelt einen Körper aufbaut, der uns als Werkzeug dienen kann. Man kann diesen Architekten eine unbewusste «Ich-Funktion» nennen. Ärzte versuchen, diese durch spezielle Heilmittel zu unterstützen. Dazu müssen die Patienten nicht wissen, wie diese Medikamente genau wirken.

Stoffwechselprozesse verbinden mit der Umwelt

Im Seelenleben fühlen wir uns individuell von der Welt getrennt, obwohl auch hier über die Sinne die Außenwelt in uns hineinwirkt und zum Beispiel durch Werbung unbewusst Kaufentscheidungen beeinflusst werden, die wir nachträglich für unsere eigenen halten. Das Gefühl der Abgrenzung von der Welt ist bei der Depression in schmerzhafter Weise übersteigert, indem wir uns von der Welt abgeschnitten und verlassen fühlen.

Das Gefühl der Abgrenzung von der Welt ist in der Depression übersteigert

Gewissermaßen am «oberen Rand» des Seelenlebens zum Geistigen hin können wir mit einem von emotionalen Einflüssen «gereinigten» Denken wieder eine Verbindung zu einer geistigen Welt von Gesetzmäßigkeiten, Regeln und Logik finden, die ordnend und haltgebend auf unser Gefühlsleben zurückwirken kann. Dadurch kann von einer gedanklichen Orientierung her ein verändernder Einfluss im Seelenleben wirksam werden. Auch von dieser Seite her kann ganz bewusst eine gestaltende «Ich-Funktion» erst unser Seelenleben und dann auch die Körperprozesse verändern. Dies ist der Weg der Psychotherapie.

Das emotionale Erleben bewusst überprüfen

Während auf der gedanklich-rational-wissenschaftlichen Ebene nebeneinander Raum für viele Gedanken und mögliche Erklärungen ist, sind wir auf der emotionalen Ebene schneller geneigt, uns **einer** Meinung zu verschreiben und sie dann für absolut zu halten. Versuchen Sie daher, Ihre gefühlsmäßig gefundenen Erklärungen für Ihr Erleben bewusst noch einmal von anderen Menschen überprüfen zu lassen, und zögern Sie den Gang zum Arzt nicht zu lange hinaus. Die notwendigen Untersuchungen sind relativ rasch und schmerzfrei durchzuführen, sofern Sie nicht an einer Angst vor dem Blutabnehmen leiden, die sich gezielt überwinden lässt. Wenn der Arzt bei seinen Untersuchungen nichts findet – umso besser! Dann liegt die Ursache Ihrer Depression auf einer der Ebenen, die in den folgenden Kapiteln beschrieben werden.

Endogene Depression – Nervensystem und Gehirnfunktion

Fallbeispiel:
Barbara ist 35 und war schon als Kind ängstlich. In der Pubertätszeit war sie häufiger traurig und hatte das Gefühl, nicht so recht dazuzugehören. Nach dem Realschulabschluss lernte sie Bankkauffrau. Damals ging es ihr besser, weil sie viel zu tun hatte und über die Arbeit nette Menschen kennenlernte. In den Tagen vor der Periode ist sie oft gereizt und verstimmt, aber das kennt sie von den Frauen in ihrer Familie. Bei der Oma war es noch viel schlimmer, die war manchmal länger depressiv und musste sogar einmal wegen eines Selbstmordversuchs in ein psychiatrisches Krankenhaus. Ihr

Endogene Depression – Nervensystem und Gehirnfunktion

Mann kann aber mit diesen kurzen Phasen gut umgehen und nimmt in dieser Zeit etwas mehr Rücksicht auf sie. Letzten Sommer hat der Besitzer der Bank gewechselt und alle haben Sorge um ihren Arbeitsplatz. Entsprechend gibt sich auch Barbara noch mehr Mühe bei der Arbeit als sonst und bleibt auch mal länger. Seit dem Herbst fühlt sie sich angespannt und überlastet, ihr fehlt irgendwie die Kraft. Besonders morgens kommt sie schwer aus dem Bett und hat zunehmend Angst vor der Arbeit. Alles scheint ihr fast unüberwindlich schwierig. Wenn sie den Tag irgendwie herumgebracht hat, geht es ihr besser. In letzter Zeit wacht sie nachts häufiger auf, und anstatt wie früher wieder einzuschlafen, schalten sich sorgenvolle Gedanken ein, sodass sie oft erst nach zwei Stunden wieder einschläft. Abends ist sie dann so müde, dass sie wie tot ins Bett fällt. Sie bemerkt auch, dass sie bei Aufregungen heftigeren Herzschlag empfindet und stärker schwitzt als früher. Sie isst weniger und hat schon drei Kilo abgenommen, auch weil sie manchmal in der Mittagspause gar nicht mehr zum Essen geht, sondern durcharbeitet. Interesse an Sexualität hat sie kaum noch, weil sie einfach nicht abschalten kann. Kurz vor Weihnachten wurde es dann so schlimm, dass sie mit ihrem Mann nicht mehr über die Situation reden wollte. Wenn sie ihm etwas erzählt, antwortet er gleich mit Verbesserungsvorschlägen, die ihr Problem nicht wirklich treffen. In letzter Zeit reagierte er manchmal ungeduldig, sodass sie das Gefühl hat, ihm auf die Nerven zu gehen. Sie hat zunehmend das Gefühl, alle Menschen nur noch zu enttäuschen. Sie rechnet fest damit, dass sie ihren Arbeitsplatz bald verliert und auch der Mann sich trennen wird. Und dabei ist sie an allem selbst schuld, denn sie leistet viel zu wenig und macht immer öfter Fehler. Sie hat es also gar nicht besser verdient! In manchen Momenten denkt sie, dass es vielleicht am besten wäre, wenn sie gar nicht mehr da wäre, denn sie sieht keinen Weg, wie es wieder besser werden könnte. Am schlimmsten ist es, wenn die anderen mit guten Ratschlägen kommen oder die Probleme bagatellisieren, denn dann fühlt sie sich überhaupt nicht verstanden.

«Endogen» bedeutet: von innen heraus kommend. Damit wurde in der klassischen psychiatrischen Krankheitslehre ausgedrückt, dass man die Ursache dieser Depressionen in körperlichen Krankheitsprozessen vermutete, die man jedoch noch nicht nachweisen bzw. erfassen konnte. Dies schloss man daraus, dass äußere Einflüsse den Verlauf dieser Form von Depressionen sehr wenig verändern. Die

Endogen: von innen kommend

Manische und depressive Phasen

Krankheiten scheinen in einer gewissen Eigengesetzlichkeit in Phasen zu verlaufen. Zu dieser Gruppe von Depressionen gehört auch die sogenannte «bipolare Depression», auch «manisch-depressive Krankheit» genannt. Hier wechseln sich depressive mit mehr oder weniger starken, sogenannten «manischen» Phasen ab, in denen die Patienten antriebsgesteigert und oft auch heiterer Stimmung sind. In vielen Aspekten ist die Manie das Gegenbild der Depression. Diese Phasen sind psychotherapeutisch kaum zu beeinflussen und müssen in aller Regel psychiatrisch-fachärztlich mit Medikamenten behandelt werden, oft sogar stationär. Daher werden sie in diesem Selbsthilfebuch nicht weiter beschrieben. Im Anhang findet sich jedoch Literatur.

In Abgrenzung zur im letzten Kapitel geschilderten Depressionsform mit relativ gut fassbarer körperlicher Krankheitsursache liegen bei den im Folgenden geschilderten Depressionsformen die Ursachen vermutlich in feineren Stoffwechselstörungen des Gehirns bzw. des Körpers, aus neurobiologischer Sicht im Bereich der Überträgerstoffe zwischen den Nervenzellen, den sogenannten «Neurotransmittern» bzw. «Neuromodulatoren». Zunächst wird diese Perspektive erläutert und dann am Ende des Kapitels um einige ganzheitlichere Aspekte ergänzt.

Wie funktioniert das Gehirn?

Das Gehirn ist ein komplexes Netzwerk aus etwa 100 Milliarden Nervenzellen. Wirklich eine sehr große Zahl! (Mehr Information dazu findet man im Buch von M. Spitzer und W. Bertram, siehe Literaturempfehlungen.) Zur Veranschaulichung: In einem Stückchen Gehirn von der Größe eines Stecknadelkopfes befinden sich etwa 10.000 Nervenzellen. Jede dieser Nervenzellen ist über ca. 10.000 Synapsen mit anderen Nervenzellen verbunden. In dem Spalt zwischen zwei Nervenzellen, der sogenannten «Synapse», werden vom einen Ende aus Eiweißstoffe abgegeben, die auf der anderen Seite des Spalts wieder eine Erregung der benachbarten Nervenzelle auslösen können. Diese Überträgerstoffe sind die sogenannten «Transmitter». Die Nervenzellen selbst können nur entweder erregt werden oder nicht. Hier herrscht wie beim Computer ein digitales Weiterleitungsprinzip vor, das einem Ja-oder-Nein-Prinzip folgt. Regulationsprozesse finden an den Synapsen statt, indem aus der Summe der eintreffenden Erregerstoffe entschieden wird, ob die Reizschwelle überschritten und die nachfolgende Nervenzelle erregt wird oder nicht. Erregungen können dann also wie eine Welle am Strand auslaufen, wenn die ausgeschüttete Neurotransmittermenge nicht mehr ausreicht, um bei der nachfolgenden Nervenzelle eine Erregung auszulösen. Wenn hemmende und erregende Synapsen zusammentreffen, kann auch die Ausschüttung eines hemmenden Überträgerstoffes die Erregung gewissermaßen ausgleichen und dadurch verhindern, dass sie in der nachfolgenden Zelle weitergeleitet wird. Auf diesem Wege können Erregungen reguliert werden.

Eine zweite Regulationsebene besteht darin, dass Synapsen gewissermaßen umschalten, wenn Erregungen wiederholt, anhaltend oder sehr stark einwirken. Wenn Nervenzellen in dieser intensiveren Weise aktiviert werden, öffnen sich Kanäle an der Zelloberfläche, durch die Kalzium einströmt und nachfolgend eine Kette von chemischen Reaktionen in Gang setzt, an deren Ende die Ablesung der genetischen Information im Zellkern verändert wird. Auf diese Weise können Stoffwechselprozesse an- oder abgeschaltet werden. Eine intensive Erregung der Nervenzellen führt dazu, dass über eine stärkere synaptische Verbindung zwischen den beiden aktivierten Nervenzellen die Erregung leichter weitergeleitet wird. Bildlich gesprochen wird die Straße zwischen diesen beiden Nervenzellen besser ausgebaut, sodass der Verkehr noch leichter fließen kann. Diesen Vorgang nennt man «Bahnung» – er ist die Grundlage aller Lernprozesse. Die durch diesen Prozess verbundenen Nervenzellen werden in Zukunft immer leichter zusammen aktiv sein und die so gebahnten Reaktionen immer leichter auftreten. Diese sogenannte «Langzeitpotenzierung» ist die Grundlage aller Lern- bzw. Veränderungsprozesse. Auch die Psychotherapie kann dadurch, dass sie neue Erlebnisse und entsprechende neuronale Aktivierungen hervorruft, dazu führen, dass neue Lernerfahrungen in die Nervenzellverbindungen eingebrannt werden. Psychotherapie verändert also den Aufbau unseres Gehirns – und vielleicht sogar auch noch andere Bereiche des Körpers (mehr dazu im Buch von Gerald Hüther, siehe Literaturempfehlungen auf Seite 251).

Bahnungen sind die Grundlage aller Lernprozesse

Ein guter Vorsatz, den wir gedanklich fassen, muss also einen langen Weg durch das komplexe Nervengeflecht zurücklegen, auf dem er leicht von anderen Impulsen abgelenkt oder gebremst werden kann. Durch Übung, d.h. wiederholtes Benutzen der entsprechenden Nervenbahnen, werden diese aber funktionell intensiver miteinander

Übung macht auch das Gehirn beweglicher

verbunden, sodass die Widerstände an den Synapsen immer geringer werden und die Erregung leichter weitergeleitet werden kann. Aus schmalen Trampelpfaden werden dadurch breite Wege, aus schmalen Straßen werden Autobahnen. Auch in anderen Bereichen des Körpers ist es so, dass intensiv benutzte Strukturen verstärkt aufgebaut werden. Auf diesem Weg werden die Muskeln durch Training kräftiger und an stark benutzten Händen bildet sich Hornhaut.

«Aufräumen» im Gehirn

Die Überträgerstoffe, die an den Nervenenden ausgeschüttet werden, müssen immer wieder neu gebildet bzw. ausgestoßene Transmitter «recycelt» werden, indem sie wieder in die Nervenendigungen aufgenommen und dadurch erneut verwendet werden können. Diese Stoffwechselprozesse sind so intensiv, dass etwa 20 Prozent des gesamten aufgenommenen Sauerstoffs im Gehirn verbraucht wird, obwohl es nicht einmal 2 Prozent des ganzen Körpergewichts ausmacht. Die Regulation dieses komplexen Netzwerks ist sehr störungsanfällig, und wir müssten eigentlich froh und dankbar sein, dass es in der Regel so unauffällig und selbstverständlich seinen Dienst tut. Schon geringe Veränderungen an der Empfindlichkeit von Rezeptoren können ein Mobile von Folgeveränderungen in Gang setzen, bei dem man kaum vorhersagen kann, was am Ende dabei herauskommt.

Veränderungen brauchen Zeit – und Wiederholungen

Damit das System weniger störungsanfällig ist, ist ein großer Teil der Nervenzellen mit sich selbst verschaltet. Dadurch können wichtige Funktionen innerlich stabilisiert werden. Diese Selbstverschaltung trägt wesentlich dazu bei, dass wir von unseren Mitmenschen als verlässliche Menschen wahrgenommen werden. Auch unser eigenes Identitätsgefühl wird dadurch körperlich gestützt, dass wir uns in unseren Nervenaktivitäten sozusagen immer wieder «selbst begegnen». Andererseits muss jede Veränderung unserer Gewohnheiten tief in diesem Netzwerk eingebrannt werden, damit es stabil erhalten bleibt. Das bedeutet nichts anderes, als dass wir durch intensives und häufiges Wiederholen von bestimmten Erlebnissen die Erregungen zwischen den Nervenzellen in die Bahnen zwingen müssen, in die wir sie haben wollen, bis sie uns «in Fleisch und Blut» übergehen.

Diese neurobiologische Perspektive ist stark auf das Gehirn fokussiert. Der Vorgang der Einprägung in die Körperprozesse kann natürlich auch komplexer verstanden werden, wie es der Ausdruck «Fleisch und Blut» nahe legt. Letztlich geht es darum, dass intensive Erlebnisse

Abdrücke in der Körperstruktur hinterlassen, die später wieder der Ausgangspunkt für neues Erleben werden. Viele Dinge, die wir in der Kindheit einmal intensiv erlebt und dadurch unbewusst «gelernt» haben, bleiben uns lebenslang erhalten, auch wenn wir sie jahrelang nicht mehr ausgeübt haben. Beim Radfahren und Lernen eines Klavierstückes mag das hilfreich sein. Dies gilt aber auch für belastende emotionale Reaktionen und daraus resultierende Verhaltensweisen, wie zum Beispiel bei Angststörungen oder Depressionen. Alles, was wir intensiv tun, brennt sich ein – Gutes wie Schlechtes. Aus einer Idee wird ein Vorsatz, der sich durch wiederholtes Tun (Üben) die körperliche Grundlage zu seiner Umsetzung selbst erschafft. So verändert sich bereits nach wenigen Wochen Training die verwendete Region der Gehirnoberfläche messbar, zum Beispiel beim Jonglieren, beim Üben eines Musikstückes oder beim Lernen für eine Prüfung.

Intensive Erlebnisse aus der Kindheit bleiben erhalten

Die Nervenzellen werden sogar dann intensiver verknüpft, wenn wir Vorgänge in der Umgebung nur innerlich intensiv mitmachen, ohne uns dabei äußerlich zu betätigen. So haben zum Beispiel Dirigenten die am deutlichsten ausgeprägten Veränderungen der Hirnrinde im Vergleich zu allen anderen Musikern des Orchesters. Sie spielen innerlich das gesamte Stück mit und nicht nur eine einzelne Stimme!

Schon inneres Miterleben regt an

In Bildern des arbeitenden Gehirns ist entsprechend in den Zentren für Schmerzwahrnehmung fast kein Unterschied zu erkennen, ob jemand einen Schmerz selbst zugefügt bekommt oder ob er ihn nur intensiv beobachtet. Grundlage dafür sind vermutlich die erst vor einigen Jahren entdeckten sogenannten «Spiegelneuronen», die spiegelbildlich im Zuschauer genauso aktiviert sind wie im Handelnden. Durch sie bilden wir beim Betrachten in unserer Innenwelt die Außenwelt nach. Diese Zellen sind auch die körperliche Grundlage unseres emotionalen Einfühlungsvermögens in andere Menschen und damit das Fundament unserer sozialen Prozesse.

Angesichts dieser sensiblen Prozesse wundert es wenig, dass bereits kleine Veränderungen der Nervenzellfunktionen zu Störungen dieser Abläufe führen können. Wie bei anderen Organen auch (zum Beispiel einem gebrochenen Arm) ist dadurch die gewohnte Betätigung nicht mehr möglich. Da die Betätigungen unseres Gehirns darin bestehen, in uns eine möglichst gute Einpassung in die Abläufe unserer Umwelt zu ermöglichen, führen Störungen dieser unbewussten

Störungen wirken sich weitläufig aus

Körperprozesse zu Einschränkungen im Erleben unserer selbst und der Welt. Wir sind gewissermaßen nicht mehr gut «synchronisiert», und die Tendenz, uns in die eigene Innenwelt zurückzuziehen, uns abzukoppeln, nimmt zu. Wir erleben alles nur noch durch eine depressiv gefärbte, graue Brille, weil die in uns aktivierten Prozesse bevorzugt das wahrnehmen, was zu ihnen passt. Wir sitzen in der Falle der Selbststabilisierungstendenz unseres Organismus. Nur drei Prozent der synaptischen Verbindungen einer Nervenzelle führen zu Sinnesorganen, alle übrigen zu anderen Nervenzellen im Nervensystem. Die Außenreize haben also nur eine geringe Chance, sich nach innen fortzusetzen. Dadurch kommen wir aus eigener Kraft kaum aus unserer Situation heraus – es braucht starke Anreize von außen, die uns gewissermaßen «mit Gewalt» in eine andere Erlebenssituation hineinzwingen.

Andere, neue Inhalte entdecken und einprägen

Die depressiven Muster können nur verdrängt werden, indem wir unsere Aufmerksamkeit auf andere Inhalte lenken, die andere Muster in uns aktivieren. Dazu bedarf es bei schweren Depressionen sehr starker Reize von außen, da die Abkopplung von der Welt und die Selbstzentrierung sehr ausgeprägt sein können. Die Anregungen von außen können durch Angehörige kommen, die den Betroffenen notfalls gegen seinen erklärten (aber krankheitsbedingt unfreien) Willen weiter zu Aktivitäten auffordern bzw. einfach mitnehmen. Neue Außenreize bieten die Chance, andere «innere Schubladen» zu öffnen, sodass zumindest kurzzeitig nichtdepressives Erleben möglich wird. Auch wenn danach der Depressive wie eine schwere Kugel wieder in sein Loch zurückrollt, werden doch neue Bahnungen angelegt bzw. vorhandene wieder aktiviert – irgendwann rollt die Kugel dann wieder auf die gesündere Seite.

Unterstützung durch Medikamente

Der Aufbau der gewünschten Bahnungen bzw. Schubladen kann durch antidepressive Medikamente gefördert werden. Die neuere Forschung konnte zeigen, dass serotoninartig wirkende Antidepressiva (sogenannte «Serotonin-Wiederaufnahmehemmer», SSRI) das Aussprossen von Nervenzellen fördert.

Bildlich gesprochen verbessern die Medikamente den Boden, sodass die Pflanzen besser wachsen können. Welche Pflanzen im Garten wachsen, bestimmt jedoch der Gärtner, indem er anpflanzt und das Unkraut herauszupft. Es bleibt uns also nicht erspart, regelmäßig ordnend auf unser Seelenleben einzuwirken, aber durch gedankliches Arbeiten allein «wächst das Gras nicht schneller». Dafür muss der Stoffwechsel zum Beispiel durch Medikamente angeregt werden. Die Medikamente selbst führen nicht zur Heilung, sie verbessern nur die Bedingungen des Organismus, auf neue Reize zu reagieren. Bei Depressionen scheint diese Anpassungsbereitschaft reduziert zu sein.

Reduzierte Anpassungsbereitschaft

Im gesunden Fall kann das Nervensystem relativ schnell auf neue Situationen reagieren: Schon nach 30 Minuten einer intensiven Betätigung bilden sich neue Nervenaussprossungen, die sich mit entgegenkommenden Aussprossungen einer anderen Zelle zu einer neuen Synapse verbinden können. Diese neu geschaffenen Verbindungen müssen allerdings anschließend intensiv weiter benutzt werden, damit sie sich stabilisieren, sonst werden sie rasch wieder zurückgebildet. In unserem Nervensystem herrscht also ein dauerndes Werden und Vergehen wie in einem Garten. Der Stoffwechsel arbeitet uns mit stetigem Aussprossen entgegen. Wir entscheiden durch die Art der Betätigungen, welche Pflanzen wachsen und welche verdorren bzw. eingehen. Wir sind der Mensch, den wir aus uns machen.

Wir sind der Mensch, den wir aus uns machen

Damit sich die Bewusstseinsprozesse ungetrübt entfalten können, müssen die Saiten des Instruments «Nervensystem» frei schwingen können und gut gestimmt sein. Die Saiten sind in diesem Bild die Überträgerstoffe zwischen den Nervenendigungen. Die Nerven selbst stellen den (relativ) festen Klangkörper des Instruments dar, auf dem die Überträgerstoffe sich frei bewegen und dadurch das Instrument zum Klingen bringen können. Die Töne wären dann die gesunden Seelenregungen. Von den dahinter liegenden Stoffwechselprozessen bekommen wir nichts mit, so wie wir bei einem Instrument die Töne genießen, ohne uns des Instruments bewusst zu sein. Fehler des Instruments erzeugen falsche Töne – Störungen der Nervenfunktion bewirken seelische Störungen. Wenn das Instrument «verstimmt» ist, kann der beste Musiker nicht richtig darauf spielen. Neurobiologisch gesehen bedeutet das: Wenn die Neurotransmitter in ihrer Balance gestört sind, greift eine Psychotherapie unter Umständen ins Leere. Daher kann es bei manchen Depressionen sinnvoll sein, durch Medikamente das Instrument zu stimmen, dann geht das Üben leichter. Da es sich beim Nervensystem aber nicht um ein totes, sondern um ein lebendiges «Instrument» handelt, beeinflussen sich Instrument und

Störungen der Nervenfunktion bewirken seelische Störungen

Transmitter   Spieler wechselseitig. Das Instrument passt sich dem Spieler aktiv an, wenn es sachgerecht benutzt wird – es wächst ihm sozusagen entgegen.

Die wichtigsten Saiten bzw. Überträgerstoffe des Instruments Nervensystem sind Glutamat als erregender und GABA als hemmender Transmitter. Die sogenannten «Partydrogen» wie Exstacy setzen Glutamat frei und damit das Nervensystem «unter Feuer», Alkohol und Benzodiazepine wirken wie GABA und dämpfen. Daneben gibt es noch Dopamin, Noradrenalin, Serotonin, Acetylcholin und Histamin als wichtige Überträgerstoffe.

Eine Zusammenstellung der wichtigsten Transmitterwirkungen finden Sie in Tabelle 3.

Tabelle 3

Symptome bei erniedrigten Spiegeln	Überträgerstoff (Transmitter)	Symptome bei erhöhten Spiegeln
Steifigkeit bei Bewegungen (sogenanntes «Parkinson-Syndrom»), Initiativverlust, verstärkter Milchfluss	Dopamin (DA)	wahnhafte Zustände mit Trugbildern, Übelkeit, überschießende Bewegungsstörungen
gereizt-depressiv, Zwänge, Suizidalität, Impulsivität, Männer: Störungen des Samengusses	Serotonin (5HT)	ängstlich-wahnhafte Symptome, Besorgtheit, Angst, Milchfluss, Übelkeit, Darmkrämpfe
gehemmt-depressiv, Müdigkeit, Libidomangel, Blutdruckabfälle, allgemeine Lustlosigkeit	Noradrenalin (NA)	Manie, Schwindel, Suizidalität, Hypersexualität, Unruhe, Gereiztheit
Demenz, Delir, Verstopfung, Harnverhalt, Glaukom, Mundtrockenheit	Acetylcholin (ACH)	Depression, Störungen des Traumschlafs, Müdigkeit, Speichelfluss
Müdigkeit, Blutdruckabfall, Gewichtszunahme	Histamin (H)	Übelkeit, Unruhe

Endogene Depression – Nervensystem und Gehirnfunktion

Alle diese Transmitter sind an vielen Stellen zu finden, sodass ihre Wirkung von der Struktur abhängt, an der sie gerade wirken. Daher können durch Psychopharmaka keine sehr gezielten Effekte erreicht werden, so wie wir beim Wässern im Garten die Nutzpflanzen genauso gießen wie das Unkraut. Aber es gibt einige funktionelle Systeme, in denen es relativ viele der einzelnen Rezeptoren (d.h. Schlüssellöcher) für bestimmte Transmitter (Schlüssel) gibt. So wirkt *Dopamin* beispielsweise fördernd auf zielgerichtete Bewegungen und Handlungen, die letztlich zu Lustempfindungen führen sollen. Dadurch wirkt es lernfördernd, denn wir merken uns positive Dinge leichter und wollen sie wiederholen. *Noradrenalin* steigert die allgemeine Wachheit und Aufnahmefähigkeit, *Serotonin* hilft, überschießende Impulse zu regulieren, *Acetylcholin* hat ebenfalls eine gewisse beruhigend-ordnende Wirkung und *Histamin* macht müde und steigert den Appetit (was viele Allergiker gut kennen). Das sind natürlich nur sehr grobe Tendenzen, anhand derer die Psychiater die antidepressiven Medikamente auswählen, um Einseitigkeiten möglichst auszugleichen. Wenn Menschen etwas überreizt-dünnhäutig sind, können cholinerg oder histaminerg wirkende Medikamente eine bessere Abgrenzungsfähigkeit bzw. Beruhigung und Schlafverbesserung bewirken, z.B. bei den sogenannten «Trizyklika» (siehe auch Kapitel «Medikamente» ab Seite 169). Fehlt der Antrieb, dann können noradrenerge, manchmal auch dopaminerge Antidepressiva unterstützen; dominiert zwanghaftes Grübeln, so können SSRI als Mittel der ersten Wahl indiziert sein. Inzwischen ist ein erstes Medikament auf den Markt gekommen, das als neues Wirkprinzip die einschlaffördernde Wirkung von Melatonin nachahmt.

Was bewirken die Überträgerstoffe …

Dopamin

Noradrenalin
Serotonin
Acetylcholin
Histamin

Ein optimales Zusammenspiel aller Stoffwechselprozesse im Nervensystem ist wie ein perfekt gestimmtes Instrument: Es ermöglicht dem Musiker, das Musikstück so zu spielen, wie er es sich vorstellt. Ein gesundes Nervensystem gibt uns die körperliche Grundlage, unsere Ideen ungetrübt verwirklichen zu können. Dazu muss es so frei beweglich ein, dass es auf eine flüchtig auftauchende Idee reagieren, diese aufnehmen und die Körperprozesse so aufrufen kann, dass die gewünschte Reaktion eintritt. So betrachtet ist die banale Handlung, einen Lichtschalter zu betätigen, ein kleines Wunder!

Ein Beispiel: Durch mein Auge nehme ich wahr, dass es dunkel wird und ich nicht mehr gut lesen kann. Zunächst entsteht auf der

Gefühlsebene ein Unwohlsein, das sich auf der gedanklichen Ebene zu der Vorstellung klärt: Du könntest das Licht anmachen! Der Gedanke lässt aus der Erinnerung sanft die bildhafte Vorstellung aufsteigen, wie angenehm hell es wird, wenn man diesen kleinen Schalter da drückt. Die Vorstellung erzeugt die Motivation in mir, in deren Folge in meinem Stoffwechsel die Voraussetzungen geschaffen werden, dass sich meine Hand tatsächlich gegen die Eigenschwere zum Lichtschalter bewegt und ihn entschlossen und voller Vorfreude drückt. Und dann die Genugtuung: Es klappt tatsächlich! Die Freude über den Erfolg prägt sich in mich ein und macht den Organismus noch geneigter, sich beim nächsten Mal aufzuraffen und meine Vorstellung zu verwirklichen. Der Erfolg nährt den Erfolg. Aber stellen wir uns das umgekehrte Ergebnis vor: Es bleibt dunkel! Ärger brandete in mir auf, Verunsicherung oder gar Enttäuschung. Nach ein paar Mal Hin- und Herkippen zöge ich mich enttäuscht in meinen Sessel zurück, resigniert, ohne weitere Initiative, vielleicht noch etwas grübelnd, was ich wohl falsch gemacht haben könnte. Vielleicht würde ich auch (je nach Verfassung) eine Verschwörungstheorie oder andere Fantasien darüber entwickeln, warum das Licht nicht funktioniert.

Der Erfolg nährt den Erfolg

Diese Schilderung, so übertrieben sie auch ausgestaltet sein mag, soll für zwei Tendenzen sensibilisieren: für die Begeisterung und Ermutigung, die entsteht, wenn wir die Macht haben, aus einer Vorstellung heraus die Welt zu bewegen, und die Lähmung und Resignation, die entsteht, wenn die Welt unsere Vorstellungen abweist. Wir können ahnen, wie sehr unser inneres Krafterleben davon abhängt, dass Selbst- und Welterleben zusammenfinden. Oder wie es Goethe in den Einleitungen zu seinen «Naturwissenschaftlichen Schriften» schreibt, dass der (erfolgreiche) Versuch der Vermittler zwischen Subjekt und Objekt, zwischen mir und der Welt ist.

Auch Optimismus kann gelernt werden

Erfolgreiche Experimente ermutigen, bauen Selbstwirksamkeitserleben auf, lassen Kinder zuversichtlich auf die Welt zugehen. Im Therapieteil wird auf diesen Zusammenhang ausführlich eingegangen werden. Misserfolge entkoppeln Vorstellungs- und Willensleben, lassen uns zaghaft und mutlos werden – machen depressiv. Optimismus und Lebensfreude mögen zum Teil Veranlagung sein, sind aber auch das Ergebnis positiver Erlebnisse. Was wir erleben, ist das bewusste Miterleben an der Oberfläche der unbewussten inneren Bewegungen im Stoffwechsel. Und innere Bewegungen prägen sich in unsere Organformen, in unsere Leiblichkeit ein. Das, was sich eingeprägt hat, wird sich uns später wieder als inneres Bild aufdrängen.

Aus einer erweiterten Perspektive sind der gesunde Aufbau und die Funktion des ganzen Organismus (und nicht nur des Gehirns) die Voraussetzung für ein frei «schwingendes» bzw. sich entfaltendes Seelenleben.

Innere Bewegungen prägen sich auch in die Organe ein

Erschöpfungsdepression – die Balance im vegetativen Nervensystem

Fallbeispiel:
Carmen ist 45 Jahre alt und arbeitet als Sekretärin. Sie ist alleinerziehend und hat sich vor vier Jahren von ihrem Partner getrennt, weil der sich nur um seine eigenen Interessen gekümmert hat. Sie fragt sich schon, warum sie immer wieder an egoistische Männer geraten muss! In einer früheren Psychotherapie wurde deutlich, dass ihr Vater ebenfalls ein dominanter Typ war und ihre Mutter ein «Heimchen am Herd». Sie als die große Schwester hat gelernt, Verantwortung zu übernehmen und auszuhelfen, wenn in der Familie Not am Mann war. Lange hat sie mit dieser Haltung auch den Partner mitgetragen, aber letztlich ist es ihr doch gelungen, sich von ihm zu trennen. Nun ist sie in der Rolle als alleinerziehende Mutter mit wenig sozialer Unterstützung sehr belastet. Am Arbeitsplatz werden die Anforderungen immer höher. Da sie gut arbeitet, bekommt sie immer neue Aufträge. Die Anerkennung, die sie erhält, tut ihr gut, hilft ihr aber nicht bei der Alltagsbewältigung. Seitdem ein neues Computerprogramm in der Firma eingeführt wurde, ist die Situation vollends gekippt. Alle erwarten von ihr, dass sie die Probleme löst, aber das System stürzt oft ab und halb fertige Briefe «verschwinden in der Versenkung». Sie wird immer angespannter und gereizter, kann es aber am Arbeitsplatz nicht zeigen. So reagiert sie genervt auf den Sohn, der seinerseits zickiger wird. Es fällt ihr immer schwerer, in der Nachbarschaft oder bei Freundinnen um die Betreuung des Sohnes zu bitten, wenn sie mal wieder Überstunden machen muss. Da der Sohn zunehmend schwerer zu führen ist, nimmt deren Bereitschaft dazu zunehmend ab, und für Carmen entsteht ein Teufelskreis von Überlastung und Anspannung, aus dem sie nicht mehr herauskommt. Letzte Woche hat

sie einen Verkehrsunfall verursacht und ihr Auto zu Schrott gefahren. Danach brach sie heulend zusammen und wurde von der Polizei in die Klinik gebracht.

Lebendige Organismen pendeln zwischen zwei extremen Polen

Ein gesundes Seelenleben ist ein ausbalanciertes Seelenleben. Alle Lebensprozesse pendeln um eine ideelle Mitte. Anders als bei der Ideallinie beim Autorennen bzw. Slalomlauf besteht die maximale Gesundheit aber nicht darin, diese Ideallinie anzustreben, sondern lebendige Organismen pendeln zwischen zwei extremen Polen. Ausbalancieren bedeutet das Pendeln um eine dynamische Mitte und nicht eine ruhige Mittellage (wie sie manche Pubertierende beim «Abhängen» vorübergehend anstreben, bevor sie dann merken, dass etwas Aktivität nicht weh, sondern gut tut!).

Ähnlich wie ein Auto hat der Körper in seinem Nervensystem zwei «Pedale», mit denen er den Stoffwechsel zwischen dem Pol der Aktivierung und Außenorientierung und dem des Rückzugs und Aufbaus ausbalancieren kann. In Tabelle 4 sind die beiden Pedale Sympathikus (Gas) und Parasympathikus (Bremse) mit ihrer Auswirkung auf den Organismus zusammengestellt.

Sympathikus

Parasympathikus

Der Sympathikus belebt, öffnet für die Umwelt, ermöglicht die aktive Auseinandersetzung mit erhöhtem Stoffwechsel bis hin zum Stress. Der Parasympathikus bewirkt eine Umschaltung hin zu Verdauung, Aufbau und Regeneration bis hin zum Schlaf. Bei längerer Aktivierung drohen seelische und körperliche Verkrampfung. Um Schaden abzuwenden, «regelt der Körper den Motor ab» (wie ein Drehzahlbegrenzer beim Auto) und schaltet auf eine erzwungene Erschöpfungsdepression um.

Überforderung kann Depressionen auslösen

Eine Depression kann also die Folge einer solchen Überforderung sein, bei der auf körperlicher Ebene die antreibenden Überträgerstoffe im Nervensystem gewissermaßen «verfeuert» werden und dann die dämpfenden überwiegen, was das Pendel zurückschlagen lässt. Das ist auch der Grund, warum sich Menschen nach einer rauschhaften Überaktivität durch Stimulanzien wie Kokain, Amphetamin oder Exstacy in einer Depression wiederfinden. Der Körper kann nicht mehr hergeben, als er in den Ruhephasen aufgebaut hat. Der Schlaf ist unter anderem dazu da, die in den gesunden Phasen wacher, weltzugewandter Aktivität abgebaute stoffliche Grundlage unserer

Tabelle 4: **Die zwei «Zügel» des vegetativen Nervensystems**		
Sympathikus	**Grundausrichtung**	**Parasympathikus**
Aktivität Abbau nach außen gerichtet	Organfunktion	Erholung Aufbau nach innen gerichtet
weit	Pupille	eng
trocken	Speichel	flüssig
stärker	Herzschlag	schwächer
weit	Atemwege	eng
stärker	Muskelkraft	schwächer
schwächer	Darmfunktion	stärker
Ausscheidung	Flüssigkeit	Aufnahme
rauf	Blutzucker	runter
schwächer	Immunsystem	stärker

Erlebensprozesse wieder aufzubauen. Dazu ist es hilfreich, im Schlaf das Bewusstsein «abzuschalten». In den Tiefschlafphasen ist das EEG (das Hirnstrombild) ganz langsam wie bei Sterbenden (so auch bei Kindern, weil bei diesen die bewussten Denkprozesse der Hirnrinde noch nicht ablaufen – Kinder «träumen» noch!).

Im Schlaf baut der Organismus wieder ein «Polster» an Kräften auf, die innerlich beweglich machen und der Verkrampfung entgegenwirken. Beim Krampf verbrauchen die vom Seelischen ausgehenden Willensimpulse zu viele Stoffwechselkräfte – das Polster wird abgebaut. Die körperliche Beweglichkeit geht beim Muskelkrampf ebenso verloren wie die seelische Beweglichkeit, wenn wir uns vor Erschöpfung innerlich verkrampfen, mit «Gewalt» noch etwas erzwingen wollen und uns dann zum Beispiel verletzen. Beim Skifahren treten die meisten Verletzungen in der letzten Stunde am Nachmittag auf. Der Körper kann den inneren, seelischen Bewegungen nicht mehr folgen.

Im Schlaf baut der Organismus wieder Kräfte auf

Das Seelenleben greift nicht mehr harmonisch in die Körperprozesse ein, sondern hat sich abgekoppelt.

In der Depression fallen Denken und Aktivität auseinander

Auch in der Depression kommt es zu einer entsprechenden Entkopplung: Der Körper fühlt sich schwach und gelähmt an, das Gedankenleben ist rastlos angetrieben wie ein Motor im Leerlauf. Das gesunde Pendeln zwischen Aktivität und Entspannung ist in einer angespannt-untätigen, verkrampften Entkopplung zur Ruhe gekommen und muss nicht selten durch Therapiemaßnahmen wieder angestoßen werden. Dies kann durch Medikamente, durch maßvolle körperliche Bewegung, durch ein Einlassen auf äußere Sinnesreize oder durch gedankliche Anstöße (wie zum Beispiel Gespräche) geschehen. Die ersten beiden Schritte sind möglich, auch wenn die Betroffenen nicht von sich aus mitmachen wollen. Die beiden letzten Maßnahmen wirken nur, wenn sich die Betroffenen innerlich darauf einlassen, was zu Beginn der Behandlung oft nicht möglich ist. Daher muss die Therapie manchmal mit Medikamenten oder körperlichen Betätigungen begonnen werden.

Bevor es zu depressiven Zuständen kommt, sind viele zuvor eher überaktiv gewesen. Oft sind es äußere Anforderungen wie Arbeits- oder Familienbelastungen, welche die Betroffenen «an den Anschlag» (des Pendels) geführt und sich dort haben verhaken lassen, sodass die notwendigen Erholungsphasen für den Organismus nicht mehr stattfanden. Nicht selten sind aber auch zu hohe innere Normen der Grund für die andauernde Überforderung gewesen. Dann handelt es sich im Grunde um eine sogenannte «neurotische Depression», die ab Seite 91 beschrieben wird, die später in eine Erschöpfungsdepression einmündete.

Eine Distanzierung zur Überforderung steht am Beginn

Ob die Betroffenen nun wollen oder nicht, sie müssen erst einmal «raus aus der Mühle» und wieder eine gesunde, pendelnde Balance einüben. Ebenso wie bei Herzinfarktpatienten, die auch «nur noch ganz schnell ein paar Kleinigkeiten bei der Arbeit fertig machen wollen», ist es auch bei einer drohenden Erschöpfungsdepression oft so, dass es nicht die Betroffenen selbst merken, dass es «fünf vor zwölf» ist, sondern die Angehörigen bzw. das Umfeld. Pausen werden immer öfter aufgeschoben bzw. fallen aus, Freizeitaktivitäten werden abgesagt, dann treten Schlafstörungen auf, zur Entspannung werden Alkohol oder Medikamente eingesetzt. In der Freizeit wird Ablenkung durch immer stärkere Reize (Actionfilme, Videospiele, Freizeitevents, flüchtige sexuelle Abenteuer) gesucht. Freundschaften und tiefer gehende Gespräche werden vernachlässigt, ruhiges Zuhören fällt immer schwerer. «Nichtstun» macht die Betroffenen unruhig, daher nehmen sie sich immer etwas zu arbeiten mit, um die Pausen «nutzen» zu können. Spezielle Kurzentspannungsverfahren werden gelernt (und nicht angewendet), die «richtige» Entspannung wird auf das Wochenende, die Feiertage, den Urlaub oder am besten gleich auf die Zeit nach der Berentung vertagt. Wie singt Herbert Grönemeyer so treffend: «Ruhe gibt's genug nach dem Tod.» Dann treten vermehrt Unfälle auf, Krankheiten werden nicht richtig auskuriert. Zuletzt geht irgendetwas Wichtiges richtig schief und es kommt zum Zusammenbruch.

Besser wäre es natürlich, vorher zu reagieren, aber bei der Arbeitssucht ist es ähnlich schwierig wie bei anderen Suchterkrankungen. Es braucht zunächst ein Problemverständnis und eine konsequente Haltung des Umfeldes. Kollegen und besonders Vorgesetzte dürfen die Bereitschaft der Betroffenen zur Mehrarbeit, zu Überstunden oder der zusätzlichen Übernahme eines neuen Projektes nicht ausnützen, sondern müssen das Problem offen ansprechen und gemeinsam nach einer anderen, ausbalancierteren und damit langfristig tragfähigen Lösung suchen. Das Ziel sollte sein, eine nachhaltige, innere Balance in überschaubaren Zeiträumen anzustreben, z.B. innerhalb einiger Tage. Ein Urlaub oder auch eine Kur mit der (fast drohenden) Auflage, «erst wieder zu kommen, wenn man richtig fit ist», helfen nicht weiter. Es muss eine aufrichtige Analyse von Belastungen und Möglichkeiten erstellt und es müssen realistische Konsequenzen gezogen werden. Dasselbe gilt für die chronisch überforderte Mutter, die neben der Arbeit und der Familie auch noch die kranke Schwiegermutter versorgt (und sei es wegen des Pflegegeldes). Ein paar Tage Ausspannen reichen dann nicht. Irgendeine der Aufgaben muss abgegeben werden, auch wenn das zunächst nicht zu gehen scheint. Dann muss es «gehend gemacht werden»! Wenn das Schiff nicht sinken soll, muss irgendein Fass über Bord, sonst bezahlt das schwächste Glied in der Kette die Rechnung. Letztlich bleibt dann nur die körperliche Reaktion, die mit der zynisch klingenden Formulierung «Flucht in die Krankheit» nur unzureichend die Ohnmacht der Ausgebrannten wiedergibt.

Arbeitssucht

Aufrichtige Analyse von Belastungen

Offen sein für neue Lösungen

Das verkrampfte Festhalten des Umfeldes an der Forderung, dass es weitergehen müsse, wird dann beantwortet durch eine seelisch-körperliche Verkrampfung in der Depression. Zukunftsfähig ist nur eine fachlich-rationale Analyse der Situation, in der die «Lösungen» nicht vorher schon feststehen. Es muss gedanklich Abstand von der aktuellen Lage genommen werden, um innerlich beweglich aus dem Raum möglicher Lösungen diejenigen herauszubilden, die dann konkretisiert und ausprobiert werden können. Manchmal braucht es dazu eine neutrale dritte Person. Das kann ein Berater, ein Arzt oder Therapeut, vielleicht auch ein Pfarrer sein. Die äußeren Lösungen können bzw. müssen mit einem «innerlichen Loslassen» von starren inneren Regeln oder Vorgaben verbunden werden, welche die Betroffenen einengen und dadurch den Blick auf mögliche Lösungen verstellen. Dies geht wieder über in den Bereich der neurotischen Depression (siehe auch Seite 91 ff.). Manchmal liegen unsere Grenzen nicht in der äußeren Welt, sondern in unseren Köpfen. Und Köpfe sind bekanntlich rund, damit das Denken die Richtung ändern kann (was leichter gesagt als getan ist). Dennoch ist das richtige Denken bzw. die richtige Einstellung über die Vorgänge ein guter Ansatzpunkt, um Veränderungen anzustoßen. Auch dazu will dieses Buch beitragen.

Reaktive Depression – Gedächtnisbildung und Erinnerung

Fallbeispiel:
Dieter ist 48 Jahre. Er war Hausmeister in einem volkseigenen Betrieb in Thüringen, der nach der Wende für «einen Euro» von einem westdeutschen Investor gekauft wurde. Alle hofften auf den großen Aufschwung. Dieter kaufte sich damals unter günstigen Bedingungen ein Häuschen für sich und seine Familie. Nach zwei Jahren wurde der Betrieb jedoch geschlossen und er, wie viele andere, entgegen der ursprünglichen Zusagen auf die Straße gesetzt. Die Abfindung war rasch aufgebraucht, nun kann er die Zinsen für das Häuschen nicht mehr bezahlen. Arbeit kann er in der Region auch nicht finden und seine Frau möchte nicht wegziehen, da sie an der Gegend hängt und ihre Eltern betreut. Er sieht, wie in seinem Dorf viele in «Westdeutschland» Geld verdienen, ihre Häuschen bauen und in

Reaktive Depression – Gedächtnisbildung und Erinnerung **75**

der Kneipe mit ihrem Geld protzen. Er sieht sich als Verlierer der Wende und hat inzwischen auch begonnen, zunehmend mehr Alkohol zu trinken. Um etwas Geld zu verdienen, arbeitet seine Frau als Verkäuferin in einer Filiale eines Kaufhauses. Er sitzt zu Hause herum, wird immer eifersüchtiger auf seine Frau und macht ihr Vorwürfe. Jetzt hat sie ihm das erste Mal mit der Scheidung gedroht, worauf er sie schlug. Am Tag darauf war sie mit den Kindern verschwunden. Das ist jetzt 14 Tage her. Er sitzt allein in der Wohnung herum und brütet vor sich hin. Ihr Handy ist abgeschaltet, das Auto hat sie mitgenommen. Heute holt er einen Brief von ihrem Anwalt aus der Post, in dem sie ihm die Trennung mitteilt. Jetzt zieht ihn der Dachboden mit den stabilen Dachbalken fast magisch an und er kann an nichts anderes mehr denken …

Jedes intensive, bewegende seelische Erlebnis bewegt uns auch körperlich mit. Am sinnenfälligsten ist das, wenn wir zu einer schwungvollen Musik den Fuß im Takt mitwippen lassen. Schon das Wort «schwungvoll» weist auf ein Bewegungsmoment hin, der von der Musik ausgeht. Die Musik hat die Kraft, uns von der Sinnesebene über die Nerven bis in die Körperprozesse hinein zu bewegen. Das Zentrum unseres Nervensystems befindet sich im Gehirn. Dessen Ursprung war eine wurmartige Aneinanderreihung parallel zur Wirbelanlage, die sich am vorderen Ende zum Gehirn verdichtete, zur anderen Seite dagegen wie ein Wurzelgeflecht in den ganzen Organismus hineinzog. Dadurch können seelische Erregungen bis in den letzten Winkel, buchstäblich bis in die Zehen, aber auch in die inneren Organe weitergeleitet werden.

Die Seele und der Körper schwingen bei Erlebnissen mit

    Auf einer messbaren Ebene kommt es bei aufregenden Erlebnissen zur Ausschüttung von Stresshormonen (zum Beispiel Kortisol), die zusammen mit der Sympathikusaktivierung des vegetativen Nervensystems den ganzen Organismus «aufwühlen» und kampf- und fluchtbereit machen. Eine anthroposophische Perspektive geht davon aus, dass über das vegetative Nervensystem alle Organe in einer nicht messbaren Weise bei seelischen Erregungen mitschwingen und sich Spuren als Grundlage späterer Erinnerungen einprägen. Diese Einprägungen sind nicht in der stofflichen Ebene nachweisbar, sondern betreffen die Ebene der lebensorganisierenden Stoffwechselprozesse. Die Kräfte dieser Ebene werden zunächst zum Aufbau und für die

Ausschüttung von Stresshormonen

Funktion der Organe gebraucht. Erst nach der Geschlechtsreife wird ein Teil dieser Kräfte als stoffliche Grundlage für unser bewusster und differenzierter werdendes seelisches Erleben «abgezweigt». In der Sage des Prometheus findet dieser Prozess einen bildhaften Ausdruck: Die Bewusstseinsprozesse (der Adler) fressen tagsüber an der Lebensgrundlage (der Leber), die nachts nachwächst. Wir können die Stoffwechselkräfte nur einmal verbrauchen: entweder zum Körperaufbau und -erhaltung oder für Bewusstseinsprozesse. Daher sind wir abends erschöpft. Nachts, wenn der Leberstoffwechsel am aktivsten ist, werden die Kräfte wieder aufgebaut.

Beim gesunden Schwingen zwischen bewusstem, abbauendem Seelenleben und aufbauenden Organprozessen wird nur so viel Substanz aus der Organbindung freigesetzt, wie für ein kurzzeitiges bewusstes Miterleben notwendig ist. Danach kommen die Organe wieder zur Ruhe, das Erlebte verschwindet aus dem Bewusstsein und es bleiben nur leichte Einprägungen auf der Organebene zurück. Die Einprägung in die Organe geht mit dem Vergessen einher. Nach neurobiologischem Verständnis besteht diese Einprägung auf der beschriebenen, intensiveren Verbindung gleichzeitig aktivierter Neuronen, die später bei einem ähnlichen Auslösereiz leichter wieder gemeinsam aktiv werden können, wodurch das frühere Erlebnis wieder neu entsteht. Erinnerungen sind demnach keine aus dem Archiv geholten alten Erlebnisse, sondern neu geschaffene Erlebnisse nach der «Vorlage» eines früheren Erlebnisses. Subjektiv haben wir die Illusion, die Dinge so zu erinnern, wie sie waren. Tatsächlich verändern sich jedoch die Erlebnisse bei jedem Erinnern etwas, was aus der Gedächtnisforschung zum Beispiel von Elisabeth Loftus gut belegt ist. So können sogar «falsche Erinnerungen» gebildet werden, indem wir uns eine Geschichte so lange einreden, bis wir sie selbst glauben und am Ende Dichtung und Wahrheit nicht mehr unterscheiden können. In gewisser Weise ist unsere Identität die Geschichte, die wir uns und anderen immer wieder über uns erzählen.

Neben dieser Ebene unseres sprachlich verankerten Gedächtnisses, also unserer zeitlich und örtlich geordneten Lebensgeschichte, an die wir uns willentlich erinnern können, gibt es noch die erwähnten, tiefer in die organische Ebene eingeprägten, erlebnisintensiveren, filmartigen Erinnerungen (siehe Tabelle 5). Den Unterschied zwischen diesen

Die Kunst des Vergessens

Wie funktioniert die Erinnerung?

Reaktive Depression – Gedächtnisbildung und Erinnerung 77

Tabelle 5: Informationsverarbeitungs- und Gdächtnissysteme im Gehirn

Bewusst und gezielt aktivierbar, als Erinnerung erlebt, entwicklungsoffen, ermöglicht zielgerichtete Verhaltensänderungen

Linke Gehirnrinde (Ausdifferenzierung ab 18 Mo.)	**Rechte Gehirnrinde und obere limbische Ebene** (Ausdifferenzierung ab 2. Lj.)
• sprachvermittelte Gedanken • faktisch-abstrakte Inhalte (Symbole, Tatsachenwissen) • analytisch-kategorial, Details • Beobachtererinnerung (emotional distanziert) • langsame, abschnittsweise «logische» Verarbeitung	• bildhaft-episodische Erlebnisse • Autobiografische «Videoclips» (Qualität des persönlich Erlebten) • zusammenhängende Muster • subjektive Erinnerungen (einschl. Körper) (emotional «heiß») • schnelle, parallele, gestaltbildende Verarbeitung

«Subkortical» (mittlere limbische) Ebene

Nichtsprachlich-handlungsorientiert, durch Reize spontan aktiviert, selbststabilisierend, nicht als Erinnerung erlebt, reflexhafte Reaktionen

- von situativ aktivierten, emotionalen Bewertungen gesteuert
- Repräsentanzen des Körpers (inneres Körpererleben und Körperhaltungen)
- sinnesorganbezogene Abdrücke von Einzelwahrnehmungen

beiden Gedächtnisebenen können wir erleben, wenn wir folgenden Versuch machen: *Denken Sie zunächst einmal abstrakt darüber nach, wie es war, als Sie das letzte Mal verliebt waren. Anschließend nehmen Sie ein Fotoalbum aus dieser Zeit und schauen sich die entsprechenden Fotos dazu an.* Beim Anblick der Fotos werden Ihnen viele Erlebnisse ganz lebendig wieder in der Seele erscheinen, an die Sie sich bewusst gar nicht mehr erinnern konnten. Durch die Bilder werden die Erinnerungsfilme aufgerufen und wiederbelebt. Diese sogenannten «episodischen Erinnerungen» können wir nicht von der Gedankenebene

Gedankenübung

Sinnliche Auslösereize gezielt aufrufen. Sie brauchen einen sinnlichen Auslösereiz (ein Bild, einen Geruch, ein Geräusch, eine bestimmte Körperhaltung). Diese sogenannten «Triggerreize» lösen die Wiederbelebung des alten Erlebnisses aus tieferen Gehirn- oder Körperregionen aus, das dann in Gegenwartsqualität erlebt wird, als wenn wir tatsächlich jetzt (wieder) in dieser Situation wären.

Wenn wir nicht bewusst eine Brücke zu den früheren Erlebnissen über unser sprachverbundenes Gedächtnis aufbauen, haben wir zunächst kein Bewusstsein dafür, dass wir dieses Erlebnis schon einmal hatten und das jetzige Erlebnis zwar von außen angestoßen, aber aus einer inneren Vorlage nachgebildet wurde. Diese Art des intensiven, *Flashbacks* *überfallartigen Wiedererlebens* (sogenannte «flashbacks») gilt besonders für emotional sehr eindrückliche, zum Beispiel traumatische Erlebnisse, die uns so erschüttert haben, dass sie sich gewissermaßen tief in den Körper eingeprägt haben, ohne durch bewusste gedankliche Prozesse «verdaut» worden zu sein. Rudolf Steiner benutzt die Formulierung des «Sorgenorganismus» für diese eingeprägten Muster. Ihm zufolge machen solche Prozesse, wenn sie auf das Gefühlsleben einwirken und nicht von Vorstellungen erfasst werden, depressiv.

Idealerweise werden belastende Erlebnisse dadurch «entgiftet», dass wir die emotionale Beteiligung mit Bewusstseinsprozessen in sprachlicher Form begleiten, so wie es manche Kinder noch beim Spielen tun. Durch die erlebnisbegleitende, sprachliche Parallelspur werden die beiden Gedächtnisebenen miteinander verbunden und dadurch eine zusammenhängende Geschichte synchronisiert.

Wenn die Sprache versagt Für alles, was wir erlebt haben, gibt es eine Entsprechung in unserer persönlichen Geschichte. Dadurch bekommen wir Überblick und Kontrolle. Bei überwältigenden Erlebnissen hingegen «verschlägt es uns die Sprache». In Bildern des arbeitenden Gehirns ist das Sprachzentrum in solchen Situationen tatsächlich unterdrückt – wir sind stumm vor Schreck.

Je schneller der Mensch nach einem sehr belastenden Erlebnis mit unterstützenden Menschen sprechen kann, umso weniger kommt es später zu wiederkehrenden traumatischen Bildern. Auch das Aufschreiben hilft, weil es die Erlebensflut in eine sprachliche Ordnung bringt – Erleben und Sprache werden verbunden. Dadurch kann das Erleben als «alt» eingeordnet, innerlich losgelassen und leichter bzw.

schneller wieder vergessen werden. Rudolf Steiner formulierte bereits 1919 in einem Vortrag, dass traumatische Erschütterungen bis auf die Organebene schwächend wirken, indem sie organaufbauende Kräfte «entfesseln» und ins Bewusstsein reißen. Heute haben wir die Bestätigung, dass Organstrukturen stressbedingt geschädigt werden, zum Beispiel die Nebennierenrinde oder der für die Gedächtnisbildung wichtige Hippocampus im Gehirn. Der Hippocampus stellt die Verbindung zwischen den bei emotionalen Erregungen aktivierten, tiefer gelegenen Hirnregionen und der Hirnrinde her, die bei der bewussten, sprachverbundenen Verarbeitung aktiviert sind.

Akute oder lang andauernde intensive seelische Belastungen können also bis in die organische Grundlage hinein Veränderungen bewirken, welche die Betroffenen schwer «verdauen» können. Dieses «Nicht-Verdauen» zeigt sich daran, dass die Erlebnisse in überflutender Weise ins Bewusstsein drängen oder das Denken um Grübelgedanken kreist, die es nicht loslassen kann.

Dieses Festhängen führt dazu, dass die Betroffenen nicht mehr frei sind für neue Erfahrungen. Dadurch gehen ihnen jedoch die Unbefangenheit und das Zukunftsvertrauen verloren, Mut und Initiative werden abgelähmt bis hin zum Bild der Depression. Willigis Jäger benutzt in seinem Buch (siehe Literaturempfehlungen auf Seite 251) dafür ein sehr anschauliches Bild: Das Leben ist mit all seinen Ereignissen und Schicksalsschlägen wie ein Tanz. Wenn wir an unseren Vorstellungen über das Leben festhalten, sind wir schlechte Tänzer. Wir möchten immer den Schritt machen, der **nicht** dran ist! Dadurch verhaspeln wir uns und treten uns und anderen auf die Zehen.

Wenn das Vertrauen in die Zukunft verloren geht

Ein Haupthindernis, nach traumatischen Erlebnissen wieder in den Lebensfluss eintauchen zu können, besteht in dem Wunsch, das Ereignis ungeschehen zu machen bzw. die Zeit zurückdrehen zu wollen. Doch leider können diese Wunden nicht ohne Narben verheilen, denn traumatische Erlebnisse sind wie Felsbrocken, die zu groß sind, um sie aus dem Flussbett wieder entfernen zu können.

Mut zum Neubeginn

Aber hört ein Fluss auf zu fließen, wenn er auf einen solch großen Felsbrocken trifft? Nein! Er nimmt den Widerstand hin, staut sich etwas auf und fließt dann am Hindernis vorbei weiter. Es ist völlig angemessen, wenn Menschen mit einem belastenden Lebensereignis zunächst hadern und sich eine innere Kraft in Form von Wut und

Enttäuschung aufstaut. Letztlich aber führt der Lösungsweg nur über die Akzeptanz des Hindernisses, durch das der Lebensfluss unwiederbringlich umgelenkt wird.

Das eigene Leben (wieder) in die Hand nehmen

In einem umfassenden *Schicksalsverständnis* kommen Schicksalsschläge nicht von außen auf uns zu, sind wir nicht das Opfer. Sie gehören zum Leben als Ganzes dazu. Ohne Leid keine Freude, ohne Trennung keine Wiederbegegnung, ohne Ende keine Anfänge, ohne Tod verlöre das Leben seinen Wert und Sinn. Wer sich nach einem Leben ohne Schmerz (dem Paradies) zurücksehnt, verweigert sich (und anderen) die Entwicklung. Wichtig ist, dass wir diese Richtungsänderung annehmen und bereit sind, unseren Lebensfluss trotzdem weiter fließen zu lassen. Wie es uns das belebende Wasserelement zeigt, müssen wir versuchen, die innere Erstarrungstendenz in der Schicksalsverleugnung zu erkennen und unter Schmerz und Trauer wieder ins Fließen kommen. «Die Träne quillt, die Erde hat mich wieder», sagt Goethes Faust, nachdem er in seiner Verzweiflung über seine intellektuelle Erstarrung beinahe Selbstmord begangen hatte.

Gewohnheiten überwinden

Wenn sich die erstarrte, verkrampfte Wut in Tränen löst, dann kann etwas Neues kommen. Auch hier gilt: Aus einem Verharren im Gewohnten heraus neigen die Betroffenen dazu, genau das Falsche zu tun, nämlich sich vor neuen, belebenden Einflüssen zurückzuziehen und in den vertrauten Grübelpfaden zu kreisen. Dadurch stabilisieren und verlängern sie das Leidens- und Opfererleben. Es braucht oft massive Interventionen von außen, um neue Erlebens- und Gedankenprozesse anzustoßen, die den Hader- und Trauergedanken den Platz im Bewusstsein (anfangs erst einmal nur vorübergehend) streitig machen. Wer nur in der Frustschublade «herumwühlt», vergisst zunehmend, dass es auch noch andere Schubladen gibt, die es nur zu öffnen gilt. Damit bleiben die Betroffenen in der körperlich veranlagten Verharrungstendenz stecken. Erst die sogenannte «radikale Akzeptanz», dass das, was passiert ist, sich nicht ändern lässt, verringert die Kluft zwischen dem, was ist, und dem, was wir uns wünschen. Wenn wir nicht die Möglichkeiten haben, die Dinge so zu entwickeln, wie wir es uns wünschen, können wir dennoch durch Akzeptanz die Kluft zwischen Vorstellung und Welt zumindest kurzzeitig schließen (siehe Abb. 4). Erst wenn die Kluft zwischen Wunsch und Wirklichkeit klein ist, sind wir innerlich entspannt und können das belastende Thema loslassen und vergessen.

Reaktive Depression – Gedächtnisbildung und Erinnerung **81**

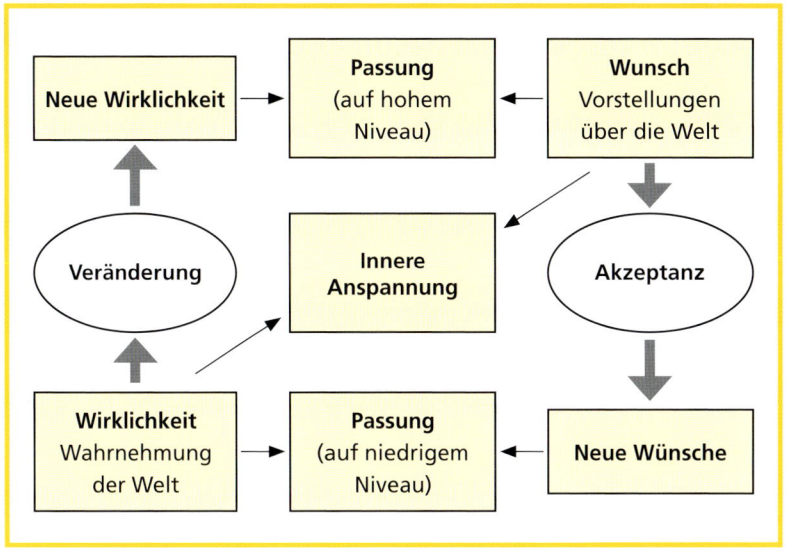

Abbildung 4

Der Nerven-Sinnes-Prozess ist darauf «geeicht», Abweichungen zwischen äußeren Wahrnehmungen und inneren Mustern bevorzugt wahrzunehmen und sich darauf zu fixieren. Entwicklungsgeschichtlich war das sinnvoll, konnten so doch Gefahren frühzeitig erkannt werden. Erst wenn Wahrnehmung und inneres Bild zusammenpassen, sinkt die innere Anspannung. So gesehen führt das Erreichen eines Ziels zumindest zu einer kurzzeitigen Entspannung – bis sich neue Ziele auftun. Wenn wir aber durch äußere Veränderungen die Spannung nicht auflösen können, besteht die Gefahr, dass wir uns verhaken. Dann ist es sinnvoller, Entspannung dadurch zu erreichen, dass wir unsere inneren Vorstellungen den nicht änderbaren äußeren Bedingungen anpassen (siehe Abb. 4). Wenn wir uns zum Beispiel nicht damit abfinden mögen, dass die Welt ungerecht ist, können wir uns klarmachen, dass unsere Vorstellung von einer gerechten Welt eine Illusion ist. Der nüchterne Blick in die Welt kann das deutlich zeigen. Schicksal ist selten gerecht und auch nicht verhandelbar. Vielleicht besteht der Sinn von Schicksalsschlägen gerade darin, dass wir

Spannungs-auflösung

an ihnen unsere Grenzen kennenlernen und Akzeptanz üben sollen. Weisheit zeichnet sich nicht dadurch aus, dass sie verändern will. Weisheit ist größer als Glück. Schicksalsschläge können uns lehren, uns auf den Weg vom «Macher» und «Glückssucher» zum Weisen zu begeben.

Krisen auch als Chancen begreifen

Beim *Überwinden eines Unglücks* bilden wir eine neue *Fähigkeit* aus, die uns bereichert und die uns hilft, uns tiefer verstehend mit der Welt zu verbinden und der Tendenz zu Selbstbezogenheit und Oberflächlichkeit entgegenzuwirken. Olaf Koob hat in seinem Buch (siehe Literaturempfehlungen) dafür das Bild der Muschel benutzt, die aus einem störenden Sandkorn in ihrer Schale eine Perle macht.

Akzeptanz ist aber nicht gleichzusetzen mit Fatalismus oder Resignation. Akzeptanz verleugnet auch nicht das Geschehen und den Schmerz. Akzeptanz schaut sachlich-annehmend auf das, was ist, wie es auch ein guter Freund täte (oder eben ein weiser Mensch). Dadurch senkt Akzeptanz die Spannung der inneren Verneinung, die uns im Schmerz festhält und nichts Neues zulassen will.

Das Annehmen der Situation, der Trauer und des Schmerzes bildet in uns ein neues inneres Fundament. Nachdem wir anfangs das Gefühl hatten, ins Bodenlose zu fallen, kommen wir innerlich wieder zur Ruhe. Anfangs finden wir uns vielleicht auf einem anderen, vielleicht auch niedrigeren Niveau wieder als zuvor. Aber auch auf dieses Niveau werden wir uns innerlich einstellen und schon nach einigen Monaten den Zustand für normal halten.

Heilt die Zeit alle Wunden?

Die Glücksforschung bestätigt, dass Menschen mit einer unfallbedingten Querschnittslähmung nach einem Jahr nicht unzufriedener mit ihrem Leben sind als vor dem Unfall. Der Volksmund hat also recht, wenn er sagt, dass der Mensch sich an alles gewöhnen kann. Dieses Forschungsergebnis zeigt auch, wie sehr wir uns mit unseren inneren Soll-Vorstellungen selbst im Weg stehen können, wenn wir immer hinter irgendwelchen Zielen oder Normen herhecheln. Akzeptanz macht den Weg frei für neue Entwicklungen, für neue Fortschritte im Rahmen unserer Möglichkeiten. So können aus gelähmten Opfern wieder Tätige werden, die «trotzdem Ja zum Leben sagen», wie Viktor E. Frankl es so ermutigend formulierte. Der Lebensfluss kann wieder fließen, etwas Neues kann wachsen.

Hypochondrische oder somatisierte Depression – Sinneswahrnehmung und Urteilsbildung

Fallbeispiel:
Edwin, ein 55-jähriger Maschinenbauingenieur, hat sein Leben eigentlich im Griff. Die beiden Kinder sind aus dem Haus und «gut untergebracht». Zugegeben: Die Konkurrenz am Arbeitsplatz macht ihm immer mehr zu schaffen; er sehnt sich nach dem Ruhestand, denn er fühlt sich oft erschöpft. Auch sexuell klappt es nicht mehr so wie früher. Aber das geht ja vielen so! Um fit zu bleiben, macht er viel Sport, spielt noch gelegentlich in der Altherrenmannschaft des Fußballvereins mit und engagiert sich auch sonst im Vereinsleben. Dort erfuhr er neulich von einem zwei Jahre jüngeren Mitspieler, der ohne Vorzeichen an einem Herzinfarkt gestorben sei. Seitdem fühlt er häufiger ein Druckgefühl in der Brust und ein Stechen in der Seite. Der Arzt hat ihm gesagt, das komme von den Rippen und sei harmlos. Für einige Tage war er beruhigt, aber der Druck kommt immer wieder. Er hat jetzt schon beschlossen, mit dem Training aufzuhören. Danach war es zunächst besser, aber jetzt kommt der Druck manchmal schon beim Spazierengehen. So benutzt er zunehmend das Auto und mag schon gar nicht mehr mit den Enkelkindern spielen. Er hat sich im Internet kundig gemacht und erfahren, dass man manchmal Herzinfarkte nicht ohne Weiteres in einem normalen EKG erkennen könne. Daraufhin bestand er auf weiteren Geräteuntersuchungen, denen der Hausarzt nur widerwillig zustimmte. Er war zunächst beruhigt, hat aber den Eindruck, dass die Assistentin des Internisten nicht richtig bei der Sache war, als sie die Untersuchung durchführte. Zwischendurch wackelten die Elektroden und eine musste neu angeklebt werden. Der Arzt meinte nachher, es sei alles in Ordnung, aber Edwin blieb misstrauisch, zumal die Beschwerden nicht nachließen. Er hat schon drei Ärzte aufgesucht, die alle verschiedene Erklärungen gaben. Wegen der vielen Gedanken, die er sich macht, kann er immer schlechter einschlafen. Seine Freunde können seine Erzählungen schon nicht mehr hören und ziehen sich von ihm zurück, aber er kann das Grübeln einfach nicht abschalten. Jetzt hat ihm der Hausarzt ein Antidepressivum verschrieben, damit er endlich mal wieder richtig schlafen könne. Nachdem ihm nach den ersten Tabletten ganz schwindlig wurde, hat er den Beipackzettel gelesen und darin stand, dass bei Herzkrankheiten das Medikament nur unter Vorsicht eingesetzt werden solle. Daraufhin hat er es nicht mehr genommen, traute sich aber

nicht, es dem Arzt zu sagen. Schließlich hat er sich von einem Freund Beruhigungsmittel geben lassen, die ihn tatsächlich entspannt haben. Nachdem die Frau die Packung im Nachtschrank beim Putzen gefunden hatte, sagte sie das dem Hausarzt, der sehr ärgerlich reagierte, denn diese Medikamente könnten abhängig machen. Ohne die Medikamente fühlt er sich aber so schlecht, dass er gar nicht mehr aus dem Haus gehen kann. Deswegen ist er jetzt schon acht Wochen krankgeschrieben und hat Angst, seinen Arbeitsplatz zu verlieren. Zum Hausarzt traut er sich nicht mehr, aber zu anderen Ärzten hat er auch kein Vertrauen. Wegen der langen Krankschreibung hat die Krankenkasse ihm jetzt eine Reha-Behandlung in einer psychosomatischen Klinik auferlegt. Dort will er aber nicht hingehen, weil er doch «keine Klatsche habe». Was soll er tun?

Wir sind auf allen Ebenen, so auch seelisch, mit der Welt verbunden

Zuvor wurde bereits angedeutet, dass nur auf der seelischen Ebene der Mensch die Illusion haben kann, als Subjekt einer abgegrenzten Welt gegenüberzustehen. Im Grunde ist es weitgehend umgekehrt: Wir sind in vielfältiger Weise und auf allen Ebenen intensiv mit der Welt verbunden und von ihr geprägt – wir sind ein Teil von ihr. Stofflich ist unser Körper aus Nahrung aufgebaut, die wir aus der Umwelt aufgenommen haben. Auf einer Lebenskräfteebene beeinflusst uns die Umgebung, auch wenn wir dafür kaum ein Bewusstsein haben und die Einflüsse entweder der körperlichen oder der seelischen Ebene zuschreiben. Wir «tanken» in einer belebenden Umgebung auf, weshalb wir in der Natur spazieren gehen und uns Pflanzen ins Zimmer stellen. In einer toten Umgebung dagegen fühlen wir uns abgelähmt, zum Beispiel in einer tristen Vorstadt- oder Hochhaussiedlung. Diese Beschreibung zielt nicht auf unsere Stimmung, sondern auf ein darunter liegendes, kaum ahnbares Gefühl von Kraft bzw. Vitalität.

Dieser Übergangsbereich zwischen unserem seelischen Erleben und unseren Stoffwechselprozessen ist wenig erforscht, auch weil geeignete Messinstrumente dazu fehlen und sich die Forschung lieber mit den Bereichen beschäftigt, die sie mit ihren Instrumenten leichter erfassen kann. Daher ist dieser Übergangsbereich zwischen mental-gedanklichen Prozessen und den dazugehörigen Körperprozessen trotz aller Fortschritte der Neuroforschung weitgehend unklar.

Deutlicher beobachtbar ist der Einfluss, den seelische Stimmungen in der Umgebung auf das Erleben haben: Stimmungen wirken sozusagen ansteckend. In einem entsprechenden Umfeld (z.B. einem Fußballplatz) lassen sich Menschen manchmal durch ihr seelisches Mitschwingen zu Verhaltensweisen hinreißen, von denen sie sich bei nüchterner Betrachtung distanzieren würden. Sie haben sich von etwas mitreißen lassen, was von außen einwirkte.

Stimmungen wirken ansteckend

Dies lässt sich auch auf die gedankliche Ebene übertragen: Wenn wir etwas verstehen, haben wir uns einer Gedankenwelt angeschlossen, die nicht in unserem Kopf entstanden, sondern die für alle Menschen «denkbar» ist. Wir haben uns sozusagen mit einem überpersönlichen Gedankenorganismus verbunden. Diese Beispiele sollen für den Moment genügen, um darauf hinzuweisen, dass wir «individualisierte Außenwelt» sind, dass also unser stofflicher Lebenskräfte-, Gefühls- und Gedanken-Organismus mit der Umwelt verbunden bzw. aus dieser herausgenommen und individualisiert ist und uns als Träger unseres Selbsterlebens dient. Die subjektiv erlebte Trennung von Selbsterleben und Welt entsteht dadurch, dass unsere Sinnesorgane die Welt in einer distanzierten Form an uns herantragen und wir zu Handlungen fähig sind, um uns von der Welt abzugrenzen oder sogar gegen sie zu stellen. Aber letztlich ist die Trennung vorübergehend und löst sich spätestens nach dem Tod auf, wenn der Organismus wieder zerfällt.

In den beschriebenen Formen der Depression ist diese für uns normale Trennung von Selbst und Welt aufgelockert, entweder zum Erleben unserer Körperprozesse, der Umwelt oder unserer eigenen Gedanken hin. Bei der Somatisierungsstörung bzw. sogenannten «larvierten Depression» werden die Körperprozesse verstärkt wahrgenommen, als bedrohlich erlebt und können dann nicht mehr aus dem Bewusstsein losgelassen werden.

Bei der Hypochondrie werden Umweltvorgänge in bedrohlicher Weise als eindringend erlebt, beim depressiven Grübeln, aber auch bei Zwängen oder bei den generalisierten Angststörungen, stehen Gedanken im Vordergrund, die aus unserem Gedankenorganismus in unser Bewusstsein treten, als bedrohlich erlebt und nicht wieder losgelassen werden können. Mit Gedankenorganismus ist an dieser Stelle die Summe unserer bisher gebildeten Gedanken gemeint, die zunächst vergessen werden, aber ohne unser aktives neues gedankliches Tätigwerden als fertiger Gedanke wieder in das Bewusstsein eintreten können.

Hypochondrie

Verschiedene Formen der Depression

Zuerst erleben wir die Welt über unsere Sinne

Betrachten wir zunächst die gesunden Prozesse im Nervensystem, das die körperliche Grundlage für die Bewusstseinsprozesse bildet, genauer (siehe auch Tabelle 5 auf Seite 77):

Die Welt teilt sich uns im *ersten Schritt* über die Sinne und deren Sinnesorgane mit. Die Sinnesorgane lassen aber nur einen kleinen Teil dessen herein, was in der Umwelt geschieht. Bienen zum Beispiel sehen die Welt, Fledermäuse hören die Welt ganz anders als Menschen. Schon auf dieser Ebene leben wir in der Illusion, die Welt draußen sei so wie das Bild von ihr in uns.

Die Sinneseindrücke werden sortiert …

In einem *zweiten Schritt* wird die Erregung in den Sinnesorganen nicht einfach nur an das Gehirn weitergeleitet, sondern durch Prozesse in den Sinnesorganen sortiert und gefiltert, indem manche Reize stärker weitergeleitet werden, weil sie zum Beispiel von bewegenden Objekten kommen oder weil sie zu einem Muster bzw. einer uns schon bekannten Gestalt passen. Andere Reize werden dagegen gehemmt und dadurch «aussortiert». Auf diesem Weg bleibt das meiste der theoretisch aufnehmbaren Informationen auf der Strecke. Nur das vermeintlich Wichtige kommt durch. Und die Wichtigkeit wird daran gemessen, ob uns der Reiz schon vertraut ist, ob wir etwas mit ihm anfangen können.

… eingeordnet

In einer auf die jeweiligen Sinnesreize spezialisierten Hirnregion wird in einem *dritten Schritt* der Sinneseindruck mit den vorhandenen Gestalten verglichen und (wenn möglich) in eine vorhandene «Schublade» einsortiert. So entsteht die Grundlage für optische Täuschungen oder illusionäre Verkennungen, wenn wir zum Beispiel im Dunklen einen Busch für einen Mann halten.

… bewertet

Auf einer *vierten Stufe* werden die im Gehirn eintreffenden Sinnesreize im sogenannten «limbischen System» auf ihre emotionale Bedeutung hin bewertet. Könnte die wahrgenommene Gestalt für mich gefährlich sein oder gut schmecken bzw. anderweitig gut tun? Im positiven Fall wird das sogenannte «Belohnungssystem» uns dazu verleiten, mehr von dem zu essen, was uns vermeintlich gut tut (zum Beispiel Schokolade). Im negativen Fall werden die Feuermelder des Gehirns, die sogenannten «Mandelkerne» oder «Amygdalae», aktiviert, die dann reflexartig, bevor wir überhaupt bewusst etwas von dem Sinneseindruck bemerkt haben, ein entsprechendes Fluchtverhalten einleiten. Wir schrecken zurück, bevor wir die Schlange, die wir gerade gesehen haben, als solche bewusst identifiziert haben.

Dies geschieht nämlich erst in einem *fünften Schritt*, bei dem im sogenannten «Hippocampus» im limbischen System die einzelnen Sinnesaspekte zu einer zusammenhängenden Wahrnehmung integriert und in einen örtlichen und zeitlichen Zusammenhang gestellt werden. So kann zum Beispiel das Bild einer harmlosen Schlange entstehen.

... integriert

Dieses von uns gestaltete Bild wird dann in der Hirnrinde im *sechsten Schritt* mit einem Begriff zu dieser Wahrnehmung in Verbindung gebracht, der einen sprachlichen Ausdruck hat («das ist eine harmlose Schlange»).

... benannt

In einem *siebten Schritt* können wir dann in unserem Stirnhirn ganz bewusst auf den Sinneseindruck reagieren, indem wir die Schlange anfassen, obwohl im Mandelkern zunächst eine Angstreaktion angelegt wurde. Dadurch können reflexhaft-automatisierte Reaktionen auf limbischer Ebene vom Frontalhirn ganz bewusst verändert werden. Das ermöglicht uns Menschen, gegen unsere spontanen Impulse zu handeln und dadurch neue Lernerfahrungen zu machen, die Ausgangspunkte für neue Regeln werden können.

Im letzten Schritt wird auf die Sinneseindrücke reagiert

Die dramatische Entwicklung der Menschen während der letzten 30.000 Jahre wurde erst dadurch möglich, dass wir uns aus den Naturprozessen abkoppelten, uns gewissermaßen innerlich-gedanklich aus dem Erlebensstrom heraushoben und in einer relativ großen Freiheit unser Verhalten gezielt verändern konnten. Gerade diese Fähigkeit zur Selbstdistanzierung braucht man für eine Psychotherapie.

Auf dieser Ebene kann aber nur ein ganz kleiner Teil der an uns herantretenden Informationen bewusst verarbeitet werden. Damit das möglich ist, können wir Reize ausblenden und uns bewusst auf eine bestimmte Sache konzentrieren. Bei Menschen mit einem hyperkinetischen bzw. Aufmerksamkeitsdefizitsyndrom ist genau diese Fähigkeit beeinträchtigt. Sie werden von Sinnesreizen angezogen, ohne diese aktiv ausblenden zu können.

Reize können auch ausgeblendet werden

Aber wer in uns wählt aus, auf was wir uns konzentrieren wollen? Genau hier setzt das Leid der Depressiven ein, weil sie sich magnetisch von Gedanken angezogen fühlen, die ihnen nicht gut tun. Und dessen sind sie sich sogar bewusst, können aber zunächst nichts dagegen tun. Wer sind diese beiden «Teile» in uns, die da miteinander kämpfen? Kurz gefasst kann man sagen: Es ist unsere bewusste, neue Gedanken schaffende Ich-Funktion, die mit dem «Gewohnheitstier» in uns kämpft, das in den Körperprozessen seine Form gefunden hat. Es sind die beiden Pole, zwischen denen sich das Seelenleben gestaltet.

Der Gewohnheitspol

Um den Gewohnheitspol besser zu verstehen, seien hier noch ein paar Grundlagen zusammengefasst: Die schon vorhandenen Erinnerungsmuster, d.h. das, was wir schon kennen, was schon in uns eingeprägt wurde, wird besonders leicht aktiviert. Wir sehen alles durch die Brille, die wir in der Vergangenheit angelegt haben. Das erzeugt ein hohes Maß an innerer Stabilität, die sich bis zur Erstarrungstendenz steigern kann. Die in uns eingebrannten Muster bilden eine Art von festem Weltbild, das uns inneren Halt gibt, wie es Knochen im Körper tun. Das ist der körperliche Untergrund unseres stabilen Selbsterlebens. Wir nehmen uns immer wieder selbst wahr, begegnen uns sozusagen immer wieder selbst. Auf der anderen Seite haben neue Einflüsse dadurch kaum eine Chance, auf uns verändernd einzu-

Die Ich-Funktion hilft bei der Balancesuche

wirken. An dieser Stelle kann die Ich-Funktion helfen, ganz bewusst Gewohnheiten in unserem Seelenleben zu erkennen und systematisch zu verändern. Bei Depressionen ist die sensible Balance zwischen Stabilität und Veränderung zur Erstarrung hin verschoben. Daher fühlen sich die Betroffenen innerlich erstarrt und eingemauert und können sich nicht mehr vorstellen, dass sich daran etwas ändern kann. In der Therapie spielt es daher eine große Rolle, die neu schaffende Ich-Funktion durch Übung gegenüber der inneren Erstarrungstendenz zu stärken, damit wieder eine Entwicklung möglich wird.

Wenn Vorurteile überwiegen

Wie schon für die Wahrnehmungsprozesse beschrieben, haben wir auch automatische Denkgewohnheiten ausgebildet, die sich zum Beispiel in der Tendenz zu Vorurteilen zeigen. Wir nehmen etwas wahr und sofort meldet sich in uns eine Stimme, die sagt: «Das kenne ich schon!». Sogleich wird zudem aus unseren vorhandenen «Schubladen» ein Urteil angeboten. Daraufhin sind wir innerlich zufrieden und schauen gar nicht mehr genauer hin. Wir bleiben in den alten Urteilen stecken und lernen nichts Neues mehr dazu. Wir suchen gar nicht mehr nach anderen Interpretationsmöglichkeiten, wollen die Perspektive nicht mehr wechseln oder unsere Urteile hinterfragen. Streng genommen ist das eine Art «seelischer bzw. geistiger Tod».

Erstarren im Vertrauten

Um diesem Erstarren im Vertrauten zu entgehen, müssen wir diesen automatischen Urteilsprozess verlangsamen und bewusst üben, zunächst genauer hinzuschauen und Wahrnehmungen und Urteile zu trennen. Wir denken dann sozusagen in Zeitlupe. Wenn Sie solche Übungen versuchen, wie sie im Therapieteil beschrieben sind, werden Sie beobachten können, dass dies Ihrem Gewohnheitstier starke Unlust macht. Jede Veränderung ist aus der Perspektive des Gewohnheitsmenschen in uns nicht lustvoll, kann sogar Ablehnung bis hin zur Anfeindung auslösen. Das ist einer der Gründe, in Streit zu geraten: Ich habe keine Lust, mir die Meinung des anderen wirklich anzuhören bzw. mich auf sie einzulassen, weil das bedeutet, mich innerlich in Bewegung zu setzen und die gewohnte Perspektive zu verlassen. Versuchen Sie doch einmal, an Ihrem Arbeitsplatz oder in Ihrer Familie vertraute Gewohnheiten zu verändern. Was bekommen Sie da nicht alles zu hören: «Das geht nicht, das haben wir schon immer so gemacht, das ist zu teuer!» Alles Vorurteile, alles automatenhaft gesagt, ohne Ihren Vorschlag ernsthaft zu prüfen. Ja, die anderen haben ihn meist noch nicht einmal richtig angehört!

Gewohnheiten bewusst ändern

Wir sind einfach aus der körperlich-gewohnheitsmäßigen Perspektive nicht wirklich an Veränderungen interessiert, wenn es nicht sofort einen erkennbaren oder – besser noch – fühlbaren Nutzen verspricht. Wir haben gar nicht wirklich nachgedacht, sondern wir haben das Denken und Sprechen nur benutzt, um unsere aus der Gewohnheit kommenden Gefühlsurteile sprachlich zu rechtfertigen. Streng genommen haben wir den «Bauch» denken lassen, was uns zugegebenermaßen leichter fällt. Genau hinzuschauen, sachlich zu beschreiben, ohne gefühlsmäßig zu bewerten bzw. zu urteilen, ist anstrengend und muss trainiert werden, wenn etwas Neues möglich werden soll. Dafür brauchen wir die Ich-Funktion, die das Gewohnheitstier an die Leine nimmt. Das gilt für die zwischenmenschlichen Prozesse genauso wie für die Prozesse in uns.

Veränderungen sind meist nicht erwünscht

Bei der hier beschriebenen Gruppe von Depressionen stehen solche verzerrten Denk- bzw. Urteilsprozesse im Zentrum. Eine neue, unvertraute Wahrnehmung tritt auf, wird unbewusst als bedrohlich eingeschätzt und zieht dazu passende negative Gedanken bzw. Urteile nach sich, die dann als «Wahrheit» eingeschätzt und nicht weiter hinterfragt werden. Die kritische Ich-Funktion im Denken hat versagt, wir erschrecken vor unseren eigenen Vorurteilen und halten sie für die Wirklichkeit. Das kann unsere eigenen Körperfunktionen betreffen («dieser Schmerz ist ein drohender Infarkt») oder Einflüsse von außen

Wenn Urteile zu starren Vorurteilen werden

(«die Dämpfe aus diesem Lack machen mir Kopfschmerzen»; «meine Infekte kommen, weil das Quecksilber aus meinen Amalgamfüllungen mich vergiftet»). Es können aber auch unsere eigenen Gedanken über die Zukunft sein, die uns erschrecken: «Ich werde bestimmt bald den Arbeitsplatz verlieren, dann kann ich die Wohnung nicht mehr bezahlen und ich ende in der Gosse.»

Erstarrte Meinungsbildung

All diese Störungen haben einen gemeinsamen Kern: Zufällig auftretende Gedanken werden von uns nicht vernunftgemäß überprüft, relativiert und korrigiert, sondern ohne rational-kritische Prüfung «in den Stand des Faktischen» übernommen, also zur Tatsache erhoben, die nicht weiter hinterfragt wird. Schlimmer noch: Wir blenden kritische Informationen, die unser Urteil infrage stellen könnten, aus und fixieren uns auf diejenigen, die unsere Meinung stützen und bestätigen. Wir suchen uns beispielsweise im Internet jede Menge Informationen von Gleichgesinnten, die unsere Position teilen und bestätigen. Kritische Informationen werden dagegen ignoriert oder entwertet.

Rückzug ins eigene Weltbild

Das ist im Keim eine wahnhafte Entwicklung: Wir verschanzen uns in unserem persönlichen Weltbild, sehen alles durch unsere Brille und wollen nichts anderes mehr hören oder gar gelten lassen. Wir haben den Kontakt zur Umwelt verloren und sind in unserem seelischen Innenraum eingeschlossen. Unser Denken, das uns da heraushelfen könnte, ist von der gefühlsgesteuerten, selbstzentrierten, gewohnheitsmäßigen Perspektive versklavt und hat das Potenzial, uns mit der Welt verstehend zu verbinden, verloren. Das Denken gibt keinen Halt mehr in der Seele bzw. im inneren Erleben – so wird der Raum frei für Ängste und Verzweiflung. Wir sind wirklich allein, weil wir die durch unser logisches Denken vermittelte tragfähige Grundlage zu den anderen Menschen verloren haben.

Neue Urteile aufbauen

Heilung ist nur möglich, wenn wir diese Tendenz in uns erkennen und uns aus unserer Ich-Funktion heraus oder mithilfe der kritischen Ich-Funktion unserer Mitmenschen von unseren emotional verzerrten Gedankenkreisen distanzieren, sie wieder logisch-kritisch infrage stellen und dadurch neue Perspektiven für neue Urteile entstehen, damit das «Licht des klaren Denkens wieder in das Dunkel der Gefühlswelt hineinleuchten kann».

Neurotische Depression – Grundbedürfnisse und innere Konflikte

Fallbeispiel:
Fritz ist ein 40-jähriger, alleinstehender Lehrer. Im Gegensatz zu vielen seiner Kollegen nimmt er seine Arbeit sehr ernst und bereitet sich immer perfekt auf den Unterricht vor. Er versucht, ihn abwechslungsreich zu gestalten, und das kommt bei den Schülern auch sehr gut an. Er ist humanistisch gebildet und liest begeistert Homer in der griechischen Originalfassung. In seinen Urlauben unternimmt er gerne Bildungsreisen nach Griechenland und Ägypten, weil ihn diese alten Kulturen seit seiner Jugend fesseln. Auch ist er fasziniert von der Schönheit der Statuen, an die seiner Meinung nach nichts Neuzeitliches herankommt. Unter den Kollegen ist er nicht sehr beliebt, weil er sie immer wieder für ihr mangelndes Engagement sanft kritisiert. Zwischenzeitlich hatte er sich auch einmal in der Lokalpolitik engagiert, war dann aber rasch enttäuscht, weil er den Eindruck hatte, dass viele sich dabei einfach nur profilieren wollen. Mit Freundschaften hatte er es immer schwer, denn nur wenige Menschen verstanden seine seit der Kindheit bestehende Neigung zur Welt der alten Griechen. Kürzlich wurde er vom Direktor zu einem Gespräch zitiert, der ihn vorsichtig darauf hinwies, dass von manchen Kollegen die Einschätzung bestünde, dass er im kollegialen Umgang schwierig und daher an der Schule möglicherweise langfristig nicht zu halten sei, wenn er sich nicht ändere. Er persönlich würde seinen Einsatz zwar sehr schätzen, aber vielleicht wäre es ganz gut, wenn er sich mal etwas «lockrer machen» würde. Seitdem ist er verunsichert und traut sich kaum noch jemanden unter den Kollegen anzusprechen. Er fühlt sich stark zu seinen Schülern hingezogen und fragt sich, ob das alles noch so in Ordnung sei. Als ihm vor ein paar Tagen eine wohlwollende Kollegin diskret den Tipp gab, doch einmal zu einem Therapeuten zu gehen (sie wisse da einen sehr netten jungen Mann), wurde er puterrot und musste sofort das Lehrerzimmer verlassen. Seitdem ist er dienstunfähig.

Die Bezeichnung «neurotische Depression» wird in den heutigen beschreibenden Klassifikationssystemen nicht mehr verwendet, weil sie im psychoanalytischen Verständnis auf unbewusste Konflikte als Entstehungsursache dieser Form von Depression verweist. Da aber auch nach heutigem Verständnis solche bereits in der Kindheit ange-

Konfliktanlagen in der Kindheit

legten Konfliktkonstellationen eine wichtige Wurzel der Depression sein können, sollen diese Entstehungszusammenhänge hier etwas ausführlicher dargestellt werden. Zu dieser Form von Depression neigen demzufolge Menschen, die früh gelernt haben, den Bedürfnissen anderer Menschen stärker zu entsprechen als den eigenen. Sie sind in gewisser Weise «zu gut erzogen» und kommen dadurch in eine «emotionale Schieflage» bzw. sind in ihrer Selbstentwicklung eingeschränkt oder gar blockiert.

Emotionale Grundbedürfnisse nach:

Zu einer gesunden seelischen Entwicklung müssen beim Menschen neben den Bedürfnissen nach körperlicher Versorgung und Sicherheit auch seelische Grundbedürfnisse ausbalanciert bzw. ausgewogen befriedigt werden. Seymor Epstein bzw. Klaus Grawe haben folgende emotionale Grundbedürfnisse formuliert: Bindung, Kontrolle und Sicherheit (bzw. Orientierung), Selbstwerterhöhung und Lust bzw. Unlustvermeidung.

Bindung

Das Grundbedürfnis nach *Bindung* bedeutet, dass wir als Menschen von unserer Konstitution her darauf ausgerichtet sind, mit anderen Menschen zusammen zu sein und dadurch Wärme, Geborgenheit und Halt zu erleben. Bei kleinen Kindern ist das besonders deutlich, da diese aus sich heraus gar nicht überlebensfähig sind. Im Grunde sind Neugeborene «zu früh geboren» und brauchen entsprechend noch einige Monate eine sie intensiv umhüllende äußere «Gebärmutter». Diese mangelnde Ausreifung im Vergleich zu den meisten jungen Tieren macht Kinder sehr verwundbar für Störungen dieser Bindung. René Spitz hat schon 1948 beschrieben, dass Säuglinge schwer depressiv reagieren und durch Nahrungsverweigerung sogar sterben können, wenn sie nicht genug fürsorgliche Zuwendung erleben.

Die Bindungsforschung beschreibt, dass 90 Prozent der Menschen, die eine psychotherapeutische Behandlung aufsuchen, an Störungen dieses Bindungsbedürfnisses leiden und auch deswegen in der Therapie Hilfe suchen.

Kontrolle und Sicherheit

Das Bedürfnis nach *Kontrolle* bzw. *Sicherheit* bedeutet, dass es für uns sehr wichtig ist, die «Spielregeln des Lebens» zu durchschauen und uns dadurch sicher im Leben orientieren und bewegen zu können. Dies schützt uns vor unangenehmen Überraschungen und vermittelt uns ein Gefühl, das Leben gestalten und positiv beeinflussen zu können. In dem von Aaron Antonowski entwickelten Salutogene-

Neurotische Depression – Grundbedürfnisse und innere Konflikte

sekonzept spielt dieses Gefühl, Prozesse beeinflussen zu können, eine wichtige Rolle, ebenso in der Verhaltenstherapie.

Das Grundbedürfnis nach *Selbstwerterhöhung* bedeutet, dass wir vor uns selbst und anderen gut dastehen wollen. Dazu gehört auch, dass wir uns als Mensch erleben, der sich entwickelt, der wächst, der lernt. Dies schließt das von Viktor E. Frankl beschriebene «Streben nach Sinn» ein, wie es im nächsten Kapitel ausführlicher dargestellt wird. Bei kleinen Kindern zeigt sich dieses Bedürfnis in dem Wunsch, möglichst schnell groß zu werden und viel zu können. Weil sie dabei sein und möglichst alles können wollen, sagen sie so oft: «Ich auch!»

Selbstwerterhöhung

Das Grundbedürfnis nach *Lust* bzw. *Unlustvermeidung* ist relativ selbsterklärend und zeigt sich deutlich in unserer «Spaßgesellschaft». Erwähnenswert ist vielleicht, dass dazu auch subtilere Formen der Freude im Sinne der Teilhabe an allgemeinen Lebensprozessen gehören. Das Streben nach mehr Spaß zeigt sich bei Kindern, wenn sie von etwas Lustvollem immer mehr wollen, bei Erwachsenen zum Beispiel bei Konzerten, wenn sie sich eine Zugabe erklatschen.

Lust- bzw. Unlustvermeidung

Diese vier Grundbedürfnisse können in bestimmten Lebenssituationen jedoch in Widerspruch geraten. Wenn ich beispielsweise ein Bedürfnis übermäßig befriedige, kann ein anderes dadurch bedroht werden bzw. zu kurz kommen. Dazu einige Beispiele (siehe auch Abb. 5 auf Seite 94): Wenn ich zum Beispiel Lust habe, Achterbahn zu fahren, kann meine Angst, die Kontrolle zu verlieren, so groß sein, dass ich es doch nicht tue (1). Eine Frau ist mit einem Mann verheiratet, der sie schlägt. Einerseits möchte sie gerne die Beziehung aufrechterhalten, andererseits ist ihr Selbstwertgefühl durch die Demütigungen bedroht (2). Ein Mann geht leidenschaftlich gerne angeln. Seine Frau ist aber eifersüchtig, weil er die Zeit nicht mit ihr verbringen will, und macht ihm dauernd Szenen (3). Ein Mensch bevorzugt bestimmte sexuelle Praktiken, schämt sich aber, sie umzusetzen (4). Eine Frau ist eigentlich glücklich mit einem Mann verheiratet, der aber spielsüchtig ist und so ihre existenzielle Sicherheit bedroht (5).

Wenn die Grundbedürfnisse mit dem Leben in Widerspruch geraten

Betrachtet man die vier Grundbedürfnisse genauer, kann man sehen, dass wir Bindung und Kontrolle nur in Beziehung zur Umwelt realisieren können und uns dabei eher der Umwelt anpassen müssen. Bei dem Bedürfnis nach Selbstwerterhöhung und Lust stehen wir dagegen selbst im Mittelpunkt und versuchen, uns an und mit der

Bindung und Kontrolle ist nur in Beziehung zur Umwelt möglich

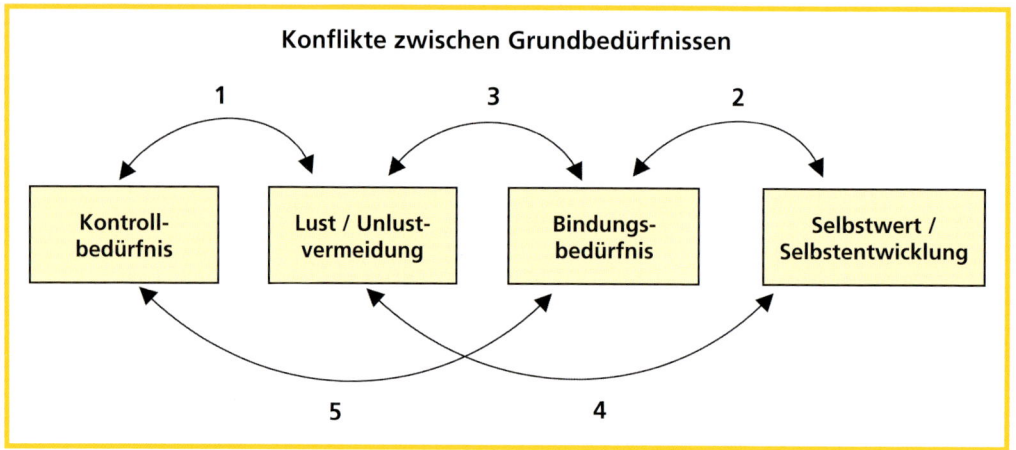

Abbildung 5

Die Grundbedürfnisse müssen ausgewogen berücksichtigt werden

Welt zu entwickeln und Lust und Freude zu erleben. Wir stehen also in einem gewissen Spannungsfeld zwischen Selbstzentrierung und Weltbezug, das ausbalanciert werden muss.

Wir müssen hierbei alle vier Grundbedürfnisse angemessen und ausgewogen berücksichtigen. Betonen wir zu sehr die Bindung und das Sicherheits- bzw. Kontrollbedürfnis, sind wir zwar sehr gut an die Welt angepasst, laufen aber Gefahr, unsere eigene Entwicklung und unsere Freude zu vernachlässigen. Wir sind gewissermaßen «übersozialisiert» bzw. «zu gut erzogen». Haben wir dagegen in unserer Kindheit nicht genug gelernt, auf die Welt Rücksicht zu nehmen, und denken, dass die Welt nur dazu da ist, dass wir uns selbst verwirklichen und Spaß haben, sind wir eher «untersozialisiert» bzw. egozentrisch. Dies dürfte längerfristig zu Konflikten mit der Umwelt führen.

Obwohl alle emotionalen Grundbedürfnisse wichtig sind und nicht übergangen werden dürfen (sonst wären es ja keine Grundbedürfnisse!), sind wir als kleines Kind in der erwähnten Weise existenziell von dem Wohlwollen unserer Umwelt abhängig. Ein kleines Kind, dessen Bedürfnisse nach Bindung und Kontrolle nicht ausreichend gewürdigt werden, erlebt großen Schmerz und Angst. Dies kann das Kind auf Dauer nicht aushalten. Es wird also alles tun, um ein Minimum an Sicherheit und auch Bindung zu bekommen und entwickelt dadurch entsprechende *Anpassungsstrategien*. Das beginnt schon in sehr früher Kindheit, erfolgt daher überwiegend unbewusst und erscheint uns später ganz selbstverständlich. Je nach Alter und Möglichkeiten des Kindes können diese Bewältigungsstrategien in zwei Richtungen gehen:

Wenn wir konstitutionell schwach und ängstlich sind, werden wir eher geneigt sein, uns anzupassen und zu unterwerfen bzw. Auseinandersetzungen zu vermeiden. In der Schematherapie nennt man das ein *Unterordnungsmuster* (eine Einführung in die Schematherapie finden Sie im Buch von Young und Klosko, das im Anhang auf Seite 251 angeführt ist). Die Hoffnung besteht darin, für Wohlverhalten und gute Leistungen wenigstens ein bisschen Liebe und Sicherheit zu bekommen. Bindung und Kontrolle können wir auf diesem Weg in einem gewissen Ausmaß bekommen, aber Selbstwert und Lust bleiben tendenziell auf der Strecke.

Wenn wir konstitutionell die Kraft dazu haben und unsere Bewältigungsmöglichkeiten entsprechend ausgereift sind (wie bei etwas älteren Kindern), können wir noch einen weiteren Bewältigungsversuch entwickeln, nämlich den, durch den Aufbau von Fähigkeiten oder das Ansammeln von Wissen Macht zu bekommen und selbst stark zu werden. Entsprechend dem Motto: «Hilf dir selbst, dann hilft dir Gott!»

Viele Menschen in verantwortlichen bzw. Führungspositionen sind getrieben von diesem *Kompensationsmuster*. Sie werden dann von anderen für ihre Fähigkeiten, ihr gutes Aussehen oder ihre Besitztümer bewundert. Alice Miller benützt in ihrem Buch «Das Drama des begabten Kindes» für diese sogenannte «narzisstische Persönlichkeit» die Formulierung: «Sie spiegeln sich im Glanz der Augen der anderen …» (so wie Narziss in der griechischen Mythologie im Wasser des Teiches). Narzissten bauen einen hohen Selbstwert auf, und es gelingt ihnen in einem gewissen Ausmaß, die Umwelt zu kontrollieren, aber wirkliche Bindungen oder eine teilnehmende gemeinsame Freude zusammen mit anderen Menschen kommen dabei eventuell zu kurz. Die Beziehungen sind nicht von Mensch zu Mensch offen und partnerschaftlich, es steht immer ein «Mittel» dazwischen, dass den «Zweck» der Anerkennung vermitteln soll. Sie drehen sich letztlich um sich selbst und können sich nicht gut in andere einfühlen, sind sozusagen «untersozialisiert». Diese Menschen laufen Gefahr, zum «einsamen Wolf» zu werden, den zwar keiner bedrohen kann, der aber relativ isoliert ist, wie es im Kinderbuch

Anpassungsstrategien und Bewältigungsversuche

Kompensationsmuster

Die «narzisstische Persönlichkeit»

«Norbert Nackendick» von Michael Ende plastisch beschrieben wird. Sie werden respektiert und gefürchtet, vielleicht auch bewundert, aber meist nicht wirklich geliebt. Wenn sich die Bewunderer oder Untergebenen zurückziehen, brechen die alten Kindheitsängste wieder durch und können zu Depressionen führen.

Beide Bewältigungsstrategien können selbstverständlich auch in gemischter Form bzw. miteinander kombiniert auftreten. Ebenso nachvollziehbar ist, dass sich die beiden Persönlichkeitstypen in einer Partnerschaft perfekt ergänzen (wie «Topf und Deckel»).

Diese *Bewältigungsstile*, die Menschen seit ihrer Kindheit aufbauen, können über viele Jahre gut funktionieren und verhindern, dass die alten bedrohlichen Gefühle von Hilflosigkeit, Ohnmacht, Einsamkeit und Schmerz wieder auftreten.

Stärken und Schwächen der «Übersozialisation»

Der für die Entstehung von Depressionen besonders wichtige Weg der konfliktvermeidenden «Übersozialisation» führt dazu, dass diese Menschen sehr geschätzte Mitarbeiter, Familienmitglieder und Freunde sind. Wenn jemand gebraucht wird, sind sie immer da; wenn es gilt, für ein Fest etwas vorzubereiten, helfen sie tatkräftig mit; wenn jemand krank wird, springen sie ein; wenn Freiwillige gesucht werden, heben sie als Erstes die Hand. Sie sind wie geschaffen für helfende, «dienende» Berufe wie Kellner, Krankenschwester, Sekretärin, Kindergärtnerin, Altenpflegerin, Sozialarbeiter und natürlich auch Hausfrau und Mutter. (Ist es ein Zufall, dass mir hier überwiegend die weibliche Form eingefallen ist?!)

Wenn die Ansprüche zu hoch werden

Solange sich die Betroffenen nicht überfordern und über diese unterordnungsbereite Beziehungsgestaltung noch genug indirekten Selbstwert und Freude bekommen, kann das über lange Jahre gut gehen. Das Problem spitzt sich zu, wenn das nicht der Fall ist und die Betreffenden dann versuchen, nach dem Prinzip «mehr desselben» *noch* aufopferungsbereiter zu werden und darüber in eine Spirale des Ausbrennens bzw. der Enttäuschung geraten können. Es ist erschütternd, wie schwer es den betroffenen Menschen fällt, diese alte Bewältigungsstrategie loszulassen und etwas Neues zu versuchen. Dabei brauchen sie häufig therapeutische Unterstützung, die sie aus dem Diktat ihrer eigenen Ansprüche und Selbstbewertungen herausführt. Aber wie entstehen diese manchmal fast terrorisierenden inneren Antreiber?

Neurotische Depression – Grundbedürfnisse und innere Konflikte

Um das zu verstehen, wollen wir etwas tiefer in die psychologischen Prozesse eintauchen, die sich beim Kind abspielen. Versuchen Sie sich einmal zu erinnern, wie Sie als kleines Kind Ihre Eltern erlebt haben. Zunächst erscheinen uns die Eltern allmächtig. Wir sind geneigt, alles zu glauben, was sie sagen, alles richtig zu finden, was sie tun, denn sie sind ja groß und haben die Macht. Außerdem sind wir durch eine unhinterfragte Liebe mit ihnen verbunden, welche kleine Kinder einfach mitbringen. Wenn das Kind jetzt spürt, dass diese allmächtigen Eltern seine Bedürfnisse nicht befriedigen, entsteht ein *innerer Konflikt*. Bei kleinen Kindern kann man noch beobachten, dass sich zunächst ein Gefühl von Ärger und Wut zeigt. Die Kinder versuchen dann durch Schreien und Strampeln die Eltern dazu zu bringen, sie gut zu versorgen. Gehen die Eltern darauf ein, beruhigt sich das Kind und baut dadurch ein Grundgefühl von Vertrauen und Selbstwirksamkeit auf, weil es ja selbst etwas tun konnte, damit es ihm wieder besser geht. Befriedigen die Eltern das Bedürfnis des Kindes nicht, verstärkt sich die innere Spannung. Die Kinder haben dann keine wirkliche Wahl, denn sie können sich in ihrer Ohnmacht nicht gegen die Eltern stellen. Um diese innere Spannung abzubauen, wechseln sie gewissermaßen die Seite und identifizieren sich mit den Werten und Forderungen der Eltern. Damit «verraten» sie aber ihre kindlichen Grundbedürfnisse nach Lust und Selbstwert. Dieser Prozess der sogenannten «Identifikation mit dem Aggressor» führt dazu, dass auf einer bewussten Ebene kein Konflikt mehr mit den Eltern besteht. Der Konflikt ist von einem äußeren Konflikt mit den Eltern zu einem inneren Konflikt mit den nicht befriedigten kindlichen Grundbedürfnissen geworden. Da diese Bedürfnisse aber abgespalten werden, sind sie nicht bewusst und es wird zunächst kein Schmerz empfunden. Ein ähnlicher Prozess kann bei Entführten bzw. Gefangenen beobachtet werden, die, um innerlich zu überleben, mit den Tätern sympathisieren. Philip Reemtsma hat das bezüglich seiner Entführung sehr eindrucksvoll beschrieben. Vielen Menschen ist dieses Phänomen auch als «Stockholm-Syndrom» bekannt, als bei einer Geiselnahme in Stockholm in den Siebzigerjahren die Opfer ebenfalls mit den Terroristen sympathisierten.

Die *Identifikation mit dem Aggressor* führt dazu, dass im eigenen Selbst ein Teil aufgebaut wird, in dem die Stimme der Eltern bzw. der

Wie entwickelt sich die Eltern-Kind-Beziehung?

«Stockholm-Syndrom»

Wenn Forderungen zu Überforderungen werden

mächtigen anderen weiterspricht. In der Schematherapie nennt man diesen Teil die «fordernden» bzw. «strafenden Eltern» oder beschreibender die «inneren Antreiber» bzw. «Entwerter». Dieser Teil führt in uns zu Gedanken, in denen das weiterlebt, was uns ursprünglich von außen gesagt wurde: «Du könntest mehr leisten! Lass dich nicht so hängen! Aus dir wird nie was! Stell dich nicht so blöd an! Das hast du gar nicht besser verdient!». Diese «inneren Eltern» können sich nach innen richten, dann werden sie zu «inneren Antreibern» in uns selbst, die uns immer weiter unter Druck setzen. Sie können sich aber auch nach außen richten. Dann fangen wir an, von unserer Umwelt dieselben Leistungen zu fordern wie von uns selbst und die anderen genauso zu terrorisieren, wie wir uns innerlich selbst antreiben. Dies kann zu erheblichen Beziehungsbelastungen führen. Durch den Aufbau dieser «inneren Eltern» erleben wir die Anforderung nicht mehr als von außen kommend, sondern als ganz selbstverständlich in uns vorhanden. Entsprechend können wir kaum innerlich Distanz zu ihnen aufbauen. Das wäre aber notwendig, um diese Überanpassungsstrategie verlassen und neue Lösungen finden zu können.

Die Rolle des Therapeuten

Deswegen brauchen wir in der Therapie einen Therapeuten, der in derselben Glaubwürdigkeit wie damals unsere Eltern eine neue, ausgewogenere Haltung an uns heranträgt, die wir dann wiederum übernehmen und «internalisieren» können. So können wir einen «gesunden inneren Erwachsenen» aufbauen, der mit den «inneren Eltern» verhandeln und neue, tragfähigere Lösungen entwickeln kann. Diese Erwachsenenlösungen berücksichtigen in einem angemessenen Teil die sinnvollen Forderungen der «inneren Eltern», sorgen aber auch dafür, dass die berechtigten Grundbedürfnisse des Kindes befriedigt werden. Dies hebt die innere Spaltung auf und reduziert die innere Anspannung. Selbstverständlich kann das dazu führen, dass wieder verstärkt Konflikte mit unserer Umgebung auftreten, für die wir tatsächlich «unbequemer» werden. Daher ist es wichtig, dass der «gesunde Erwachsene» auch eine gute Balance zwischen den eigenen Bedürfnissen und den Bedürfnissen der Umwelt anstrebt und «verhandelt». Wenn Sie es zunächst ohne therapeutische Hilfe versuchen wollen, die Balance zwischen Weltbezug und Selbstzentrierung neu auszubalancieren, müssen Sie die Kraft haben, diese Konflikte zunächst in Kauf zu nehmen. Sie können nicht «allen Herren gleichmäßig dienen»!

Warum sollen die Bedürfnisse der anderen immer wichtiger sein als Ihre eigenen? Ohne Auseinandersetzungen wird man Sie Ihren neuen Weg nicht gehen lassen, und es bedarf eines wohl überlegten Vorgehens, wie es im dritten Teil des Buches beschrieben wird.

Bei Depressiven führt die unkritische Identifikation mit den Bewertungen der «inneren Eltern» dazu, dass sie sich selbst schuldig fühlen. Die Aggressionen und der Zeiger der Schuld sind auf sie selbst gerichtet. Im Verlauf der Veränderungsarbeit ist ein wichtiger Zwischenschritt, dass die Betroffenen wieder in Kontakt mit ihrem «ärgerlichen Kind» kommen, das sich von der Umwelt nicht richtig behandelt fühlt. Diesen wütenden inneren Teil anzuerkennen und sich diese Wut einzugestehen, sie anzuerkennen und sich zu trauen, den Zeiger der Schuld wieder nach außen zu drehen, markiert den Wendepunkt zu neuen, erwachsenen, ausbalancierten und damit befriedigenderen Beziehungen. Wenn der eigene Mut und die Kraft nicht ausreichen, ist es legitim, sich diese bei einem Therapeuten zu «borgen».

Das Eingestehen von Wut und Ärger

Noogene Depression – biografische Entwicklung und Lebensaufgabe

Fallbeispiel:
Gisela ist eine 50-jährige, gut aussehende und sportliche Frau. Eigentlich hat sie alles, was man sich wünschen kann: einen treuen, gut verdienenden Mann, ein wunderbares Haus mit Garten am Rand der Stadt, nette Nachbarn und Freundinnen, mit denen sie regelmäßig Tennis und Bridge spielt. Da ihr Mann beruflich relativ eingespannt ist, macht sie häufiger Reisen mit ihren Bridge-Damen, was ihr aber zunehmend weniger Freude bereitet. Abends ist ihr Mann oft müde, wenn sie sich eigentlich noch etwas unterhalten möchte. Da er schnarcht, haben sie seit zehn Jahren getrennte Schlafzimmer, was der Sexualität nicht gerade gut getan hat. Um sich etwas näherzukommen, haben sie letztes Jahr einen Tanzkurs begonnen. Das hat ihre Ehe kurzzeitig belebt, aber inzwischen hat sich wieder der alte Trott eingeschlichen. Ihr Mann hat ihr im Keller des Hauses eine Töpferwerkstatt eingerichtet, wo sie sehr schöne Vasen herstellt. Den Freundinnen hat sie auch schon Vasen geschenkt, aber der Verkauf gestaltet sich schwierig – es ist ihr auch irgendwie peinlich, ihre «Haut zu Markte zu tragen». Sie be-

merkt, dass sie immer häufiger eine gewisse Schwermut ergreift und ihr das Leben sinnlos erscheint. Leider konnte sie wegen einer Endometriose keine Kinder bekommen und ihr Mann wollte keine adoptieren. Wenn sie an Spielplätzen vorbeigeht, empfindet sie einen Schmerz, wenn sie die lachenden Kinder hört. Manchmal steht sie träumend vor den Schaufenstern edler Kinderausstatter. Kürzlich bemerkte sie, wie sie eifersüchtig reagierte, als ihr Mann von der netten jungen Kollegin berichtete, und stellte tags drauf im Spiegel fest, dass sie inzwischen doch einige Falten hat. Körperlich fühlt sie sich gut, auch dank des Yogas, das sie seit zwei Jahren macht. Sie hat auch schon verschiedene Ratgeber gelesen und versucht zu meditieren, aber sie bringt irgendwie einfach nicht die Konzentrationskraft auf und es wird ihr schnell langweilig. Unter ihren Freundinnen wird sie für ihre «esoterischen Spinnereien» etwas belächelt, was sie zusätzlich verunsichert. Ihren Mann will sie mit ihren Sorgen nicht belästigen. Er hört ihr zwar kurz zu, macht dann aber schnell «Lösungsvorschläge», wie sie sich beschäftigen könne. Letztlich erscheint ihr alles sinnlos. So schleppt sie sich von Termin zu Termin durch die Woche und das Jahr und fühlt sich innerlich immer dumpfer. Manchmal fragt sie sich, wofür sie eigentlich lebt …

Die Frage nach dem Sinn des Lebens

Der Begriff «noogen» geht auf Viktor E. Frankl zurück. Aus klinischer Sicht handelt es sich bei dieser Form von Depression nicht unbedingt um eine Krankheit im engeren Sinn, sondern um eine Sinnkrise, die jeden Menschen treffen kann. Es sind eher die melancholisch-sensiblen Menschen, die sich die Frage nach dem Sinn ihres Lebens oder des Lebens überhaupt stellen. Vielen «Künstlern» ist solch ein melancholisches Temperament eigen und sie haben aus dem schmerzhaften Ringen um die Frage nach dem Sinn große Kunstwerke hervorgebracht. Manche sind in diesem Ringen zunächst subjektiv gescheitert und haben sich aus einem Gefühl, versagt zu haben, sogar das Leben genommen. Auf die Gefahr, an überhöhten Ansprüchen zu scheitern, wurde ja bereits im letzten Kapitel hingewiesen.

Die Frage nach dem Sinn des Lebens ist eine relativ moderne Frage, denn sie setzt voraus, dass man im Leben die Zeit und den Raum hat, sich diese Frage überhaupt stellen zu können. Solange Menschen um das Überleben kämpfen müssen, ergeben sich solche tiefgründigen Fragen nicht. Die inneren Kräfte werden im Ringen um die reine Existenz gebraucht. Daher gibt es in Krisenzeiten weniger sogenannte «Neurosen». Paradoxerweise braucht es eine gewisse äußere und materielle Sicherheit, damit die komplexeren Fragen über die Unsicherheiten unserer Existenz überhaupt Platz finden. Aus diesem Grund kommen selten Menschen zwischen 25 und 35 Jahren in eine Therapie, da sie mit der Organisation ihres Lebensalltags in Arbeit und Familie ausgelastet sind. Es sind zum einen die Heranwachsenden, die bewusst ihren Platz in der Gesellschaft suchen, zum andern wieder die Menschen jenseits der Lebensmitte, bei denen die Sinnfrage in Form einer depressiven Verstimmung anklopft. C. G. Jung geht so weit, dass er sagt, dass bei all seinen Patienten, die älter als 35 Jahre gewesen seien, das endgültige Problem in einer Frage der religiösen Einstellung bestanden habe. Aus anthroposophischer Sicht hängt dieser Zeitpunkt des Auftretens auch mit den sogenannten «Mondknoten» zusammen.

An einem *Mondknoten* stehen Sonne und Mond in genau derselben Stellung zueinander wie zum Zeitpunkt der Geburt. Diese Konstellation wiederholt sich mit rund 18 Jahren und 9 Monaten, dann wieder zwischen 37 und 38 und zuletzt mit etwa 56 Jahren. Zu diesen Zeiten ist der Mensch seinem «Stern», also seinem sogenannten «höheren Ich», seinen Schicksalsintentionen, besonders nah. Um das besser zu verstehen, müssen wir uns etwas genauer in das anthroposophische Menschenbild vertiefen, dem diese Konzepte entstammen. Diesem Menschenbild zufolge sind wir nicht durch unsere körperliche Existenz allein bestimmt. Auch die ganze Natur ist nicht einfach nur komplex organisierte Stofflichkeit, sondern hinter bzw. in allen Naturphänomenen wirkt ein gedanklich-geistiges Prinzip, das in den Naturphänomenen äußerlich sichtbar wird und gewissermaßen «darinnen steckt». Auf einer abstrakten Ebene formuliert das die Quantenphysik ähnlich, wenn sie sagt, dass aller Stoff eine Existenzform von Information bzw. Energie und Stofflichkeit «geronnener» bzw. zur Ruhe gekommener Geist sei. Die Summe der so entstandenen Formen nennen Christen die Schöpfung. Alle Formen sind vorübergehende Manifestationen Gottes. Sie stellen das eine Ende des Stabes dar (siehe das Bild von Willigis Jäger auf Seite 57). Das andere Ende des Stabes ist die formfreie, die ewige Existenz Gottes als «reine Energie» bzw. Geist. Der Geist bleibt, auch wenn sich die Formen auflösen. Das gilt natürlich auch für uns Menschen. In dem Maße, wie die Menschen Naturphänomene gedanklich verstehen und

Die Mondknoten und ihre Bedeutung

in sich miterlebend nachbewegen können, kommen sie in Beziehung mit der geistigen Seite dieser Naturprozesse. Man könnte sagen: In den menschlichen Gedanken spiegeln sich die kosmischen Gesetze bzw. der Geist oder Logos.

Das ist eine weltliche Beschreibung eines mystisch-religiösen Erlebens (das übrigens nicht an einen konfessionellen Glauben gebunden ist). Diese Verbindung zwischen Selbst und Welt vermittelt mehr als nur subjektives Glück. Sie hat einen «heilsamen» Charakter. Sie heilt die Trennung des Menschen von seinem Ursprung und vermittelt ein Gefühl von Kohärenz (Zusammenhang) und Sinn.

Erkenntniskräfte aus der Natur

Durch diese *Naturerkenntnis* entsteht eine gedanklich gebildete, aber innerlich mitgefühlte Verbindung zwischen dem Menschen und der Natur, die zu einer Quelle der Freude und einem Gefühl von sinnvoller Verbundenheit mit der Welt führen kann. Je tiefer wir in diese Gesetzmäßigkeiten verstehend eintauchen können, umso besser können wir auch unsere eigenen körperlichen Prozesse und die Naturprozesse unserer Umgebung in gesunder Weise gestalten. Natur- und damit auch Menschenerkenntnis sind ein Fundament eines gesunden und als sinnhaft empfundenen Seelenlebens. Sie können diese Freude bei Förstern erleben, die in einer intimen Kenntnis ihres Waldes leben, bei Menschen, die ihren Garten gut pflegen, oder beim Zusammenleben mit einem Haustier. Man sieht dann in der Natur nicht nur einen «Selbstbedienungsladen», den man nach freien Stücken benutzen kann. Tiere, Bäume oder sogar eine besondere Felsformation können als physischer Ausdruck einer geistigen Kraftformation wahrgenommen und erlebt werden – bis dahin, dass man Respekt und Wertschätzung für diese Kräfte entwickelt und sie als Ausdruck eines Wesenhaften mit einer gewissen Ehrfurcht betrachtet. Alles ist (wie wir selbst) Teil einer umfassenden Schöpfung.

Dieses Verhältnis zur Natur ähnelt dem, das die Menschen in der Vorzeit hatten. Die Griechen erlebten bei jeder Quelle das Wesen einer Nymphe und im Feuer das Wirken von Feuergeistern. Auch wenn uns unser abstraktes Naturverständnis von diesem Erleben entfernt hat, kennen wir doch alle noch den emotional bewegten Blick ins Lagerfeuer oder die sanfte Stimmung, die uns einhüllt, wenn wir dem glitzernden Wasser eines Bachlaufs folgen. Diese Betrachtungen lösen in uns reale Erlebenszustände aus, die als subjektiv erlebter Ausdruck einer von uns hergestellten Beziehung zur Natur verstanden werden kann, auch wenn philosophisch betrachtet diese Position heute als unwissenschaftlich gilt.

Von einer praktischen Seite her kann es ein sinnvoller Ratschlag sein, wenn Menschen in Sinnkrisen ein Haustier bei sich aufnehmen und zu diesem eine emotionale Beziehung aufbauen. Für viele alte Menschen ist ein Haustier das, was sie noch im und am Leben hält. Aus therapeutischer Sicht muss so etwas gewürdigt und gefördert werden.

Zuwendung zu Lebendigem

Neben dem Natursinn kann auch der *künstlerisch-ästhetische Sinn* gepflegt werden. Indirekt tun wir das, wenn wir unsere Kleidung und unsere Wohnungsumgebung bewusst mit schönen und persönlich wertvollen Gegenständen einrichten. «Wertvoll» meint in diesem Sinne nicht unbedingt teuer, sondern dass die Dinge mit Liebe ausgesucht sind und wir zu ihnen eine persönliche Beziehung haben. Die künstlerische Komponente sollte allerdings mit der Nützlichkeit ausbalanciert sein: Eine Wohnung, in der man sich nicht mehr frei bewegen kann, weil man dauernd etwas umstößt, ist in diesem Sinne ebenso einseitig wie eine Teekanne, die zwar schick aussieht, aber dauernd tropft.

Den Sinn für Kunst und Ästhetik ausbilden

Außerdem können wir den Kunstsinn pflegen, indem wir Bilder, Musik oder andere Kunstwerke bewusst betrachten und uns in die Schönheit und vielleicht sogar in deren Gesetzmäßigkeiten vertiefen. Auch hier erhöht ein tiefer gehendes Verständnis den Kunstgenuss, wenn zum Beispiel ein Kenner den kunstvollen Aufbau einer Bach-Fuge oder die Farbkompositionen eines expressionistischen Bildes genießt. Ästhetik ist nicht beliebig, sondern lebt im Spannungsfeld von Harmoniegesetzen und bewussten «Kontrapunkten», d.h. kontrolliert eingesetzten Abweichungen. Das Verständnis dieser Zusammenhänge erhöht den Genuss und verbindet uns innerlich mit diesen Gesetzmäßigkeiten und macht dadurch das Innenleben reicher.

Im Spannungsfeld der Harmoniegesetze

Aber nicht nur die Natur, sondern auch der Mensch hat im anthroposophischen Verständnis einen individuellen, geistigen Wesenskern. Durch seine spezielle Konstitution ist er einerseits mit den Naturprozessen verbunden, kann aber andererseits in seinem Denken auch die beschriebenen geistigen Zusammenhänge verstehen. Dadurch bildet er eine Brücke zwischen der materiellen und der geistigen Welt. In der Sprache der Schöpfungsgeschichte sind Mensch und Natur aus dem

«Wort», d.h. aus dem Gedanklich-Geistigen, heraus geschaffen. Und im Menschen können diese «Worte», die sich in die Schöpfung ausgestaltet haben, als gedankliche Erkenntnis wieder aufleuchten und ein «Echo zu den Schöpfungsworten erklingen lassen».

Schönheit und Schöpfung

Im religiösen Sinne ist es eine Aufgabe der Menschen durch das Erleben der Schönheit und das Verstehen der Natur und die damit verbundene Freude, die Schöpfung abzuschließen. Dazu verbindet sich der geistige Kern des Menschen mit dem aus den Naturprozessen aufgebauten Körper. Das nennt man *Inkarnation*. Der moderne Mensch fragt sich natürlich, warum wir zunächst von diesem «geistigen Kern» in uns nichts erleben. Religiös betrachtet besteht der «Reiz der Schöpfung» aber gerade darin, dass die Menschen in einer freien Entscheidung den Schöpfungsakt durch ihre Erkenntnistätigkeit abschließen, sonst wäre das Ganze gewissermaßen ein «abgekartetes Spiel», dessen Ausgang von Anfang an feststünde.

Daher ist es sinnvoll, dass wir nicht von vornherein diese Zusammenhänge durchschauen, sondern in dieses Verständnis erst aktiv hineinwachsen. Darin besteht unser Beitrag, und dafür ernten wir die Freude über die selbst gewonnene Erkenntnis. Für unser Selbstverständnis macht es einen großen Unterschied, ob wir etwas selbst entdecken und stolz darauf sein können oder ob wir nur etwas verstehen, was alle anderen schon lange wissen.

Momente der Freude

Als heilende Gegenkraft zur lähmenden depressiven Stimmung spielen solche *Momente der Freude* eine große Rolle. Dieses Verständnis, dass sich Menschen aktiv in ihrer Biografie verwirklichen und dabei verschiedene Wege gehen können, steht auch im Gegensatz zu einem vorbestimmten Schicksalsverständnis, in dem «sowieso schon alles festgelegt ist», was einem passieren wird. Menschen haben eine Sehnsucht, zukünftige Entwicklungen, z.B. durch Horoskope oder Ähnliches, vorauszusehen. Aber dieser Wunsch ignoriert, dass wir

Wir verantworten unser Leben

eine eigene *Verantwortung für die Lebensgestaltung* haben. Unser Leben entwickelt sich im Spannungsfeld zwischen gegebenen körperlichen und sozialen Lebensanlagen und dem individuellen, ideellen Lebensanliegen. Rudolf Steiner hat einmal auf die Aussage einer Frau, dass alles in ihrem Leben so eingetroffen sei, wie in ihrem Geburtshoroskop vorhergesagt, geantwortet: «Schade!» Dies bedeutete nämlich, dass sich die Frau in ihrem Leben nicht weiterentwickelt hatte.

Im Sinne dieser persönlichen Entwicklungsräume ist es sinnvoll, im Alltags-Ich zunächst nichts von den Intentionen unseres geistigen, «höheren Ich» und dessen Absichten zu wissen. Durch Grübeln kommt man auch nicht an diese Intentionen heran. Die Intentionen kommen uns in den Begegnungen mit den anderen Menschen und der Natur als *Aufgaben* und *Anregungen* entgegen, auf die wir mit einer persönlichen Initiative antworten können. Die Umgebung zeigt uns, wo etwas getan werden kann oder soll.

Um die «innere Stimme» zu hören, die auf diese Herausforderungen antwortet, müssen wir unser intellektuell-kritisches Alltagsdenken, das bei der Depression überwiegt, vorübergehend loslassen und in ein eher träumend-fühlendes Denken eintauchen, in dem sich Denken und Fühlen harmonisch durchdringen. Wie man dies üben kann, wird im folgenden Teil des Buches und in der Meditation im Anhang angedeutet.

Auf die «innere Stimme» hören lernen

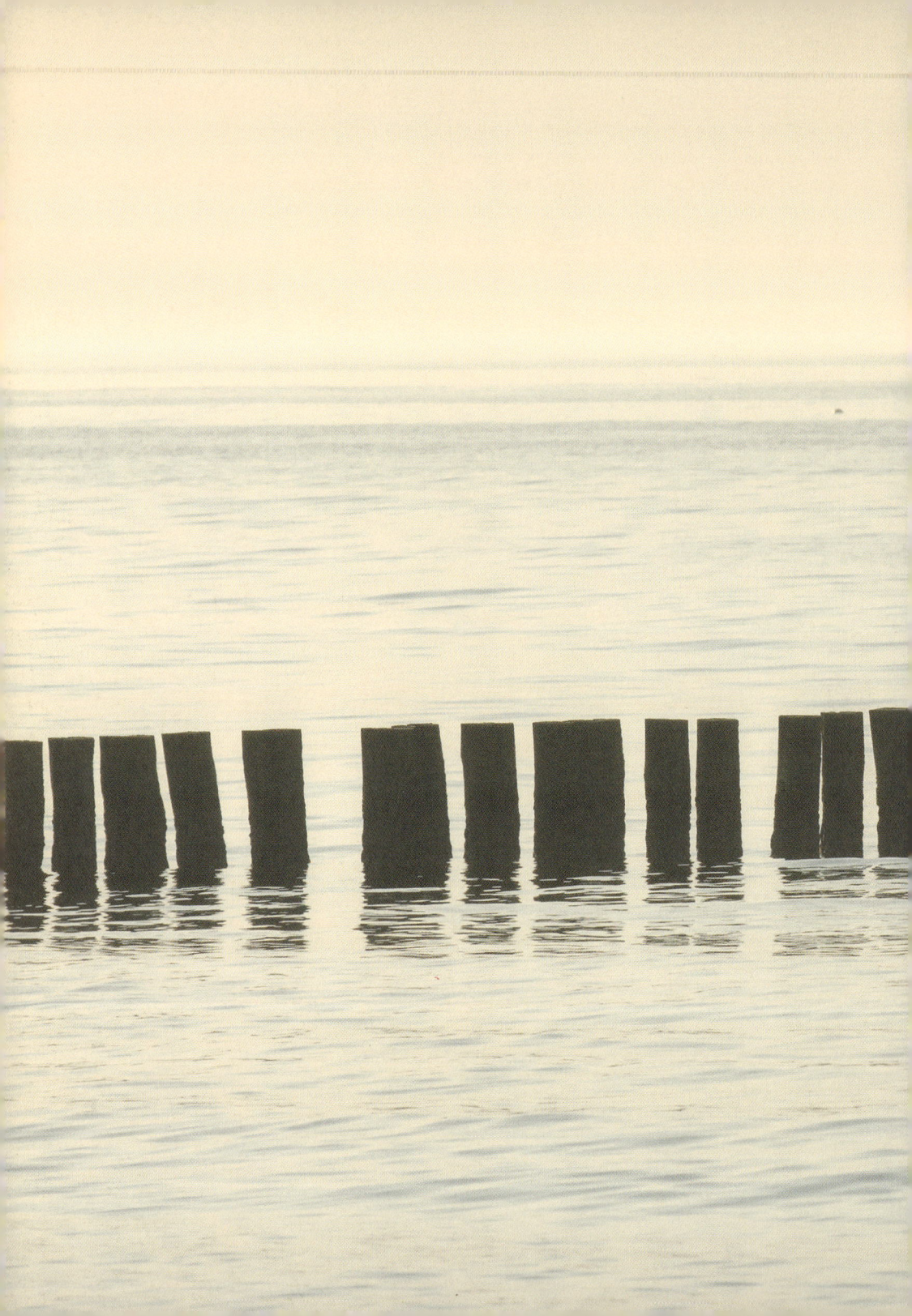

4 Handlungsmöglichkeiten

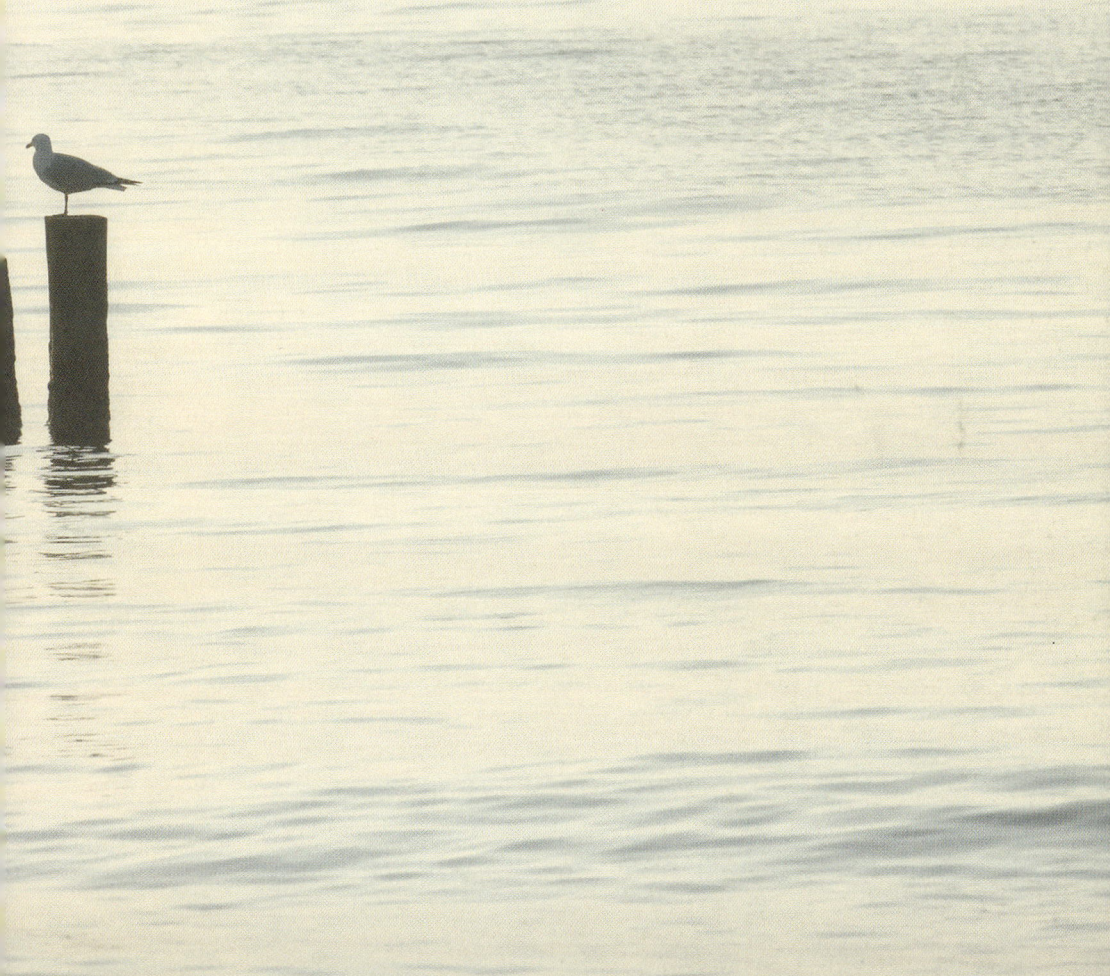

Handlungsmöglichkeiten

Behandlungsmöglichkeiten bei leichten Formen der Depression

Bevor Menschen mit Depressionen den Weg zum Therapeuten oder Arzt nehmen, versuchen sie längere Zeit, aus eigener Kraft mit ihren Problemen fertig zu werden. Dieses Buch will dazu beitragen, bei leichteren Formen von Depressionen diese Selbstbehandlungsversuche erfolgreich zu gestalten. Daher werden die Selbstbehandlungsmöglichkeiten in der umgekehrten Reihenfolge dargestellt wie die Erscheinungsbilder der Depressionen, nämlich von «oben nach unten». «Oben» meint in diesem Fall, dass die Probleme darin bestehen, wie das bewusste Ich der Betroffenen ordnend in das Seelenleben eingreifen kann. «Unten» meint, dass die Ursachen der Störung nicht mehr im Seelenleben selbst, sondern in einer gestörten Funktion des Organismus zu suchen sind. Bei diesen tiefer sitzenden Störungen ist unter Umständen die Hilfe eines Therapeuten oder auch eines Arztes notwendig, da der in diesem Buch schwerpunktmäßig beschriebene Ansatz der Arbeit am eigenen Seelenleben das Ausmaß der Beeinträchtigung nicht ausreichend erfasst. Insbesondere wenn also die ernsthaften Bemühungen aufgrund des hier Dargestellten nicht fruchten, sollten Sie nicht zögern, professionelle Hilfe in Anspruch zu nehmen. Wenn die Kraft aus den Stoffwechselprozessen fehlt, kann auch eine gesunde Ich-Kraft im Bewusstsein nicht ordnend bzw. heilend wirksam werden. Dann ist der Arzt gefragt. Wenn umgekehrt in der Biografie entstandene unbewusste Konflikte und Blockaden im Seelischen bestehen, müssen diese erst verstanden und angenommen werden, bevor der Weg frei ist für besser funktionierende Lösungen im Sinne des «gesunden Erwachsenen» in uns. Dabei kann die Unterstützung durch einen Psychotherapeuten notwendig sein.

Hilfreiche Unterstützung der Therapie

Sinnvollerweise lesen Sie sich so lange durch die Abschnitte, bis Sie sich in dem Beschriebenen wiederfinden, und versuchen dann die dort beschriebenen Lösungswege. Grundsätzlich sind die in den ersten Abschnitten beschriebenen Verhaltensweisen für alle Menschen hilfreich, sodass es kein Fehler ist, sich mit ihnen vertraut zu machen. Wenn Sie die vorgeschlagenen Übungen durchführen, wird das einer möglichen Therapie sehr zuträglich sein. Wenn es bei der Umsetzung der vorgeschlagenen Übungen hapert, sollten Sie schrittweise und zeitnah die Maßnahmen der folgenden Kapitel ergreifen. Versuchen Sie, ins Tun zu kommen, denn ohne Ihren aktiven Beitrag ist keine anhaltende Gesundung möglich. Scheuen Sie sich aber auch nicht, sich schrittweise immer weitergehende Hilfe zu holen, sei diese psychotherapeutischer, komplementärmedizinischer oder auch schulmedizinischer Art.

Zur Darstellung möglicher Behandlungsansätze wird das *Flussbild* aus dem Kapitel «Der Lebensfluss – ein Sinnbild» (siehe Seite 46 ff.) wieder aufgegriffen. Therapieziel ist, den Wasserstand wieder zu erhöhen, damit ein geregelter Schiffsverkehr möglich ist, wir den Anforderungen des Lebens wieder gewachsen und arbeits- und erlebensfähig sind. Folgende Fragen sind dabei zu beantworten:

Der Fluss als Sinnbild für die verschiedenen Formen der Depression

1. Hat der Fluss überhaupt noch ein *Ziel*? Diese Frage berührt vor allem den Bereich der sogenannten *noogenen Depression* und damit ganz allgemeine Lebens- bzw. Sinnfragen, wie sie ausführlicher im Buch «Besser leben lernen» (siehe Literaturempfehlungen auf Seite 251) dargestellt sind.
2. Die zweite Möglichkeit besteht darin, den *Wasserzufluss* in den Fluss zu erhöhen. Damit ist gemeint, *Quellen der Kraft* aufzusuchen, die unser Seelenleben beleben und ernähren. Dies betrifft besonders die *noogene,* die *neurotische,* aber auch die *Erschöpfungsdepression.*
3. Die dritte Möglichkeit besteht darin, den Abfluss des Wassers zu verlangsamen bzw. die *Wasserentnahme* zu verringern. Die Frage ist, ob wir kräftemäßig über unsere Möglichkeiten hinausgehen, wie das besonders bei *Erschöpfungsdepressionen* und *neurotischen Depressionen* der Fall ist.
4. Die vierte Frage ist, ob wir den *Fluss regulieren* und begrenzen müssen, indem wir zum Beispiel die Uferbefestigung verbessern oder Schleusen bauen, damit der Fluss nicht über seine Ufer tritt und das Wasser dahin fließt, wo wir es brauchen. Besonders bei den *hypochondrischen Depressionen* bzw. der generalisierten Angststörung, zum Teil aber auch bei der *Erschöpfungs-* oder der *endogenen Depression* fließt das Wasser unserer Denkkraft außerhalb des Flussbetts und führt dazu, dass wir innerlich «versumpfen» und unsere Handlungsimpulse stecken bleiben. Eine gute *Gedankenkontrolle* (das «Wahre» denken) und *konsequentes Handeln* (das «Gute» tun) können dazu führen, dass wieder Ordnung in unser Gefühlsleben kommt und wir unsere Kraft nicht «verplempern».

5. Die fünfte Frage ist, wie wir mit Felsbrocken oder anderen *Hindernissen* im Fluss umgehen, die den Schiffsverkehr behindern, wie wir also mit Lebensereignissen umgehen, die uns «aus der Bahn» werfen.
6. Die sechste und letzte Frage ist, ob das *Flussbett* gegenwärtig grundsätzlich für den Schiffsverkehr geeignet ist oder ob es begradigt bzw. ausgebaggert werden muss. Wenn zum Beispiel bei der *endogenen* oder der *somatisch* bedingten *Depression* die *körperlichen Grundlagen* für ein gesundes Seelenleben fehlen, muss eventuell medizinisch-ärztlich gehandelt werden.

Diese Maßnahmen werden im Kapitel «Be-Handlungsmöglichkeiten» ab Seite 150 beschrieben. Aktiv können wir durch eine gute Schlafhygiene, ausreichende Bewegung, eine gesunde Ernährung und rhythmische Lebensabläufe dazu beitragen, dass unsere körperliche Grundlage möglichst gut «in Schuss» ist, dass sich das Flussbett in einem guten Zustand befindet, damit der Kräftestrom fließen kann.

Hat der Fluss noch ein Ziel? – Das Denken ergreifen

Manche Forscher sagen, wir seien die Geschichten, die wir den anderen über uns selbst erzählen. Das ist zum Teil sicherlich richtig, denn durch die Gedanken über uns selbst bildet sich in uns ein sprachlich verfügbares, bewusstes Selbstbild. Diese Fähigkeit, im Denken gezielt bildend bzw. gestaltend tätig zu werden, brauchen wir für den im Nachfolgenden beschriebenen Selbstentwicklungs- bzw. Selbsterziehungsprozess (siehe dazu auch das Buch «Selbsterkenntnis, Selbstentwicklung. Zur psychotherapeutischen Dimension der Anthroposophie» von Wolf-Ulrich Klünker, das in den Literaturempfehlungen auf Seite 251 angeführt ist).

Selbsterkenntnis, Selbstbewusstsein, Selbstvertrauen

Zielgerichtet weiterentwickeln kann man aber nur das, was man wirklich kennt bzw. dessen man sich bewusst ist. Aufrichtige, vorurteilslose *Selbsterkenntnis* ist daher die Grundlage eines wirklichen *Selbstbewusstseins*. Selbstbewusstsein ist wiederum die Voraussetzung, dass ich mir selbst vertrauen kann. Wenn wir uns selbst nicht erkennen und annehmen können, bringen wir uns in eine paradoxe Situation, insbesondere wenn wir uns auf eine Beziehung einlassen. Wir wollen, dass der andere uns liebt und uns vertraut. Aber wie soll uns ein anderer vertrauen und uns lieben, wenn wir uns nicht selbst vertrauen, annehmen und lieb haben können?

Wenn wir uns selbst ablehnen, stellen wir den Partner vor eine unlösbare Aufgabe: Er soll uns lieben, ohne uns wirklich zu kennen. Dann müssen wir damit rechnen, dass er uns verlässt, sobald er uns wirklich kennenlernt. Aus der Sicht des depressiven Menschen übrigens völlig zu Recht. Wir müssen uns dann dauernd aus Angst, durchschaut zu werden, verstellen oder eben zurückziehen. Das lässt uns in einer ängstlich-traurigen Anspannung verharren. Dann gäbe es noch die Möglichkeit, dass uns der andere liebt, obwohl er uns erkennt. Aber hierbei müssten seine Maßstäbe ja so viel niedriger sein als unsere, sodass wir ihn eigentlich nicht wirklich ernst nehmen und unsererseits lieben können. So wie Groucho Marx es in einem seiner Filme sagt: «In dem Verein, der mich aufnimmt, möchte ich gar nicht Mitglied werden!»

Sich selbst (wieder) lieben lernen

Der Mensch, der geliebt werden möchte, ohne sich selbst lieben zu können, kann sich eigentlich die Liebe nur durch Fügsamkeit oder Leistung «erarbeiten». Er muss dann allerdings befürchten, nur für seine Leistung geliebt zu werden und nicht dafür, wie er ist. Diese «Liebe für Leistung» ist eher wie ein Geschäft und wärmt das Herz nicht wirklich, schenkt uns keinen inneren Frieden bzw. macht uns nicht glücklich und entspannt. Wir hoffen letztlich darauf, einen Menschen zu finden, den wir ernst nehmen und wertschätzen und der uns dennoch erkennt und annimmt, wie wir sind – und uns dadurch aus unserer schamhaften Abgetrenntheit befreit. Dies ist die Haltung, mit der Christus im Neuen Testament den «sündigen» Menschen begegnet und diese heilt («sündig» kommt übrigens von «abgesondert»). Und es ist in weniger vollkommener Form die Haltung eines guten Therapeuten, der seine Patienten erkennt und so annimmt, wie sie sind, und ihnen dadurch hilft, sich selbst anzunehmen und mit sich selbst auszusöhnen. In diesem religiösen Sinne könnte man sagen: Sowohl in dem liebevoll-annehmenden Blick des Partners als auch im Therapeuten heilt die in diesem Menschen anwesende und wirkende Christuskraft.

«Liebe für Leistung» – ein Irrglaube

Aber in diesen Beziehungen sind wir abhängig von anderen Menschen. Wie können wir selbst dieser Kraft zuarbeiten, dass sie in uns anwesend sein kann?

Üben wirklicher Selbsterkenntnis

Wir müssen wirkliche Selbsterkenntnis üben, einschließlich der *unbewussten Selbstanteile.* Der Blick in unsere eigenen, bewussten biografischen Erinnerungen hilft uns nicht viel weiter, da hier die tiefer sitzenden Wunden und auch die früh erworbenen Bewältigungsversuche unbewusst wirken. Sie zeigen sich aber in den Begegnungen mit der Welt in der Gegenwart. Überall da, wo wir anders reagieren, als es im Vergleich zu anderen Menschen zu erwarten wäre, können sich unbewusste Seelenprozesse zeigen. Dies können überschießende Angst- oder Ärgerreaktionen sein, aber auch überschießende, aktionistische Bewältigungsversuche oder übertriebenes Anpassungsverhalten. Wenn wir fast oder gar nichts spüren, wo andere stark bewegt sind, ist das auch ein Hinweis auf einen unbewussten Bewältigungsversuch, indem wir die entsprechenden Gefühle unbewusst abspalten.

Zunächst haben wir nur ein sehr gering ausgeprägtes Bewusstsein dafür, dass und wie wir uns in diesen Situationen anders verhalten, denn für uns ist unsere Art zu reagieren normal. Außerdem haben uns diese Bewältigungsversuche geschützt und geholfen, dass wir bisher einigermaßen erfolgreich durchs Leben gekommen sind. Wenn wir diese Verhaltensweisen verändern wollen, müssen wir zunächst verstehen, welche unangenehmen Gefühle sich hinter ihnen verbergen und durch diese Verhaltensweisen dem Bewusstsein ferngehalten werden sollen.

Verborgene Gefühle können Schmerz und Angst auslösen

Das direkte Eintauchen in die verborgenen Gefühle löst unter Umständen großen Schmerz oder Angst aus. Um in diesen «seelischen Abgrund» schauen zu können, brauchen wir einen äußeren oder inneren Halt. Ein äußerer Halt wäre beispielsweise ein Therapeut. Wenn wir es alleine versuchen wollen, müssen wir zunächst einen Halt in unserem Denken schaffen, indem wir uns aus dem Gefühlssog lösen und uns wie von außen beschreibend und nicht urteilend, sondern liebevoll-annehmend so anschauen, wie es ein Therapeut, ein guter Freund, wohlwollende Eltern oder Christus selbst tun würde. Wir müssen den *Perspektivwechsel* vom Mich-Fühlen zum Selbst-Wahrnehmen üben. Wir steigen dann vom Fühlen zu einem freieren, betrachtenden Denken auf. Im Wahrnehmen des Selbst schauen wir mit dem geistesgegenwärtigen, ruhigen Blick des Ich auf unser Gewordensein, auf unsere seelischen Erlebensformen, auf unsere alten Gewohnheiten, die wir im Fühlen immer wieder aus der Vergangenheit in die Gegenwart hineinholen (ausführlich ist darüber im Buch «Die Philosophie der Freiheit» von Rudolf Steiner geschrieben worden).

In diesem Blick wird die *Denkkraft* von unserem Ich geführt und kann sich aus der Gefühlsdurchdringung lösen – wir können uns unserem eigenen Erleben fast wie von außen schauend und erkennend gegenüberstellen. Das schafft Distanz zum Sog des Erlebens: «Wir *haben* Angst, aber wir *sind* nicht Angst», wie es Assagioli formulierte. Neben diesem Gefühl der Angst ist da noch etwas anderes in mir, was diese Angst beschreiben kann. Die Fähigkeit, das eigene Erleben innerlich zu beschreiben, bzw. dieser *innere Zeuge* ist immer anwesend, egal wie ich mich fühle. In diesem Zeugen kann ich einen *inneren Halt* erleben, wenn ich geistesgegenwärtig auf mein Seelenleben blicke, unabhängig davon, um welche Gefühle es sich handelt. Ich kann meine guten Gefühle genauso betrachten wie meine schlechten. Der innere Betrachter bleibt immer gleich, die Gefühle kommen und gehen. So können wir in diesem *Ich-Erlebnis* eine gewisse Beständigkeit erleben, die uns über alle Höhen und Tiefen des Gefühlslebens hinweg begleitet. Dieses Ich-Erlebnis ist auch der Ausgangspunkt, gestaltend auf das Seelenleben einzuwirken. Aus dieser Kraft heraus können wir uns verändern und in die Richtung weiterentwickeln, die unseren Idealen und Zielen entspricht (Näheres dazu ist im Buch «Aufmerksamkeit und Hingabe – die Wissenschaft des Ich» von Georg Kühlewind, siehe Literaturempfehlungen auf Seite 251, zu finden).

Distanz zum Erleben aufbauen lernen

Die Beeinflussung depressionsfördernder Gedanken

Wegen der besonderen Bedeutung, die das Denken und dessen positive Beeinflussung in den modernen Therapiekonzepten haben (insbesondere in der kognitiven Verhaltenstherapie), soll in Folgenden genauer auf das depressive Denken eingegangen werden.

Das unfrei gewordene depressive Denken zeichnet sich durch systematisch negativ verzerrte Einschätzungen über sich selbst, die Umwelt und die Zukunft aus. Dabei fallen besonders die folgenden «Fehler» auf:

Das depressive Denken

1. *Übertreibungen:* Wie aus den Augen eines Kindes betrachtet, werden die Probleme über- und die eigenen Möglichkeiten unterschätzt: «Das schaffe ich nie!»
2. *Übergeneralisierung:* Von einer konkreten Situation wird auf die generelle Lage geschlossen wird, zum Beispiel aus einer konkreten Absage: «Der will mit mir *nie* wieder etwas zu tun haben.» Oder aus einem konkreten Fehler wird gefolgert: «Ich mache *immer* alles falsch!»
3. *Positives ignorieren:* Da die Wahrnehmung durch die depressive Stimmung verzerrt ist, werden bevorzugt die negative Aspekte einer Sache registriert: «Der Apfel hat aber eine faule Stelle.» Es wird dabei übersehen, dass er aber sehr gut schmeckt, weil er so reif ist, und man drei Viertel des Apfels essen kann, wenn man die faule Stelle herausschneidet.

Kognitive Verzerrungen

Diese sogenannten «kognitiven Verzerrungen» müssen systematisch angegangen werden, am besten indem man sie aufschreibt und dann aus einer gewissen inneren Distanz überprüft. Dabei können Sie das Formblatt im Anhang (Seite 250) verwenden.

Die Umgestaltung des Seelenlebens aus der bewusst geführten Denktätigkeit heraus verlangt viel *Disziplin* und *Übung*. Dieser Einsatz ist aber sinnvoll und notwendig, da die innere Tätigkeit das Herzstück des Selbstveränderungsprozesses ist. Die einzelnen Schritte dabei sind:

Benennen: Welchen Gedanken, Gefühls- oder Handlungsimpuls kann ich in meinem Seelenleben gerade wahrnehmen? Zum Beispiel: Ich bemerke gerade in mir Wut, Ungeduld oder Gefühlskälte. Diese Benennung bildet einen *Begriff*, in den das mitschwingende Seelenleben gewissermaßen «gerinnt». Dieser Begriff «stellt fest», bringt zur Ruhe, schafft Klarheit. Das mit dem Begriff beschriebene und verbundene Gefühl ist gewissermaßen etikettiert – das Kind hat einen Namen. Den Namen kann ich mir merken und mit späteren Gefühlserlebnissen vergleichen. So kommen Systematik und Ordnung in den Strom des Seelenlebens und helfen beim Erkennen: «Das sind doch wieder deine kognitiven Verzerrungen, deine bekannten Grübelgedanken oder deine alten Lähmungsgefühle.» Dies kann später die Distanzierung vom Gefühlssog erleichtern. Der gedankliche Ordnungsprozess kann unterstützt werden, indem die Beschreibungen des Gefühlserlebens aufgeschrieben werden. Zumindest zu Anfang sollten Sie diesen Aufwand nicht scheuen, bis sich die neuen Denkbewegungen etwas eingebrannt haben. Das stärkt die ordnende Denkkraft. Das *Aufschreiben* hat den Vorteil, dass es die automatisierten Denkbewegungen zusätzlich verlangsamt. Wir können einfach nicht so schnell schreiben, wie wir grübeln können. Dadurch unterstützt das Schreiben die innere Ordnungs- und Gliederungsbewegung. Aus der Hirnforschung ist bekannt, dass beim geordneten Denken besonders die vordere Hirnrinde aktiv ist und von da aus einen beruhigenden Einfluss auf die in den inneren Hirnregionen ablaufenden, emotionsbegleitenden Hirntätigkeiten ausüben kann. Wir sollten uns beim Aufschreiben daher zunächst bemühen, die negativen Gedanken ohne Abschwächung so aufzuschreiben, wie sie einem in den Kopf kommen. Zur Unterstützung können Sie das Übungsblatt auf Seite 250 im Anhang verwenden bzw. sich ein entsprechendes Blatt selbst anlegen. Danach nehmen Sie innerlich Abstand und prüfen ganz sachlich-logisch, ob der negative Gedanke so stimmt. Sie können dazu mehrere Hilfsschritte nutzen:

Das Aufschreiben hilft und stärkt die ordnende Denkkraft

- Versuchen Sie, die Situation möglichst emotionslos, fast wie aus den Augen einer Videokamera, zu beschreiben *(Versachlichung)*.
- Prüfen Sie ganz vernunftorientiert, was Sie tatsächlich zum Ereignis beigetragen haben und was von außen dazu kam *(logische Prüfung)*.
- Sie können sich vorstellen, wie eine dritte Person, zum Beispiel Ihr bester Freund oder Ihre beste Freundin, die Situation beschreiben und einschätzen würden *(Außenperspektive)*.
- Sie können sich fragen, wie Sie vermutlich morgen, in einem Monat oder in einem Jahr über die Situation denken werden *(Zeitprojektion)*.
- Sie können überprüfen, ob anderen Menschen so etwas auch passiert und nicht nur Ihnen (sogenannte *Universalität des Leides*).

Schritte zur Gedankenführung

In diesem Prozess geht es darum, sich von den Gefühlen zu lösen und den «ich-haften» Blick auf die Situation und sich selbst zu üben. Sie können das noch unterstützen, indem Sie sich in der dritten Person

Der Blick von außen

Distanzierte Beschreibungen helfen

bzw. mit dem Namen benennen. Dies mag ziemlich eigentümlich klingen, erleichtert es aber, die Verwechslung von Ich-Erlebnis und dem Erleben von Selbst-Anteilen auseinanderzuhalten, indem wir zu Selbstanteilen nicht immer «ich» sagen. Früher hätten Sie vielleicht geschrieben: «Heute hat mich der Chef wieder völlig fertig gemacht und ich habe mich gefühlt wie der letzte Dreck!». Stattdessen können Sie jetzt schreiben: «Frau Meyer wurde heute zu einem Gespräch mit dem Chef gerufen und er hat ihr eine kritische Rückmeldung über ihre Arbeit gegeben. Frau Meyer hat sich diese Rückmeldung sehr zu Herzen genommen und als vernichtende Kritik eingeschätzt.» Das wirkt zunächst sehr aufgesetzt und künstlich und es ist gut möglich, dass es sich in Ihnen wehrt, «so einen Quatsch» aufzuschreiben. Diese gefühlsmäßige Reaktion ist völlig normal. Wir identifizieren uns zunächst mit unseren Gefühlen, denn wir erleben uns in ihnen. Wir laufen aber Gefahr, unsere Gefühle mit unserer Ich-Identität zu verwechseln.

Bei nüchterner Betrachtung können wir sehr gut sehen, dass alle Gefühle kommen und gehen, zum Teil sogar in relativ raschem Wechsel. Wir müssen nur aus einer Situation herausgehen und etwas anderes tun, schon stellen sich ganz andere Gefühle ein. Daher sollten wir Gefühle nicht zu ernst nehmen. Außerdem neigen Gefühle dazu, sich einseitig in den Vordergrund zu spielen und andere Gefühlsfacetten auszuschließen. Welcher Verliebte möchte schon daran erinnert werden, dass seine Verliebtheit bald vorbei sein wird? Wer mag im Urlaub an die Arbeit denken? Nein: Wir erleben uns stark in unseren Gefühlen, aber sie stellen immer nur Teilzustände unseres Selbst dar.

Was bildet unsere Persönlichkeit?

Erst das *Verbindende* zwischen diesen Gefühlszuständen macht unsere Identität, unsere *Persönlichkeit* aus. Der Zugang zu dieser persönlichen, identitätsschaffenden Kraft – zu unserem Ich – erschließt sich nicht *in* den Gefühlen, sondern im zusammenfassenden, gedanklich ordnenden Blick *auf* diese wechselnden Teilerlebenszustände. Die persönlichkeitsgestaltende Kraft wirkt sozusagen von «gegenüber». Das Ich als Subjekt nimmt seine eigenen Gefühle als Objekt wahr. Im Fühlen werden wir von der Welt mitbewegt; die anschauende Urteilskraft im Denken schafft den inneren Freiraum, aus dem heraus wir in ich-hafter Weise auf diese stimmungsbedingten Handlungsimpulse reagieren können. Üben Sie sich also im Beschreiben statt im Bewerten: «Das Bonbon schmeckt sauer.» Statt: «Das Bonbon schmeckt eklig.» – «Ich habe mich in dieser Situation schwer getan.» Statt: «Ich habe völlig versagt.» – «Ich habe für dieses Problem im Moment noch keine Lösung.» Statt: «Das wird nie klappen.» – «Der Mann wirkt sehr gereizt.» Statt: «Der Mann will mich fertigmachen.»

Beschreiben statt Bewerten

Das kostet viel Überwindung, denn es fällt uns leichter, gefühlsmäßig und wertend zu verurteilen, als sachlich zu beschreiben. Wir halten nämlich gerne an unseren Vorurteilen fest, denn sie sind uns vertraut. In der Beschreibung zu bleiben, ist wie stehen zu bleiben anstatt sich hinzusetzen. Das ist anstrengender, aber wenn man im Beschreiben stehen bleibt und das Urteil zurückhält, bleibt man beweglicher, kann schneller auf Veränderungen reagieren und leichter beeinflussen in welche Richtung man weitergehen will.

Durch das Urteilen graben wir die «Löcher» in unseren Gewohnheitsmenschen, in denen wir nachher festsitzen. Im Zurückhalten der Urteile wirkt unsere erneuernde Ich-Kraft, die wir dadurch gleichzeitig üben. Im Beschreiben und Aufschreiben üben wir genau das, was uns stärker macht.

Erkennen: Wo hatte ich diese Seelenerlebnisse schon einmal? Im Zeitverlauf kann ich erkennen, dass in bestimmten Situationen immer wieder bestimmte Gedanken, Gefühle oder Handlungsimpulse auftauchen. Das macht mich vertraut mit meinen Gewohnheiten und Teilen in meinem Seelenleben. Ich kann dann erkennen, dass meine scheinbar so aktuellen Reaktionen eigentlich ein *gewohnter Automatismus* und damit alt sind. Meine Wut auf meinen Partner hat nur begrenzt mit dessen aktuellem Verhalten zu tun. Vielmehr lässt sein aktuelles Verhalten meine alte «Wutschublade» aufspringen, aus der dann die gesammelte alte Wut herausplatzt. Die Erkenntnis, dass die aktuell gefühlte Wut eigentlich «aufgewärmte» alte Wut ist, hilft, sich vom Wuterleben zu distanzieren und neue Antworten zu suchen.

Anerkennen: Das aktuelle Erlebnis ist ein Teil von mir. Für ein wirkliches Selbstbewusstsein ist es sehr wichtig, dass wir auch die Teile unseres Selbst anerkennen, die wir nicht mögen! Carl Gustav Jung nennt diese Teile den «Schatten», anthroposophisch spricht man vom «Doppelgänger». Diese Anteile gehen nicht weg, wenn wir sie abspal-

Anerkennen und Integrieren

ten bzw. entfernen wollen. In diesem Sinne ist auch das depressive Erleben ein Teil von uns selbst, das nicht einfach nur «weggemacht», sondern in unser Selbstbild integriert werden muss. Das heißt nicht, dass wir nicht aktiv etwas dazu beitragen können, dass dieser depressive Teil zurück und andere Teile in den Vordergrund treten dürfen. Aber auch die Depression gehört zu uns, wie das schwarze Schaf zur Herde gehört. Diese Haltung findet in der Bibel ihren Ausdruck darin, dass Jesus jedes einzelne verlorene Schaf sucht und zu den Huren, Zöllnern und Aussätzigen geht und nicht nur zu den Pharisäern. Heilung geht nicht durch Verleugnung und Abspaltung, sondern durch Anerkennung und *Integration*. «Heil sein» heißt «ganz sein».

Kompromisse sind notwendig

Anhaltender Frieden in uns und zwischen uns entsteht weder durch Übertrumpfen, Ausgrenzen und Bekämpfen des anderen, noch durch selbstaufopfernde Unterwerfung, sondern nur durch Integration und Kompromisse. Wir dürfen die ungeliebten Selbstanteile nicht bekämpfen, uns aber auch nicht wehrlos von ihnen überrumpeln lassen. Wir müssen standhalten, nicht reflexhaft-automatisch reagieren, sondern in Ruhe und bewusst nach neuen und besseren Lösungen suchen.

Dieses *Standhalten* kostet Kraft und schmerzt, denn es bringt uns in Kontakt mit den alten, unangenehmen Gefühlen unserer Kindheit, die wir mühsam mit unseren Bewältigungsversuchen verdeckt hatten. Aber zu erkennen, wo die Bewältigungsversuche herkommen und wozu sie nützlich waren, kann helfen, sich von ihnen wieder zu lösen und die innere Entwicklung wieder aufzunehmen. Wir können uns aber leichter mit unseren Symptomen aussöhnen, wenn wir erkennen, dass sie uns geholfen haben, die Spannung zwischen den Forderungen der «inneren Eltern» und dem Bedürfnis des «inneren Kindes» zu mindern. Das Anerkennen dieser Selbstanteile macht die Bewältigungsversuche überflüssig, mit denen wir vorher beschämende oder bedrohliche Gefühle abgespalten haben. Die Kraft, die früher in übertrieben aufopferndes oder leistungsorientiertes Verhalten hineingegeben wurde, steht nun für andere Betätigungen zur Verfügung, mit denen wir besser für unser «inneres Kind» sorgen können.

Die eigene Persönlichkeit annehmen

Wenn wir aufhören, anders sein zu wollen, als wir sind, schafft das eine gewisse Entspannung, Ruhe und inneren Frieden, wenn auch auf «niedrigem Niveau». Entsprechend dem Motto: «Ist der Ruf erst ruiniert, lebt sich's völlig ungeniert», können wir auf diesem Niveau wieder «Boden unter unseren Füßen fühlen» und die frei gewordenen Kräfte nach außen wirksam werden lassen. Wir können uns auf unsere eigentlichen **Lebensziele** besinnen und die Verhaltensweisen loslassen, die uns im Alten festhalten.

Trennen: Sich von Altem zu trennen, dem wir keinen Raum mehr in unserem Seelenleben einräumen wollen, bedeutet, dass wir in uns auftauchende Gedanken, Gefühle oder Handlungsimpulse dahingehend prüfen, ob wir sie haben wollen, ob sie uns gut tun und auf unserem Weg weiterbringen. Die Frage aus der kognitiven Therapie lautet: «Wollen Sie sich diesen Gedanken durchgehen lassen?» Sie verweist auf diese Wahlmöglichkeit und auf den gesundenden ordnenden Einfluss unserer ich-geführten Denkkraft. Ich kann tatsächlich Gedanken, Gefühle oder Handlungsimpulse einfach **loslassen** und nicht tun. Aber auch das muss geübt werden. Zunächst ist der spontane Impuls zu stoppen, dann bewusst eine andere Denkbewegung oder eine andere Handlung konsequent zu starten und diese schließlich «durchzuziehen». Durch neue Gedanken und neue Handlungen werden nachfolgend zwangsläufig neue Gefühle entstehen. Die Kraft, das Denken bewusst führen zu können, kann mit der folgenden Übung gestärkt werden:

Stellen Sie sich einen einfachen Gegenstand (z. B. eine Kerze, einen Bleistift, einen Schlüssel o. Ä.) vor, schließen Sie die Augen und versuchen Sie fünf Minuten in Ihrem Bewusstsein nur Gedanken zuzulassen, die unmittelbar mit diesem Gegenstand zu tun haben. Diese Gedanken können zum Beispiel seine äußere Form betreffen, die Art, wie er hergestellt wurde, oder wozu er verwendet werden kann.

Das Abschweifen der Gedanken bei der Übung ist völlig normal. Es ist Teil der Übung, darauf nicht ärgerlich-bewertend zu reagieren, sondern die Ablenkung achtsam wahrzunehmen und sich geduldig-liebevoll wieder auf die eigentliche Übung zu besinnen. Dadurch wird sowohl die reine Denkkraft als auch der achtsam-liebevolle Umgang mit sich selbst geübt. Die Übung soll täglich zwei bis fünf Minuten möglichst einen Monat lang durchgeführt werden. So lange braucht der Organismus in etwa, um sich anzupassen. Danach steht uns eine verbesserte Konzentrationskraft zur Verfügung. Für einen maximalen Übungseffekt wäre es sinnvoll, immer wieder denselben Gegenstand

Vom Alten trennen, um Raum für Neues zu haben

Gedankenübung

Der Organismus braucht einen Monat, um sich an neue Aspekte zu gewöhnen

zu nehmen, da es zunehmend anstrengender wird, der Langeweile entgegenzuarbeiten und immer wieder neu eigentlich Vertrautes bewusst zu denken. Bevor Sie aber genervt abbrechen, wechseln Sie lieber den Gegenstand. Einfache Gegenstände sind gedanklich leichter zu bewältigen als Gestaltungen aus der Natur.

Erwünschte Nebeneffekte

Die Übung bringt einige erwünschte *Nebeneffekte* mit sich: Wir können zum Beispiel bemerken, wie oberflächlich wir Gegenstände wahrnehmen und wie schnell wir durch ein etikettierendes Urteil eine unbefangene und genauere Beobachtung ablähmen. Die Übung kann also eine gewisse Sensibilisierung und Fähigkeit zum *Staunen* fördern. Ein zweiter Nebeneffekt ist, dass wir tiefer in die funktionalen Zusammenhänge bei der Gestaltung von Gegenständen eintauchen und verstehen lernen, warum ein Gegenstand gerade so und nicht anders gemacht wurde. Das fördert den Respekt vor den kleinen Dingen und den Gedanken, die sich andere Menschen darum gemacht haben.

Einbrennen: Um zu erkennen, womit wir uns verbinden wollen und was unseren Lebenszielen entspricht, müssen wir die Fähigkeit üben, automatische bzw. gewohnheitsmäßige Handlungen unterbrechen zu können. Dies kann mit der folgenden *Übung* trainiert werden:

Willensübung

Versuchen Sie sich bewusst gegen einen spontanen Handlungsimpuls zu entscheiden. Wenn Sie zum Beispiel auf der Straße einer schönen Frau nachschauen wollen, tun Sie es gerade nicht! Wenn Sie noch bei Gelb über eine Ampel fahren wollen, halten Sie bewusst an! Wenn Sie ein Stück Schokolade essen wollen, das auf dem Tisch liegt, lassen Sie es bewusst liegen (zumindest für diesen Moment)! Wenn Sie eine Zigarette rauchen wollen, tun Sie erst etwas anderes und verschieben Sie die Zigarette. Wenn Sie auf der Straße an einem liegen gelassenen Papier vorbeigehen wollen, bleiben Sie stehen und heben Sie das Papier bewusst auf und tun es in einen Papierkorb! Wenn Sie morgens erst die Unterhose anziehen möchten, beginnen Sie mit dem Unterhemd. Wenn Sie sich die Zähne mit der rechten Hand putzen, versuchen Sie es einmal mit der linken usw.

Wenden Sie diese Übung wie ein Spiel tagsüber an, wann immer sich die Gelegenheit ergibt – aber machen Sie keinen Zwang daraus! Diese Übung stärkt die Fähigkeit, automatisierte Prozesse zu unterbrechen und steuernd Einfluss zu nehmen, indem Sie einen inneren

Abstand zwischen den Handlungsimpuls und die Handlung schieben – Sie können bewusst lenkend eingreifen.

Wenn wir unseren «inneren Schweinehund» grundsätzlich lenken können, ist die Grundlage gelegt, aus den alten Bahnen auszubrechen und den Lebensfluss im Sinne der *persönlichen Lebensziele* neu zu lenken. Diese Gedanken führen uns zu einer Lebensbilanz in der Gegenwart. Dafür sollten wir uns gelegentlich die Zeit nehmen, um nicht immer im selben Trott weiterzumachen. Es besteht im Leben nämlich auch die Gefahr, dass wir zu viel von dem tun, was im richtigen Ausmaß eine gesunde Tendenz wäre, nämlich in träumender Weise ganz in das Tun in der Gegenwart einzutauchen. Ganz in der Gegenwart zu sein, die Willenskräfte, das Fühlen und das Denken zu zentrieren, wirkt harmonisierend auf das Seelenleben und kann als eine Art «Meditation im Alltag» betrachtet werden, bei der wir uns ganz auf die konkrete Lebenssituation einlassen und sie annehmen. Dominiert diese Haltung zu stark, besteht dagegen die Gefahr, wichtige Lebensziele aus den Augen zu verlieren, gewissermaßen unser Leben zu «verschlafen». Der Fluss hat keine Richtung, in die er fließen soll – ohne Ziel jedoch kein Weg (siehe auch Kapitel «Den Fluss regulieren und begrenzen» ab Seite 140).

Neue Lebensziele entwickeln

In schwierigen Zeiten kann die Zentrierung auf den nächsten Schritt hilfreich sein, um überhaupt weiterzugehen. Langfristig kann sich hintergründig der Gedanke bilden: Das wirkliche, das gute Leben kommt später, wenn ich wieder einen Arbeitsplatz habe, wenn die Kinder groß sind, wenn das Häuschen gebaut ist, wenn dieses oder jenes Projekt abgeschlossen ist, wenn ich in Rente bin …

Das «Prinzip Hoffnung» ist für sich genommen nicht schlecht. Wenn es aber dazu führt, Dinge auf die «lange Bank» zu schieben, dann kann es zu einer inneren Stagnation führen. Was schieben wir denn auf die lange Bank? Meistens sind es die Bedürfnisse des «inneren Kindes»: Momente der Entspannung, des Genusses, des «Spiels und Spaßes». Mit zunehmendem Lebensalter wird das Warten auf die bessere Zukunft immer unglaubwürdiger und kann zu einer unterschwelligen Unzufriedenheit und Depressivität führen. Diese Depressivität nicht zu übergehen, sondern ernst zu nehmen, kann der Ausgangspunkt für eine Neubesinnung und Neuorientierung sein. Freude und ein gutes Selbstwertgefühl sind menschliche Grundbe-

Nicht alles immer auf ein besseres Morgen verschieben

dürfnisse und brauchen einen angemessenen Platz im Leben. Für eine aufrichtige Lebensbilanz können aus den Augen des «inneren Kindes» folgende Fragen weiterhelfen:

- Was macht mir wirklich Freude?
- Was hat mir früher Spaß gemacht?
- Wo erlebe ich mich als wertvoll?
- Wo zeigen mir andere, dass ich für sie wertvoll bin?
- Wo erlebe ich für mich Entwicklung und Wachstum?
- Wann und wofür haben mich andere zuletzt gelobt?
- Wann und wobei habe ich zuletzt richtig gelacht?
- Wann und wobei war ich richtig entspannt?
- Welche Menschen sind für mich da, wenn ich sie brauche?
- Wer hat mir zuletzt gesagt, dass er sich gerne mal wieder mit mir treffen oder mich eingeladen möchte?

Schreiben Sie die Antworten ruhig auf, auch wenn es Ihnen schwer fällt, ernüchternd ist und vielleicht wehtut. Es ist, wie es ist! Jede Bilanz beginnt mit einer schonungslosen Inventur, mit dem, was *da* ist – nicht mit den Hoffnungen. Das Wegschauen fördert die innere Spaltung und damit die Depressionen. Fangen Sie heute mit einer Verbesserung Ihrer Lebenssituation an. Ohne Bilanz des «Ist-Zustandes» geht das nicht, erst dann kommt der Blick in die Zukunft.

Der Blick in die Zukunft

Träume von der Zukunft

Und jetzt machen Sie bitte etwas Paradoxes: Vergessen Sie alles, was ist und was Sie aufgeschrieben haben – träumen Sie! Stellen Sie sich vor, wie Sie in einem oder auch in fünf Jahren leben wollen, wie Ihr Leben aussehen soll. Ganz genau! Schreiben Sie ein Drehbuch Ihres Lebens für den heutigen Tag (in einem oder in fünf Jahren). In welchem Bett wachen Sie auf, wer liegt da noch? Welche Wohnung ist es, welche Menschen sind da noch, welche Stadt, welches Land, welche Arbeit haben Sie, welche Hobbys, welche Freunde? Schütteln Sie nicht den Kopf: Es sind Ihre Träume, Ihre Sehnsüchte, an denen Sie gefühlsmäßig Ihre tatsächliche Zukunft messen werden. Das sind Ihre «ungedeckten Schecks» auf die Zukunft! Schreiben Sie sie auf! Auch hier gilt: Wegschauen hilft nicht. Sie können Ihre Sehnsüchte nicht verdrängen, ohne dass Sie später von ihnen eingeholt werden. Sie wissen doch: «Ent-Täuschung» bedeutet das Ende einer Täuschung. Natürlich tut das weh, aber es ist Ihre innere Wirklichkeit.

Möglicherweise besteht eine große Differenz zwischen Ihren Träumen und Ihrem tatsächlichen Leben. Eine gewisse Spannung kann Ansporn sein, besonders wenn sie uns bewusst ist. Eine große Spannung, die wir nicht wahrhaben wollen, führt in eine Lebenslüge, die irgendwann auffliegen wird. Zugegeben, das wird erst später sein, und wir Menschen schieben Unangenehmes gerne auf die lange Bank. Aber später ist vielleicht zu spät, um noch etwas ändern zu können. Aus therapeutischer Sicht ist es daher besser, wenn Sie sich *jetzt* diesem Schmerz aussetzen, wenn Sie noch mehr Zeit haben, in irgendeiner Weise darauf zu reagieren und das Beste daraus zu machen.

Differenzen zwischen Wunsch und Wirklichkeit

Schmerz ist ein starkes Gefühl – und Gefühle sind die Brücke zum Tun. Schmerz, der uns stark bewegt, kann dazu führen, dass wir auch äußerlich in Bewegung kommen, dass wir die Macht der Gewohnheit durchbrechen und etwas Neues wagen. Sie denken jetzt vielleicht, dass Sie ein besonders schwacher Mensch sind, weil es Ihnen so schwer fällt, die Dinge anzupacken. Zum einen mag das an Ihrer depressiven Verfassung liegen, zum anderen fällt es aber *allen* Menschen schwer, Gewohnheiten zu verändern. Es wurde ja bereits beschrieben, dass wir uns in unseren Gewohnheiten einrichten, uns innerlich wie auf einen Sessel setzen. Unsere Gewohnheiten sind uns vertraut und geben uns Sicherheit. Alles Neue fällt uns schwer, denn jede Verhaltensänderung führt zu einem inneren Spannungsanstieg. Es geht uns erst einmal schlechter. Damit wir es schaffen, innerlich in die Tat zu kommen, braucht es eine starke Motivation.

Motivation entsteht auf zwei Seiten. Entweder ist der jetzige Zustand so unangenehm, dass wir ihn ändern wollen, oder wir haben eine *positive Zielvorstellung*, die uns anzieht. Beides kann natürlich auch wie bei einer Wippe zusammenwirken. Damit die positive Zielvorstellung Kraft in uns entfaltet, ist es wichtig, dass wir uns den Zielzustand so intensiv vorstellen, dass er ein konkretes plastisches Bild wird. Dieses Bild wirkt auf unser Gefühlsleben, und die Gefühle setzen Willenskräfte frei. Hier gilt dasselbe wie beim Bild der Zitrone (siehe Kapitel «Somatische Depression» auf Seite 53 f.).

Wie entsteht Motivation?

Zuerst müssen Teilziele definiert werden

Um aus der ernüchternden Lebensbilanz etwas Gutes wachsen zu lassen, brauchen wir konkret erreichbare *Teilziele*, die uns anziehen. Wenn wir diese erreicht haben und wenigstens etwas von unserem Traum verwirklichen können, steigert es die Kraft zu weiteren Schritten. Diese Teilziele können Sie durchaus im Rahmen Ihres Projektes «ich arbeite an meiner Depression» gemeinsam mit Freunden oder einem Partner besprechen. Gehen Sie bitte bei Ihrem Lebensprojekt genauso systematisch und gründlich vor wie bei einem Arbeitsprojekt.

Zieldefinitionen im «Lebensprojekt»

Beginnen Sie mit Ihren (1) *längerfristigen Zielen* und schreiben Sie diese auf. Sie können auch Träume aufschreiben, sollten aber konkrete Ziele von Träumen trennen. Daraus leiten Sie (2) *mittelfristige Ziele* ab, die Sie z.B. in den nächsten drei bis sechs Monaten angehen wollen. Wenn Ihnen aus Ihrer depressiven Stimmung heraus kein Ziel attraktiv erscheint, erinnern Sie sich daran, was Ihnen früher einmal Spaß gemacht hat und probieren Sie es jetzt wieder aus. Zuletzt planen Sie die ersten (3) *Nahziele,* die Sie in den nächsten zwei bis vier Wochen angehen können.

Tagesplanung

Umsetzung konkreter Schritte

Wenn Sie diese Aufstellung Ihrer Ziele haben, können Sie mit der *Umsetzungsplanung* der *konkreten Schritte* beginnen: Schreiben Sie Ziele, Teilschritte und Ergebnisse auf und führen Sie über Ihre *Erfolge* ein *Tagebuch.* Das kann in freier Form geschehen. Optimal ist allerdings, wenn Sie anfangs dazu das Formblatt aus dem Anhang verwenden (siehe Seite 248), da dieses Formblatt die Selbstveränderung gezielt fördert.

Konkrete Planung von Aktivitäten

Bei der Planung der Aktivitäten für den nächsten Tag ist es wichtig, dass Sie sich nicht zu viel vornehmen. Bei depressiven Menschen ist der «innere Antreiber» oft sehr stark und argumentiert nach dem Prinzip: «Du musst von dir das Unmögliche fordern, um das Mögliche zu erreichen.» Wenn Sie sich aber immer mehr vornehmen, als Sie schaffen können, werden Sie Ihre Ziele nie erreichen. Sie werden immer mit einem leichten Schuldgefühl aus dem Tag herausgehen. Das verstärkt aber Ihre Depression. Besser ist es, sich die Latte etwas tiefer zu hängen, sodass Sie sie mit großer Wahrscheinlichkeit überqueren können, auch wenn mal etwas nicht ganz nach Plan läuft. Sie haben dann zudem noch etwas Luft. Im Extremfall ist es notwendig, die Latte so tief zu legen, dass Sie (bildlich gesprochen) beim besten Willen nicht mehr unter ihr hindurchkriechen können. Eine depressive Patientin hatte zum Beispiel das Ziel, die Fensterscheiben in ihrer Wohnung zu putzen. Die Vorstellung, alle Scheiben an einem Tag zu reinigen, hat sie jedoch jedes Mal entmutigt. Auf die Frage, wie viele Fenster sie schaffen könnte, entgegnete sie: «Vielleicht ein Einziges.» Wir haben daraufhin vereinbart, dass sie versuchen soll, nur die eine Hälfte der beiden Fensterflügel zu putzen und nur von innen. Damit war die Latte so niedrig gelegt, dass die innere Kraft ausreichte, die Arbeit zu beginnen. Nachdem die Patientin erst einmal angefangen hatte, hatte sie die Kraft gewonnen, den zweiten Flügel auch noch in Angriff zu nehmen. Und da sie schon dabei war, putzte sie gleich alle Fenster! Es empfiehlt sich aber, die eigene Vorgabe einzuhalten, denn ein solcher «Arbeitsrausch» kann zu einem nachfolgenden Zusammenbruch führen – und dann ist nichts gewonnen.

Das rechte Maß halten

Diese Art von Initialzündung ist typisch, sollte jedoch nicht dazu verführen, tatsächlich alle Scheiben zu putzen, weil Sie sich danach möglicherweise wieder erschöpft fühlen. Also lieber für diesen Tag Pause machen, wenn das geplante Ziel erreicht ist, sich mit einer angenehmen Aktivität belohnen und am nächsten Tag weitermachen. Der Aufbau der längerfristigen Leistungsfähigkeit zählt und nicht die «Eintagsfliege»!

Wenn Ihre Depression so schwer ist, dass Sie diese Art der Tagesplanung überfordert, können Sie sich auch nur ein oder zwei Dinge schriftlich am Abend vorher vornehmen und am nächsten Abend einen *positiven* Satz ins Tagebuch schreiben. Bitte schreiben Sie keine negativen Gedanken auf, sondern versuchen Sie gezielt, aus dem Tag das Positive zu ziehen, auch wenn es noch so klein erscheint. Depressive Menschen neigen zu einem Schwarz-Weiß-Denken bzw. zu Alles-oder-Nichts-Mustern.

Das Positive am Tag wahrnehmen

In der Sprache der inneren Teile heißt das: Zunächst lähmen die übergroßen Forderungen der «inneren Antreiber» die Initiative des «inneren Kindes» ab. Sind diese etwas entmachtet und das Kind bekommt mehr Tatkraft, treten sie sofort wieder hinzu und verführen es, über seine Grenzen zu gehen. Daraufhin fühlt sich das Kind wieder überfordert und «knickt ein». Die «inneren Eltern» schätzen das als unzuverlässiges Versagen ein. Aus dieser Entwertungsspirale müssen wir ausbrechen, indem wir rechtzeitig aufhören, bevor das «innere Kind» sich übernimmt. Dazu braucht es den «inneren Erwachsenen». Wie dieser den *inneren Dialog* führen kann, ist im Kapitel «Den Fluss regulieren und begrenzen» ab Seite 140 beschrieben.

Positive Lernerfahrungen aufbauen

Der «innere Erwachsene» muss dafür sorgen, dass die geplanten Ziele erreicht werden. Dadurch bauen wir *positive Lernerfahrungen* auf, die die alten Grübelschleifen und Selbstzweifel nach und nach überdecken bzw. in einem positiven Sinne verdrängen können. Aus der neurobiologischen Forschung ist bekannt, dass bei Grübelschleifen das rechte Stirnhirn aktiv ist, bei positiven Erfahrungen das linke. Nach einer erfolgreichen Selbstveränderung bzw. einer Therapie sind auch die Aktivitätsmuster in Gehirn verändert. Gute Erfahrungen gehen einem tatsächlich in Fleisch und Blut über. Damit dieses «Einbrennen» aber auch gelingt, müssen die Erfahrungen intensiv sein, bewusst wahrgenommen und oft wiederholt werden. Im Gehirn werden dann die dabei beteiligten Nervenzellen immer fester miteinander verbunden, sodass die so eingebrannten Muster immer leichter aktiviert werden können. Das ist die neurobiologische Grundlage des Satzes: «Übung macht den Meister.» Wir formen durch Übung unseren Körper so, dass er das Neue immer leichter tun kann. Wenn wir dies rhythmisch wiederholen bzw. positive Verhaltensweisen als Rituale in unserem Alltag verankern, brauchen wir immer weniger Kraft. So wird aus uns nach und nach ein anderer, ein neuer Mensch.

Übung macht den Meister

Den Zufluss erhöhen – das Schöne fühlen

Die Aufmerksamkeit bewusst auf die Umwelt lenken

Zuvor wurde bereits erwähnt, dass in der Depression das mitfühlende Erleben mit der Umgebung beeinträchtigt ist. Die Betroffenen fühlen sich wie eingemauert in sich selbst. Eine Möglichkeit, auf das Seelenleben einzuwirken, besteht darin, die Aufmerksamkeit bewusst auf die Umwelt zu lenken, um mittels der dadurch in uns entstehenden inneren Bilder auf das Gefühl einzuwirken. Ein solch unmittelbares Mitfühlen bzw. Miterleben der Natur ist für uns aber nicht mehr selbstverständlich. Durch die Funktion unserer Sinnesorgane sind wir heute stärker von der Außenwelt abgetrennt, was das depressive Isolationsgefühl fördert. Unsere Sinne sind so aufgebaut, dass die Sinnesorgane zunächst nur einen physikalischen Reiz durchlassen, zum Beispiel eine Licht- oder Schallwelle. In der gegenwärtigen Forschung herrscht die Vorstellung vor, dass die Wahrnehmung auf diese Reizeinwirkungen reduziert werden könnte. Tatsächlich ist unser Organismus bis zu einem gewissen Grad täuschbar und wähnt sich zum Beispiel im Kino durch Licht- und Schalleinflüsse in einer anderen Welt, als er tatsächlich ist. Dies ist dadurch möglich, dass in unserem Nervensystem die physikalisch abgelähmten Sinnesreize aktiv zu einem lebendigen Ganzen zusammengesetzt werden. Wir nehmen nicht mehr die Welt unmittelbar wahr, sondern bauen in uns ein Weltbild aktiv auf, das nur begrenzt die äußere Welt widerspiegelt. Die neurobiologische Forschung konnte zeigen, dass nur etwa 10 Prozent unseres inneren Bildes tatsächlich aus der Wahrnehmung eines äußeren Bildes kommt. 90 Prozent ergänzen bzw. gestalten wir innerlich dazu. Das ist der Grund, warum beispielsweise zwei Menschen dieselbe Situation ganz unterschiedlich erleben können oder wir selbst dieselbe Situation in einem Fall gut verkraften und im anderen Fall nicht.

Wie nehmen wir die Welt wahr?

Unsere Wahrnehmung und unser Erleben hängen sehr stark davon ab, was wir innerlich zu dem Sinnesreiz unbewusst hinzufügen. Wir halten das momentane Erleben für objektiv, da wir nicht zwischen der Wahrnehmung des Äußeren und unserer inneren Ergänzung trennen können. Ebenso wie die Verdauung nicht einfach nur die passive Aufnahme von Nahrung ist, ist die Wahrnehmung nicht nur ein passives Aufnehmen von Sinneseindrücken.

Die «Verdauung» der Sinnesreize geschieht unbewusst in den tieferen Regionen unseres Gehirns, von wo aus über die hormonellen und vegetativen Mitreaktionen der ganze Körper in das Erleben eingebunden ist und die Erlebnisreste früherer emotionaler Erinnerungen und Bewertungen beigemischt werden. Erst das fertige Ergebnis dieses komplizierten Prozesses erscheint uns dann als Wahrnehmungserlebnis im Bewusstsein.

Wie verarbeiten wir unsere Sinneseindrücke?

Wir können nicht verhindern, dass bestimmte Auslösereize das Mitschwingen früherer Erlebnisse bewirken und dadurch unbewusst unsere aktuelle Stimmung beeinflussen. Wenn wir uns aber bewusst machen, dass dieses Mitfühlen nicht objektiv ist, sondern durch unsere aktive, unbewusste «Verdauung» erst geschaffen wurde, können

Bewusste Einflussnahme auf Auslösereize

Gefühlsurteile sind weder beständig noch verlässlich

wir uns leichter von der emotionalen Bewertung des Erlebnisses distanzieren. Aus diesem Grund dürfen wir uns nicht auf unsere depressiven Gefühle ungebremst und unreflektiert einlassen bzw. sie für bare Münze nehmen. Nicht die Welt ist niederdrückend, sondern unser subjektives Erleben. Unsere Gefühlsurteile sind weder verlässlich noch beständig. Wir müssen daher diesem Gefühlserleben eine verstandesorientierte, bewusste Urteilsbildung gegenüberstellen, wie das im vorigen Kapitel beschrieben wurde. In diese bewusste Denktätigkeit wirkt unsere Ich-Kraft hinein und baut einen rationalen «Gedankenorganismus» als Gegenbild zum alten, gefühlsgesteuerten «Sorgenorganismus» auf, der uns inneren Halt und Sicherheit gibt und uns verstehend mit der Welt verbindet. Diese rationalen, «Sinn-vollen» Gedanken sind – bildlich gesprochen – gesunde Nahrung für die Seele.

Durch unsere Sinneskonstitution bildet unser Organismus eine kleine, abgeschirmte Welt für sich aus. Dadurch ist es möglich, sich in der Depression völlig von der Welt abgeschnitten oder sogar eingesperrt zu fühlen. Der Sprachgebraucht hat dafür die Redewendung: «von allen guten Geistern verlassen sein». Das, was wir sinnlich wahrnehmen, ist geistig gesehen quasi «Sinn-los» geworden, dem Geist entfremdet, von ihm abgetrennt. Die Wahrnehmung ist «abstrakt», der Sinn ist «abgezogen». Diese übersteigerte Abgrenzungsgeste von der Welt können wir therapeutisch beantworten, indem wir aktiv die hingebungsvolle Begegnung mit der Welt suchen und uns wieder miterlebend-sympathisch mit ihr bewusst verbinden. Mit *Sympathie* ist hier nicht das spontan gegebene Gefühl gemeint, sondern die Bereitschaft auf der Willensebene, sich einer Sache aktiv-offen zuzuwenden. Wir müssen dazu die zu den Wahrnehmungen unbewusst hinzugefügten Bewertungen zurückweisen und versuchen, vorurteilslos und aufmerksam die Wahrnehmung möglichst sachlich zu beschreiben, ohne zu werten. Wenn Sie das üben, werden Sie merken, wie schnell sich in die Wahrnehmungen Bewertungen einmischen: «Das Bild ist hässlich, das schmeckt eklig, das Baby ist aber süß» usw. Um achtsame Sachlichkeit zu üben, müssen wir uns auch bei den positiven Bewertungen zurückhalten können.

Achtsame Sachlichkeit üben

Wenn wir die negativen, antipathieauslösenden (d.h. abgrenzungsfördernden), automatisierten Bewertungen erst einmal loslassen können, ist der Raum frei für eine gefühlsoffenere Begegnung mit der

Welt. Es wurde schon angedeutet, dass durch die Sinnestore das Mitschwingen mit den Weltenprozessen abgemindert wird. Wären diese auf die physische Wahrnehmung reduzierten Sinnestore nicht da, würden wir noch viel stärker innerlich mit der Umwelt «mitgehen» und uns vielleicht sogar überflutet fühlen. Dass Sinneseindrücke uns direkt mitbewegen können, erleben wir auch daran, dass unser Fuß im Takt einer Musik mitwippt, ohne dass wir es merken. Darüber hinaus schwingen wir auch noch in einer feineren, unmittelbaren Weise mit den Umgebungskräften mit, auch wenn das nicht physikalisch messbar ist.

Durch eine gezielte Schulung kann man sich für diese feineren Wahrnehmungen sensibilisieren und sich immer stärker auf ein Miterleben der Umgebungsprozesse einlassen. So können wir uns zum Beispiel intensiv und mitfühlend in die Wachstumsbewegung eines Baumes hineinversetzen und einen Nachklang der Kräfte fühlen, denen er ausgesetzt war. Wir können im Wind auf unserer Haut etwas von der formenden Gestaltungskraft der Luftbewegung empfinden und in den großflächigen Blättern von Sumpfpflanzen etwas von der nährenden und belebenden Kraft des Wassers. Mit unserem «Seelenohr» hören wir im Gesang der Vögel eine im ganzen Körper ausgedrückte Freude über den Frühling, fühlen in den Bewegungen der Katze deren Geschmeidigkeit, Spannkraft und Hingabe an den Augenblick mit. Und Großeltern spielen wahrscheinlich deshalb auch so gerne mit ihren Enkelkindern, weil sie dabei deren Staunen, Begeisterungsfähigkeit und seelische Beweglichkeit miterleben können. So wie eine Geige mit den Tönen der Umgebung mitschwingt, können wir innerlich von den Kräften der Umgebung mitbewegt werden – im Guten wie im Schlechten. Dieses Mitschwingen ist bei der Depression negativ verzerrt oder bei schwereren Formen sogar ganz blockiert. Dadurch fühlen wir uns von den nährenden und belebenden Kräften der Welt abgeschnitten und in der Schwere gefangen.

Durch gezielte Schulung eine feinere Wahrnehmung erlernen

Ein therapeutischer Zugang besteht darin, dieses Mitbewegtwerden wieder ganz gezielt gegen die innere «Schwerkraft» bzw. Trägheit der Seele zu üben. Dazu gibt es mehrere konkrete Möglichkeiten: Zum einen können Sie, wie schon angedeutet, die mitfühlende Hinwendung auf Ihre Umgebung üben. Beobachten Sie zum Beispiel eine *Pflanze* in Ihrem Zimmer oder einen *Baum* in der Natur ganz genau und lassen

Die innere Schwerkraft überwinden

vor Ihrem inneren Auge die Wachstumsbewegung noch einmal entstehen und gehen Sie sie innerlich mit. Stellen Sie sich ganz bildlich vor, wie die Wurzeln in das Erdreich eindringen und «Saft und Kraft» von der Erde geschenkt bekommen und aufsaugen, wie dann dieser Kräftestrom sich in Stängel oder Stamm bündelt, vom Licht angezogen aufwärts steigt, sich Blatt für Blatt atmend der Luft hingibt, wie die Blätter als Ganzes einen luftig-lichten Raum gestaltend ergreifen. Dann können Sie die Augen zumachen und diesen Baum innerlich nachfühlen. Eine detaillierte Anleitung zu dieser Übung finden Sie im Anhang, weitere Anregungen im Buch von B. Lievegoed «Der Mensch an der Schwelle ...» (siehe Literaturempfehlungen auf Seite 251).

Übung zur Stärkung der inneren Kräfte

Diese Übung hat einen eher aufbauenden Charakter. Wenn Sie Ihre innere Kraft stärken wollen, um mit Widerständen umgehen zu können, dann können Sie die Übung in der folgenden Weise weiterführen: *Stellen Sie sich vor, wie die kürzer werdenden Tage und die kühle Luft die Blätter zum Welken bringen und der Baum seine Wachstumskräfte zurücknimmt, aber nicht ohne das Licht und die Wärme des Sommers in seine Früchte und Samen aufgenommen zu haben, aus denen neues Leben hervorgehen wird, wenn die Blätter abgefallen sind oder sogar die ganze Pflanze verwelkt ist.*

Wir können diese Herbst- bzw. Sonnenuntergangsstimmung innerlich durch das *Bild des aufgehenden Mondes* ergänzen, in dem die Tageskräfte in verwandelter Form in der Nacht weiterwirken. Es ist gut, diese Gedankenbewegungen mit Erinnerungsbildern an entsprechende Naturphänomene zu unterstützen. Falls Sie in Ihrem Leben noch kein «Archiv» an solch seelisch gefärbten Wahrnehmungserinnerungen haben, können Sie eine neue Beziehung zu diesen Naturkräften aufbauen, indem Sie *Erbsen* zum Keimen bringen und Tag für Tag nachschauen, wie der Keim wächst. Wenn Sie möchten, können Sie noch eine kleine *Skizze* dieses Sprosses anfertigen und dadurch einen tieferen Eindruck in Ihrer Seele erzeugen. Ähnlich wie beim Aufschreiben brennen sich auch beim Zeichnen die Eindrücke tiefer in den Erinnerungsorganismus ein und beleben diesen.

Sie können auch von nun an versuchen, mit wacherem Blick durch die Straßen zu gehen und allerhand *belebende Bilder* «aufsaugen»: die Kraft, mit welcher der Löwenzahn durch den Asphalt bricht, die Genügsamkeit, mit der eine Birke aus den Mauern eines verfallenen

Hauses herauswächst, die beharrliche Nachgiebigkeit, mit der Bäume oder das Schilf der Kraft des Windes nachgeben, ohne zu brechen, oder die unermüdlich-geduldige Erneuerungskraft, mit der ein «brutal» zurückgeschnittener Baum wieder austreibt. All dies sind überall in der Natur miterlebbare «antidepressive» Seelenbilder. Durch die Hingabe an diese Bilder können wir die zugrunde liegenden Aufbaukräfte in uns zum Mitschwingen bringen und dadurch beleben. Wir müssen, angestoßen durch eine im Denken gewonnene innere Einsicht, unsere innere Schwerkraft überwinden, wir müssen, wie im vorigen Abschnitt beschrieben, Dinge einfach tun, auch wenn das Gefühl zunächst nicht mitmachen will. Letztendlich folgt das Gefühl dem, was wir auf es einwirken lassen – im Guten wie im Schlechten. Darin liegt unsere besondere Verantwortung: Genau wie wir darauf achten, was wir essen, wie sich unser Körper aus der Nahrung aufbaut («du bist, was du isst»), müssen wir auch prüfen, mit welchen Sinnesreizen wir uns «ernähren», denn wir werden in unseren Erinnerungen wiederfinden, was wir früher erlebt haben. Unsere gegenwärtigen Erlebnisse bilden den Hintergrund, vor dem wir in der Zukunft die Welt und uns selbst erleben. In der Gegenwart begegnet uns seelisch die Vergangenheit wieder und droht dadurch, unsere Zukunft im Sinne des Alten zu gestalten. Durch ein vernunftgemäßes, nicht seelisch verfärbtes Denken und davon geführtes Erleben können wir aus diesem Schicksalsstrom heraus die Gegenwart anders gestalten als nach den Spielregeln der Vergangenheit. Wir können unser Zukunftsschicksal ändern, indem wir in der Gegenwart neue Erlebnisse herbeiführen und in uns einprägen.

Belebende Wahrnehmungen in der Natur

Gegenwärtige Erlebnisse bilden zukünftige Wahrnehmungen

Die Gedanken allein haben nicht die Kraft, direkt auf das Erleben oder gar den Willen (d.h. die Handlungsimpulse) einzuwirken. Der abstrakte Gedanke muss sich zunächst mit einer bildlichen Vorstellung verbinden bzw. anreichern. Aus den bildgebenden Verfahren ist bekannt, dass dabei unterschiedliche Hirnregionen beteiligt sind (siehe auch Tab. 5 auf Seite 77 und die Bücher von G. Hüther sowie Spitzer und Bertram in den Literaturempfehlungen): Beim abstrakten Denken sind eher das Frontalhirn und das Sprachzentrum in der linken Hirnhälfte aktiv, bei den komplexen, lebensnahen, bildlichen Vorstellungen die rechte Hirnhälfte und die tiefer gelegenen (orbitofrontalen) Hirnregionen. Der Weg der Aktivierung geht (Analog den

Pfeilen in Tab. 5) entsprechend von der linken zur rechten Hirnhälfte und erst dann zu den noch tiefer gelegenen, sogenannten «limbischen Zentren», in denen zum Beispiel das Belohnungssystem sitzt. Erst wenn sich das Belohnungssystem von den lebendigen, bildhaften Zielvorstellungen angesprochen fühlt, reagiert es mit einem positiven Gefühl und bewirkt eine Aktivierung, die wir innerlich als Motivation bzw. Antrieb zur Bewegung erleben (siehe Tab. 7).

Auf diesem Weg wird aus der lichthaft-kristallklaren, gedanklichen-wahren, aber abstrakt-leblosen Vorstellung zunächst eine die Lebens- bzw. Bildkräfte ansprechende, auch emotional «anziehende» und schöne bildliche Vorstellung aufgebaut. Diese kann dann eine positive Gefühlsstimmung nach sich ziehen, die wiederum den inneren Tatendrang auf der Willens- bzw. Handlungsebene aufruft und die Kraft verleiht, etwas zu bewegen bzw. zu verwirklichen. Damit ist aus einem Gedanken neues «Sein» geschaffen worden.

Schon kleine Schritte aus der depressiven Lähmung sind ein Erfolg

Für Menschen, die sich tiefer in einer depressiven Lähmung befinden, können die zuvor beschriebenen meditativen Wahrnehmungsübungen zu schwer sein. Dann sollte mit kleinen Schritten begonnen werden. Jede kleinere innere Bewegung, die vom Selbsterleben zum Welterleben führt, ist ein Schritt in die richtige Richtung. So können Sie zum Beispiel ein gutes Buch Wort für Wort, Satz für Satz lesen, notfalls laut. Aber Sie müssen darauf achten, dass Sie das Gelesene innerlich mitbewegen und möglichst bildlich nachgestalten. Sie können auch eine Musik bewusst hören und innerlich das Auf und Ab der Melodien mitbewegen, die Dynamik des Lauter- und Leiserwerdens mitfühlen oder das Innehalten des Musikflusses in der Pause vor dem Finale. Eigentlich ist in Ihrer Umgebung immer irgendetwas los: Statt zu grübeln, können Sie auch auf die Geräusche hören, die im Moment in Ihrer Umgebung zu vernehmen sind. Oder wenn Sie auf der Straße laufen, begleiten Sie sich innerlich Schritt für Schritt, fühlen achtsam den Wind in den Haaren oder die Wärme der Sonne auf der Haut. Jede aktuelle Wahrnehmung ist besser als Ihre innerlich-kreisenden Grübelgedanken. Sie müssen sich allerdings mit sanfter Gewalt zu diesen Wahrnehmungen hinlenken, damit diese Ihr Bewusstsein füllen und die automatisierten Grübelgedanken und damit verbundenen Lähmungsgefühle zur Seite schieben. Eine strukturierte Übung in diesem Sinne ist im Anhang als sogenannte «1-2-3-4-5-Übung» beschrieben.

Tabelle 7: **Prozess des «Verwirklichens»**			
abstrakter Gedanke	mineralisch	lichthaft	wahr
bildhafte Vorstellung	Lebens-/Bildekräfte	ästhetisch	schön
Gefühlsstimmung	Gefühlskräfte	liebevoll	gut
Bewegungsimpuls	Willens-/Ich-Kraft	warm-belebend	seiend

Dieses Bedingungsgefüge ergibt zusammengefasst folgendes Bild: Unser relativ von der Welt abgegrenzter innerer Erlebensraum gibt uns einerseits Selbstbewusstsein, trennt uns aber auch von der Welt. Wir meinen, wir seien der Schöpfer unserer Gedanken und Handlungen, betrachten sie als unser «geistiges Eigentum». In gesteigerter Form führt dieses Mittelpunktsgefühl zum Egoismus oder zur Erstarrung in uns selbst, zum Verlust des Miterlebens der Verbundenheit mit der Welt, zum Gefühl des depressiven Erlebens von Abgetrenntsein, von Schwere und Einsamkeit ohne Zukunft, zum Gefühl von Hilfs- und Hoffnungslosigkeit. In der Holzplastik von Rudolf Steiner (siehe Abb. 6 auf Seite 134) ist dies durch die beiden unteren Figuren ausgedrückt. Das übersteigerte Gegenteil wäre ein verstärktes Sich-Verbinden bis hin zur rauschhaft-illusionären Auflösung, hingegeben an die Kräfte, wie es die beiden oberen Figuren darstellen. Die Gesundheit besteht in einem aktiv errungenen Ausgleich dieser beiden Extreme, wie es im sogenannten «Menschheitsrepräsentanten» in der Mitte der Plastik zum Ausdruck kommt. Er kann mit seinem ernsten, gezielten Voranschreiten ein Sinnbild für den geduldigen Weg aus der Depression sein im Sinne einer Vermittlung zwischen selbstzentriertem Glückserleben und dem heilsamen Verbundensein mit der Umwelt.

In der Mitte – der Mensch

Die Sehnsucht nach einer Auflösung und Befreiung aus dem Kerker des gesteigerten negativen Selbsterlebens in der Depression lässt viele Depressive zum Alkohol oder zu Beruhigungsmitteln greifen – bis hin zur Sehnsucht, sich durch einen Selbstmord vom Körper zu lösen. Aber wir sollten die «Lösung» nicht in einer chemischen Illusion *in* uns suchen (was ja auch wieder eine Selbstzentrierung wäre), sondern im Miterleben heilsamer Kräfte *um* uns. Diese Belebung und Befruchtung ist in drei Richtungen möglich:

Gefahr von Suchterkrankungen

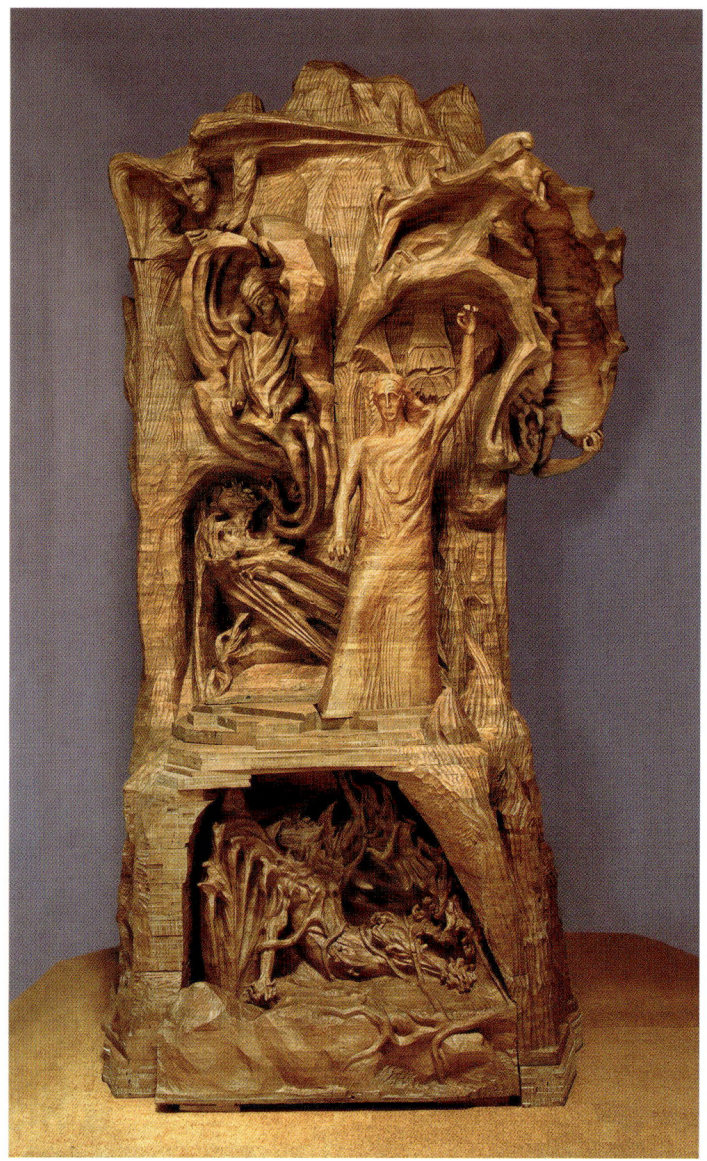

Abbildung 6: Menschheitsrepräsentant von Edith Maryon und Rudolf Steiner.
Fotografie: Michael Schnur, www.m-schnur-verlag.de

- Die Hingabe an gehaltvolle Gedanken, zum Beispiel im Lesen und Besinnen guter Texte, in bewusst aufgebauten inneren Bildern (siehe die Meditationsanleitung im Anhang) oder im Gebet. Auch wenn wir uns innerlich positive Gedanken immer wieder vorsagen, kann das einen inneren Halt aufbauen. In der orthodoxen Kirche wird dies in Form des «Herzensgebetes» (siehe Anleitung im Anhang) gepflegt.
- Sich mitfühlend hingeben an Naturprozesse (siehe «Baumübung» und «1-2-3-4-5-Übung» im Anhang), an Kunstwerke oder in ein Gespräch mit lieben Menschen.
- Im Eintauchen ins Tun bis hin zur Trance, bei der wir ganz in einer Bewegung aufgehen.

Die gezeigte Holzplastik (Abb. 6) kann so nicht nur als Sinnbild für das räumliche, sondern auch für das zeitliche Abgetrenntsein in der Depression verstanden werden. Der Depressive hängt gedanklich in seinen alten Vorstellungen und Erinnerungen der Vergangenheit fest. Sein Lieblingssatz ist daher: «So habe ich mir das nicht vorgestellt.» Die Vergangenheit stellt den Gegenwartsraum zu und weist mögliche Anregungen aus dem Möglichkeitsraum der Zukunft zurück (siehe auch Abb. 7 auf Seite 136). Das Gegenbild ist der Träumer, der durch sein Schwelgen in naiven Illusionen über eine bessere Zukunft versäumt, in der Gegenwart zu leben und das Notwendige zu tun (obere Figuren in Abb. 6). Die Zukunft überflutet die Gegenwart, ohne ergriffen zu werden. Wir sollten nicht auf eine bessere Zukunft hoffen! Wir sollten versuchen, die Gegenwart so gut wie möglich zu gestalten.

In der Depression haftet man an der Vergangenheit

Die Vorwegnahme der Zukunft kann sich aber auch im Negativen im Sinne von Grübeln über sogenannte «ungelegte Eier» zeigen. Positive und negative Vorwegnahmen der Zukunft verhindern, dass aus den früheren Erfahrungen der Vergangenheit nüchtern Konsequenzen und Lernerfahrungen gezogen und dadurch gut vorbereitet offen in die Zukunft geschaut wird. Prüfen Sie sich doch einmal kurz selbst, wie oft Sie in Gedanken mit Vergangenem beschäftigt sind oder schon die Zukunft vorwegnehmen! Das Ideal wäre hier, bewusst zu den Erfahrungen der Vergangenheit zu stehen, ohne sich von ihnen fesseln zu lassen, und geistesgegenwärtig die Gegenwartssituation und Auf-

Vergangenheit und Zukunft bewusst mit der Gegenwart verbinden

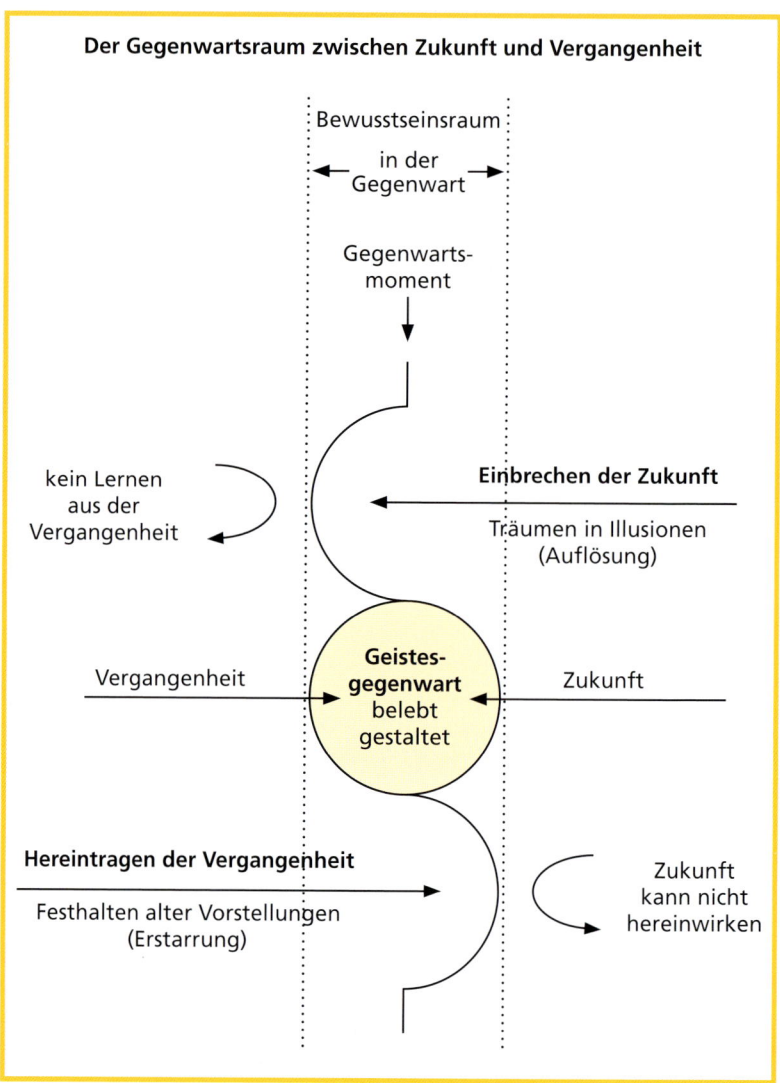

Abbildung 7

gaben wahrzunehmen, ohne die aus der Zukunft anklopfenden Ziele und Anliegen aus den Augen zu verlieren. Nur im bewusst ergriffenen *Gegenwartsraum* kann zwischen Zukunft und Vergangenheit und zwischen Selbst und Welt etwas Neues im Hier und Jetzt gestaltet werden.

Die Welt der Gegenwart ist – so wie sie nun mal ist – die gegebene und damit die «beste aller Welten» (wie es Leibnitz nannte), denn eine andere, bessere, realere Welt gibt es nun mal nicht! Es ist unsere Aufgabe, im Hier und Jetzt tätig zu werden, es liegt in unserer Hand, die Welt besser (oder schlechter) zu machen.

Wichtig ist, dass wir ganz bei dem sind, was wir gerade tun, also denkend, fühlend und wollend vereint sind. Dies führt zu einem gesunden Erleben von Harmonie und Ganzheit und einem Aufhellen des Gefühls. Denken und Fühlen sind im Einklang. Bei der Depression sind die Betroffenen typischerweise mit den Gedanken nicht bei dem, was sie tun, sondern in der Zukunft oder in der Vergangenheit. Denken und Fühlen sind getrennt. Diese innere Aufspaltung macht krank. Die mangelnde gedankliche Anwesenheit lässt Raum für negative Gefühle und sich aufdrängende negative Gedanken. Wenn es Ihnen nicht gelingt, mit Ihren Gedanken bei der Sache zu bleiben, die Sie gerade tun, können Sie versuchen, innerlich zu kommentieren, was Sie gerade tun. Dabei sollten Sie darauf achten, dass Sie das Getane lediglich beschreiben, aber alle Bewertungen zurückhalten. Also: «Da ist noch Schmutz am Tellerrand!» Statt: «Du hast den Teller nicht richtig gespült!»

Denken, Fühlen und Wollen müssen vereint sein

Das bewusste Begleiten unseres Tuns fördert die Ausbildung bewusster Erinnerungen und Lernerfahrungen, auf die wir später wieder zurückgreifen können, wenn wir uns das nächste Mal motivieren wollen, das «Gute» zu tun, um der inneren «seelischen Schwerkraft» zu widerstehen. Eine wohlwollende innere Selbstbegleitung und ermunternde Selbstinstruktion sind normal und sinnvoll und werden sowohl im Sport als auch in Managementtrainings als sogenannte «Selbstverstärkung» gelehrt.

Das Handeln bewusst begleiten

Diese Selbstinstruktionen verstärken den bewussten Einfluss auf emotionale Prozesse und geben uns das Gefühl, unser Erleben selbst positiv beeinflussen zu können. Das Erleben, von äußeren Einflüssen bzw. vom eigenen Körper abhängig zu sein, weicht so einem Gefühl

Selbstinstruktionen

der Selbstkontrolle. Eine wohlwollende Haltung wirkt wiederum auf unsere Gemütskräfte zurück, die wir in der Herzregion fühlen können. Das ist eine mystisch-religiöse Erfahrung im Alltag (siehe hierzu auch W. Jäger in den Literaturempfehlungen auf Seite 251). Diese Kräfte wirken beruhigend als Gegenkraft nach innen und arbeiten der Hilf- und Hoffnungslosigkeit bei Depressionen entgegen.

Positives Tagebuch

Das Festhalten und Verstärken bzw. das «Einbrennen» der positiven Erlebnisse und Lernerfahrungen können Sie durch das Führen eines *positiven Tagebuches* fördern, indem Sie jeden Abend nur das hineinschreiben, was an diesem Tag gut gelaufen ist. Hängen Sie dabei die Messlatte nicht zu hoch, sondern halten Sie auch «selbstverständliche» Dinge fest. Versuchen Sie das, was geschehen ist, bewusst durch eine positive Brille zu betrachten: Wenn Sie beispielsweise etwas am Tag nicht geschafft haben, wenden Sie Ihren Blick auf das, was Sie erreicht haben, und schreiben Sie das auf. Wenn Sie einem Kunden gegenüber ungeduldig geworden sind, schreiben Sie nicht das auf, sondern dass Sie drei schwierige Kunden sehr gut bedienen konnten. Erinnern Sie sich: In einer depressiven Stimmung nehmen wir verstärkt bzw. selektiv die Dinge wahr, die zu unserer depressiven Stimmung passen. Entsprechend düster sähe unser Tagebuch aus! Daher müssen wir manchmal mit der «Lupe» die kleinen positiven Dinge wahrnehmen und festhalten, die wir sonst übersehen würden. Wenn wir später in einer düsteren Stimmung in das Tagebuch schauen, kommen uns die guten Erinnerungen wie kleine Sonnenstrahlen entgegen und können die Stimmung ein wenig aufhellen und eventuell etwas inneren Schwung entfalten.

Sorgsam mit dem Wasser umgehen – das rechte Maß im Tun

Die eigenen Muster erkennen lernen

Im Bild des Flusses bedeutet der Titel dieses Kapitels, dass wir verhindern sollten, aufgrund innerer Muster über unsere Verhältnisse bzw. Möglichkeiten zu leben und uns dadurch immer wieder zu erschöpfen oder uns gegen Forderungen der anderen nicht ausreichend abzugrenzen. Da wir uns selbst an diese Muster gewöhnt haben, fallen sie uns selbst nicht auf, denn wir halten sie für normal. Durch unsere selektive Wahrnehmung sehen wir in unserer Umgebung eher die Menschen, die sich ähnlich verhalten, und fühlen uns dadurch in unseren Mustern bestätigt. Ein bewusstes Infragestellen dieser selbstverständlichen Muster ist aber die Voraussetzung, sie zu verändern. In dem Buch «Sein Leben neu erfinden» von Jeffrey Young, dem Begründer der Schematherapie, können Sie Ihren «Lebensfallen» auf die Spur kommen (siehe Literaturempfehlungen auf Seite 251). Gute Freunde oder Ehepartner können zudem eine Hilfe sein, die eigenen Muster besser kennenzulernen. Möglicherweise ist es auch sinnvoll, sich von einem Therapeuten unterstützen zu lassen.

Gerade depressive Menschen neigen dazu, die Erwartungen der anderen für wichtiger zu halten als die eigenen Bedürfnisse. Sie haben große Angst, zu egoistisch zu sein, und sehen die Fehler eher bei sich. Dabei wird sogar von christlicher Seite die Nächstenliebe nicht über eine angemessene Selbstliebe gestellt: «Liebe deinen Nächsten» wird im Markus-Evangelium ergänzt durch den relativierenden Zusatz: «... *wie dich selbst*»! Also nicht «... *mehr* als dich selbst»! Dieser Mangel an Selbstakzeptanz und Selbstliebe führt dazu, dass die Betroffenen den Zeiger der Schuld auf sich drehen und sich selbst anklagen. Diese Tendenz zur Autoaggression bis hin zum Suizid verstärkt den inneren Graben zu den abgespaltenen Kindbedürfnissen. Die im Markus-Evangelium geforderte angemessene Selbstliebe bleibt aus.

Wenn fremde Bedürfnisse über die eigenen gestellt werden

Aggression kommt vom Lateinischen «a-gredi», das heißt: «auf etwas zugehen». Darin steckt eigentlich Kraft. Dieses Kraftpotenzial, das die Depressiven auf sich selbst lenken und das dadurch nicht nach außen wirksam werden kann, fehlt im Leben. Auch die selbsterhaltende, abgrenzende Funktion der Aggression wird gehemmt und fehlt für die Selbstfürsorge.

Wenn die Kraft falsch gelenkt wird

Für die Behandlung von Depressiven bedeutet es einen Wendepunkt, wenn die Betroffenen in Kontakt mit ihrer aggressiven Kraft bzw. Wut kommen. Wenn es dann gelingt, durch ein Erkennen der Entstehungszusammenhänge die Wut auch anzuerkennen, ist der Weg frei, sie wieder nach außen zu lenken. Bildlich gesprochen muss die «innere Besatzungsmacht» (siehe Kapitel «Noogene Depression» ab Seite 99) in die Schranken gewiesen bzw. wieder aus dem Land vertrieben werden. Wenn der «Zeiger der Schuld» wieder nach außen gewendet wird, löst das bei vielen Patienten Angst aus, bestraft oder

Die eigene Wut erkennen und anerkennen

Auf dem steilen Weg zu neuen Werten

verlassen zu werden. Dies verstärkt die innere Anspannung und kann oft nur zusammen mit einem Therapeuten durchgestanden werden. Der Therapeut wirkt hier wie ein Bergführer, dem sich die Patienten auf dem Weg anvertrauen, ihre abgespaltenen Selbstanteile zu erkunden. So wie sie früher den Eltern vertraut haben und deren Werte als «innere Eltern» bzw. «innere Antreiber» und «Entwerter» übernommen haben, können sie sich jetzt dem Therapeuten anvertrauen und nach und nach von ihm unterstützt für sich neue Werte suchen. In der Schematherapie spricht man daher von «begrenzter elterlicher Fürsorge» bzw. «Nachbeelterung».

Keine Angst vor therapeutischen Maßnahmen

Die Ausführungen dieses Buches sollen Ihnen Mut machen, sich auf einen solchen Therapieprozess einzulassen (siehe auch das Kapitel «Psychotherapie» ab Seite 153). Das Buch kann keine Psychotherapie ersetzen, aber Verständnis schaffen. Dadurch können Sie besser mitarbeiten. Ihre Mitarbeit ist für den therapeutischen Fortschritt entscheidend. Um Raum für neues Verhalten und Erleben zu schaffen, müssen wir uns zunächst von unseren alten automatisierten Verhaltensweisen trennen. Dieses Verhalten folgt unbewusst erlernten

Das «biografische Gedächtnis»

Regeln, die wir unhinterfragt in unserem sogenannten «biografischen Gedächtnis» eingespeichert haben, um negative Gefühlszustände zu vermeiden und dadurch unsere innere Anspannung zu vermindern. Wenn wir diese Reaktionen stoppen, wird zunächst die innere Anspannung wieder ansteigen. Diesen Anstieg müssen wir in Kauf nehmen, um Raum für neue Lösungen zu schaffen. Dazu bedarf es oft erheblicher Unterstützung durch einen Therapeuten, da die Betroffenen diese Phase als Verschlimmerung erleben und die Gefahr besteht, dass sie doch wieder die alten Pfade einschlagen.

Alte Bewältigungsstile überwinden lernen

Das Vertrauen in den Therapeuten, der den Betroffenen vorbehaltlos annimmt und durch die emotionalen Wellen durchträgt, erlaubt, die alten *Bewältigungsstile loszulassen* wie einen alten Rettungsring, den man nicht mehr braucht, weil man die Hand des Helfers festhalten kann. Der offene, annehmende Blick des Therapeuten ermutigt den Betroffenen, sich selbst genauso offen anzuschauen und anzunehmen. In der Depression können sich viele Menschen nicht annehmen, hassen sich sogar. Aber auch die Depression gehört zu uns, ist eine Form unseres Erlebens und Seins. Das gilt für uns individuell genauso wie für das «große Ganze».

In der Depression verdichtet sich oft das Erleben, das wir vorher nicht wahrhaben wollten (siehe hierzu auch das Kapitel «Neurotische Depression» ab Seite 91). Erst die Annahme dieser Anteile macht uns wieder ganz bzw. heil, erlöst uns aus der leistungsorientierten Vorstellung, uns immer gut zeigen zu müssen.

Depressionen sind in der Leistungsgesellschaft ein «abzuschaffender Defektzustand». Sie sind aber auch eine Nagelprobe für das ethische Niveau unserer Gesellschaft: Wie gehen wir mit Leid, Schwäche und Versagen um? Oder anders formuliert: Wie weit tragen unsere christlichen Werte noch!? Eine Psychotherapie ist ein Ort, in dem die Gesellschaft Patient und Therapeut (vorübergehend) weitgehend vom «Terror des Funktionierens» entbindet. In dieser Atmosphäre kann ein neues, bedingungsloses Selbstvertrauen als Grundlage für neue Schritte ins Leben wachsen. Biochemisch werden in einer solch tröstenden und liebevollen Beziehungssituation körpereigene Opiate ausgeschüttet (siehe hierzu auch das Kapitel «Die körperliche Grundlage guter Gefühle – das Belohnungssystem» auf Seite 41), was den Schmerz des Hinschauens vielleicht erträglicher macht.

Die Therapie als Rückzugsort

Sind wir bereit, diesen Spannungsanstieg auszuhalten, können wir mit dem Blick auf unsere langfristigen Werte und Ziele überlegen, welche Verhaltensweisen uns weiterhelfen, weil sie einen guten Kompromiss zwischen den verschiedenen inneren Teilen darstellen. Diese Verhaltensweisen müssen dann systematisch eingesetzt und in ihrer Wirksamkeit überprüft werden. Dazu ist das erwähnte Therapietagebuch ein gutes Hilfsmittel. Die innere Begleitung durch das Tagebuch hilft uns, nach und nach den Therapeuten als äußeren Begleiter loszulassen und den Lebensweg wieder selbstständig zu gehen.

Auf die Anspannung folgt die Veränderung

Den Fluss regulieren und begrenzen – für sich selbst gut sorgen

Um die guten Vorsätze der vorangegangenen Kapitel umsetzen zu können, braucht es einen guten «inneren Regisseur». Sie brauchen also eine gut geübte Konzentrations- bzw. Denkkraft, um verändernd auf Ihr Seelenleben einwirken zu können. Auch Konzentration und Denkkraft können und müssen geübt werden. Die Frage ist nämlich:

Konzentrations- und Denkkraft übend stärken

Wer und was denkt in uns?

Wer denkt in Ihnen? Bilden sich in Ihnen Ihre Gedanken automatisch entsprechend Ihrer Gefühle oder haben Sie die Kraft, Ihr Denken ganz bewusst zu formen und zu lenken? Im übertragenen Sinn ist damit Folgendes gemeint: Ihr Bewusstsein bzw. Ihre Gedankenbildung ist wie eine Bühne, auf der viele Schauspieler mit ihren Lieblingsrollen auftreten wollen. Viele Schauspieler haben ihre Rollen gut gelernt und können sie schon auswendig. Das sind die automatisierten Gedanken bei der Depression. Diese Schauspieler möchten natürlich gerne auf der Bühne auftreten. Ohne Regisseur setzen sich diese Schauspieler (bzw. die stark andrängenden Gedanken) durch. Ein guter Regisseur hat die Kraft bzw. die Autorität, diese Schauspieler auf ihre Plätze zu verweisen oder von ihnen sogar zu verlangen, dass sie neue Rollen lernen. Der Regisseur kann auch aus bisher schwachen Schauspielern durch Training mehr herausholen, sodass diese den Platz auf der Bühne füllen und behaupten können.

Wo verankern sich meine Gedanken?

Aus der neurobiologischen Perspektive werden die automatisierten Gedanken in tieferen Hirnregionen unter Führung der Gefühle gebildet. Wir bilden die Gedanken unbewusst so, dass sie zu den bereits vorhandenen Gefühlen passen. Andere Gedanken werden hierbei gar nicht erst zugelassen. Die Schauspieler bestimmen, welches Stück gespielt wird. Neue Gedanken bilden wir ganz bewusst im Stirnhirn. Dort haben wir die Möglichkeit, relativ frei auszuwählen, was wir denken wollen, wenn die Konzentrationskraft ausreicht. Diese neu gebildeten Gedanken müssen jetzt so stark gemacht werden, dass sie in der Konkurrenz um die Rolle die alten Schauspieler verdrängen können. Nach einer Depressionsbehandlung ist die Aktivität im Stirnhirn entsprechend stärker als die Aktivität in den tieferen Hirnregionen. Die neuen Schauspieler haben sich durchgesetzt. Die im Kapitel «Hat der Fluss noch ein Ziel?» geschilderte Konzentrationsübung ist geeignet, den Regisseur «zu trainieren».

Gefühle lassen sich nicht ändern

Warum wird hier so viel Wert auf eine Veränderung des Denkens gelegt, wenn es doch sonst oft heißt, die Gefühle seien so wichtig? Der Grund ist relativ einfach: Haben Sie schon einmal versucht, Ihre Gefühle direkt zu verändern? Das ist schlichtweg unmöglich. Wir können Gefühle nur dadurch verändern, dass wir uns andere Gedanken bzw. Bilder aufbauen, oder indem wir durch Handlungen oder eine Veränderung der Außenreize auf unser Gefühlsleben einwirken. Die

Gefühle folgen den Gedanken, Sinnesreizen oder Körperprozessen, die wir anstoßen. Da die Gedankenbildung uns gut zugänglich ist und wir dort relativ große Gestaltungsmöglichkeiten haben, wird hier dieser Zugang betont. Unser Denken und unsere inneren Bilder können wir auch dann noch beeinflussen, wenn wir wenig an der äußeren Welt ändern können oder unsere körperlichen Möglichkeiten eingeschränkt sind. Dies gilt zum Beispiel für ältere oder aus anderen Gründen eingeschränkte Menschen. Die gedankliche bzw. geistige Welt ist für uns immer erreichbar, auch wenn sonst «nichts mehr geht».

Unser Denken können wir immer wieder neu gestalten

Bevor wir etwas verändern, müssen wir jedoch zunächst genau hinschauen: Der erste Schritt besteht daher darin, den «inneren Zeugen» stärker zu machen. Dafür bauen wir einen wohlwollenden «inneren Begleiter» auf, der aus einem gewissen Abstand auf das schaut, was in unserem Seelenleben auftaucht (siehe auch G. Kühlewind in den Literaturempfehlungen auf Seite 251). Der «innere Zeuge» kann z.B. fragen: «Wollen wir diesen Gedanken denken?» – «Tut uns dieser Gedanke gut?». Diese Haltung baut nach und nach einen *gesunden* «inneren Erwachsenen» auf, der nicht so streng mit uns umgeht wie die «inneren fordernden Eltern». Interessanterweise können das auch Menschen schaffen, die selbst keine guten Eltern hatten. Offensichtlich haben wir Menschen die Fähigkeit, aus einem Ideal heraus in uns eine solche Haltung aufzubauen. In der Sprache und den Bildern des Neuen Testamentes ist das die Wirksamkeit des Christus in uns. Er kann uns unser altes Verhalten verzeihen, uns annehmen, wie wir sind, und uns ermutigen, es in Zukunft besser zu machen. Das Erkennen und die geduldig-konsequente Abgrenzung von den krankmachenden Einflüssen in unserem Seelenleben werden im religiösen Zusammenhang als «innere Reinigung» bezeichnet. Wie im vorherigen Kapitel beschrieben, kann dazu die Hilfe eines Therapeuten als vorübergehender Begleiter notwendig sein. Diese innere Versöhnung beginnt im Denken und Urteilen über uns selbst. Dadurch wird der «innere Zeuge» zum «inneren Regisseur»: Er spricht wohlwollend und ermutigend zu uns, wie es von Christus beschrieben wird. Wenn wir das intensiv genug tun, entstehen in uns ein gewisser Trost und ein Moment des inneren Friedens.

Das innere Versöhnen mit sich selbst

Genauso wie wir früher anhand der Erlebnisse mit unseren Eltern bzw. unserer Umgebung die strafenden und fordernden «inneren

Sich liebevoll von außen betrachten – nicht beurteilen

Eltern» aufgebaut haben, können wir jetzt in uns einen neuen, liebevollen «inneren Erwachsenen» aufbauen. Auch dieser wird dann in unseren Organismus eingebrannt. Wir können dies üben, indem wir uns wie von außen mit dem liebevollen Blick eines guten Freundes, eines weisen Menschen oder (wenn Sie entsprechend gläubig sind) unseres Schutzengel anschauen. Aus diesem Blickwinkel – mit einem gewissen Abstand zu unserem Gefühlsdenken – können wir uns fragen, ob andere diesen Gedanken auch so denken, ob er überhaupt richtig und wahr ist und ob er uns gut tut. Sie können auch fragen, ob Christus einen solchen Gedanken geäußert hätte. Wenn Sie dafür offen sind, kann Ihnen die Orientierung an dieser christlichen Haltung eine Leitschnur sein und Sie ermutigen, sich von den automatisierten Gedanken und Urteilen zu lösen.

Den inneren Dialog üben

Im nächsten Schritt sprechen Sie dann so zu sich, wie ein wohlwollender Freund oder eben Christus gesprochen hätte. Wenn Sie in einer Psychotherapie sind, können Sie sich in den entsprechenden Situationen auch selbst das vorsagen, was Ihnen der Therapeut in der Stunde zur Ermutigung gesagt hat. Üben Sie diese *inneren Dialoge* und schämen Sie sich nicht dafür. Die inneren Dialoge sind die praktische Anwendung der theoretischen Ausführungen des im Kapitel «Hat der Fluss noch ein Ziel?» ab Seite 110 Beschriebenen. Ob Sie aus logischer Einsicht, aus religiösem Glauben oder dem Vertrauen in Ihren Therapeuten heraus zu sich selbst sprechen, Sie wirken dadurch stabilisierend auf Ihre emotionale Aktivierung ein, so wie gute Eltern ihr aufgeregtes Kind beruhigen. Sollten Sie selbst Kinder haben, dann wenden Sie Ihre Fähigkeit, diese «äußeren Kinder» zu beruhigen, einfach auf Ihr «inneres Kind» an. Wenn Sie neue, positive Gedanken zu sich sprechen, blockieren Sie damit die alten Gedanken und Gefühle. Das ist der Grund, warum wir pfeifen, wenn wir in den dunklen Wald gehen. Das Pfeifen passt nicht zu Angstgedanken. Manche Menschen führen Selbstgespräche, wenn sie in Not sind, und stabilisieren sich dadurch. So bauen wir nach und nach aus unserer Geistesgegenwart den gesunden «inneren Erwachsenen» in uns auf.

Innere Dialoge helfen, einen «mittleren Weg» zu gehen bzw. eine Brücke zu bauen zwischen dem Sog der in der Gegenwart aufflackernden Emotionen und den abstrakten, dauerhaften und haltgebenden Lernerfahrungen auf der gedanklichen Ebene. Die Selbstgespräche sollen nicht abspalten, sondern verbinden und lenken. Sie bilden den Zügel, an dem der Reiter (die bewusste Ich-Funktion) das Pferd (die emotionale Ebene) führt. Der hohe Anteil der Placebo-Effekte an den Medikamentenwirkungen zeigt, wie stark seelisch-geistige Prozesse selbst da wirken, wo man stoffliche Wirkungen vermutet. Nutzen Sie dieses Potenzial, indem Sie aus eigener Kraft optimal über ein gesundendes Denken in das Seelische (und damit auch in das leibliche Erleben) hineinwirken!

Besonders wenn wir beispielsweise in Form eines Gebets (siehe das «Herzensgebet» im Anhang) oder durch meditative Bilder konkrete innere Kräfte aufrufen, sind diese mit dem Wort «Selbstheilungskräfte» nur unzureichend beschrieben. Die Kräfte kommen nicht aus dem (persönlichen) Selbst, sondern durch eine Verbindung mit dem überpersönlichen, dem höheren Selbst, das durch diese Verbindung in uns (bis in die Körperprozesse hinein) wirksam werden kann.

Stärken der inneren Kräfte

Arbeit am Flussbett – die körperliche Grundlage

Wie gut das Wasser im Fluss strömen kann, hängt vom Zustand des Flussbettes ab. Auf den Organismus übertragen meint das konkret: Wie gut sind Ihre körperlichen Grundfunktionen «in Schuss»? Sorgen Sie für ausreichenden *Nachtschlaf* und davor für eine ausreichende Zeit zum Abschalten oder gehen Sie direkt vom Schreibtisch mit dem Kopf voller Gedanken ins Bett? Bewegen Sie Ihren Körper genug – wer rastet, der rostet! Tägliche *mäßige Bewegung* bzw. *sportliche Aktivität* wirkt nachweislich antidepressiv. Der Kreislauf wird intensiv aktiviert, das wirkt auf die Gehirndurchblutung und verbessert die kognitive Leistungsfähigkeit. Daher wirkt Sport auch vorbeugend gegen Demenzen (sogenannte «Alzheimer-Erkrankungen»). Verausgaben Sie sich aber nicht dabei, sondern wählen Sie eine Betätigung, die Sie längere Zeit durchhalten, oder wechseln Sie ab. Täglich eine halbe Stunde ist besser als einmal in der Woche zwei bis drei Stunden. Nutzen Sie die natürlichen Bewegungsmöglichkeiten des Alltags. Gehen Sie grundsätzlich Treppen zu Fuß und mit etwas erhöhtem Tempo. Fahren Sie mit dem Fahrrad zur Arbeit oder kombinieren Sie Fahrrad und Bahn, wenn es geht. Verabreden Sie sich regelmäßig mit

Sportliche Aktivität wirkt antidepressiv

Aufschreiben der Stimmungen während gezielter Aktivitäten

Freunden an einem Tag in der Woche zum Sport oder belegen Sie Volkshochschulkurse. Gemeinsam macht Sport mehr Spaß, zudem ist es für Sie dann auch verpflichtender. Führen Sie die Aktivitäten gerade auch dann durch, wenn Sie vorher keine Lust haben. Schreiben Sie auf einer Skala (1 bis 10 oder Schulnoten) auf, wie Sie sich vor dem Sport gefühlt haben. Beobachten Sie während bzw. nach der sportlichen Betätigung Ihre Stimmung und halten Sie das Ergebnis fest. Öfter als Sie denken, wird es Ihnen wider Erwarten ein klein wenig besser gehen – zumindest nicht schlechter. Und Sie haben etwas für Ihre körperliche Gesundheit getan. Ein gesunder Geist wohnt in einem gesunden Körper. Auf Ihre Stimmung können Sie nicht direkt einwirken, aber auf Ihren Körper. Also fangen Sie da an, wo Sie etwas «bewegen» können!

Balance zwischen An- und Entspannung

Und wie steht es mit Ihrem *Tagesrhythmus*, mit dem Wechsel von Aktivität und Muße bzw. Momenten der Besinnung? Ein gesunder, naturbelassener Fluss fließt auch in rhythmischen Bögen durch das Tal. Man sagt: Er mäandert (von einem griechischen gewundenen Muster her). Hat Ihr Leben einen inneren Atem zwischen Verausgaben und Verinnerlichen? Sie können der seelischen Erstarrung in der Depression entgegenwirken, indem Sie gezielt kleine Vorstellungen und Projekte verwirklichen, also in die Tat umsetzen, um den Weg vom Kopf in die Füße zu bahnen und den «Willensmenschen» in Ihnen geschmeidig zu halten.

Wie Gedanken den Stoffwechsel zu ergreifen vermögen, kann mit der bereits in Kapitel «Somatische Depression» erwähnten Übung, sich beispielsweise intensiv eine Zitrone vorzustellen, nacherlebt werden: Nehmen Sie zunächst den Gedanken der Zitrone. Verlebendigen Sie den Gedanken dann zur konkreten bildlichen Vorstellung. Die Verlebendigung des Gedankens ist imstande, uns innerlich in Bewegung zu bringen (siehe Abb. 7 auf Seite 136). Genau dieses Eintauchens des Gedankens in den Stoffwechsel ist bei der Depression entkoppelt.

Den Tag bewusst und realistisch planen

Achten Sie bei der Umsetzung guter Vorsätze darauf, dass die Schritte nur so groß sind, dass Sie sie ohne Verkrampfung schaffen. Teilen Sie sich im Rahmen der *Tagesplanung* vorher die Aufgaben und Zeiten präzise mit einem realistischen Blick ein. Dazu können Sie das Formblatt im Anhang auf Seite 248 nutzen. Also nicht: Morgen Vormittag mähe ich den Rasen. Dann besteht die Gefahr, dass Sie den Start immer weiter nach hinten schieben. Schnell ist es Mittag und zu spät zum Anfangen. Schreiben Sie lieber: Von zehn bis zwölf Uhr mähe ich den Rasen. Sie können die Arbeiten auch in zwei Teile zerlegen und abends alle Geräte zusammensuchen und bereitstellen. Dann können Sie am nächsten Vormittag gleich loslegen und die Startschwelle ist niedriger. Um zwölf Uhr hören Sie dann bitte auf, auch wenn Sie noch nicht fertig sind. Jetzt ist zunächst etwas Angenehmes oder eine Entspannung dran. Auch wenn Sie sich gut fühlen, machen Sie bitte nicht allzu lange weiter, denn dann sind Sie nachher wieder erschöpft. Es ist besser aufzuhören, wenn Sie sich gut fühlen, und nachher mit dem guten Gefühl in der Erinnerung wieder anzufangen. *Bewusste Momente der Ruhe einplanen*

Durch die stärkere Polarisierung von Aktivität und Passivität muss sich der lebendige, vegetative Mensch den wechselnden Bedingungen anpassen: Vom Blutdruck über den Atem, die Muskelspannung, das Schwitzen bis zu den Sinneswahrnehmungen kommt das spontane Fühlen und Denken wieder besser in Bewegung. Das innere Pendel schwingt / schlägt wieder stärker aus. Zu viel abstraktes Denken führt zu inneren Verhärtungstendenzen. Intensive körperliche und auch seelische Bewegung gleicht das wieder aus. Dann müssen Sie nur noch die Veränderungen bewusst-fühlend begleiten – und Sie werden sich wieder ein Stückchen lebendiger erleben. *Innerlich und äußerlich ausgewogen in Bewegung kommen*

Wenn Ihnen anfangs die Pausen schwer fallen, in denen Sie Ihrem Körpergefühl nachspüren oder sich den aktuellen Sinnesreizen in der gegebenen Situation mit voller Aufmerksamkeit zuwenden und alle Grübelgedanken abschalten, dann machen Sie diese Pausen nur kurz. Aber machen Sie mindestens fünf Minuten *Pause*, um innerlich die Seele baumeln zu lassen. Dadurch bekommen Sie nach und nach einen größeren Wert. Wenn Sie sich nicht auf die Umgebung oder Ihren Körper konzentrieren können, wenden Sie sich lieber wieder konsequent und mit voller Konzentration in mäßigem Tempo der geplanten Betätigung zu und «ziehen Sie diese durch», auch wenn Sie sich zunächst schlecht fühlen. Versuchen Sie aber wenigstens danach, den erfolgreichen Abschluss entspannt zu genießen. Schieben Sie die Pausen nicht zu lange auf, sonst «verkrampfen» Sie wieder innerlich. So bringen Sie Ihren «verwilderten Lebenskräftemenschen» wieder in eine innere Ordnung. Daher nennt man dieses Vorgehen auch «Ordnungstherapie». *Gezielte Pausen sind wichtig*

Ordnungstherapie

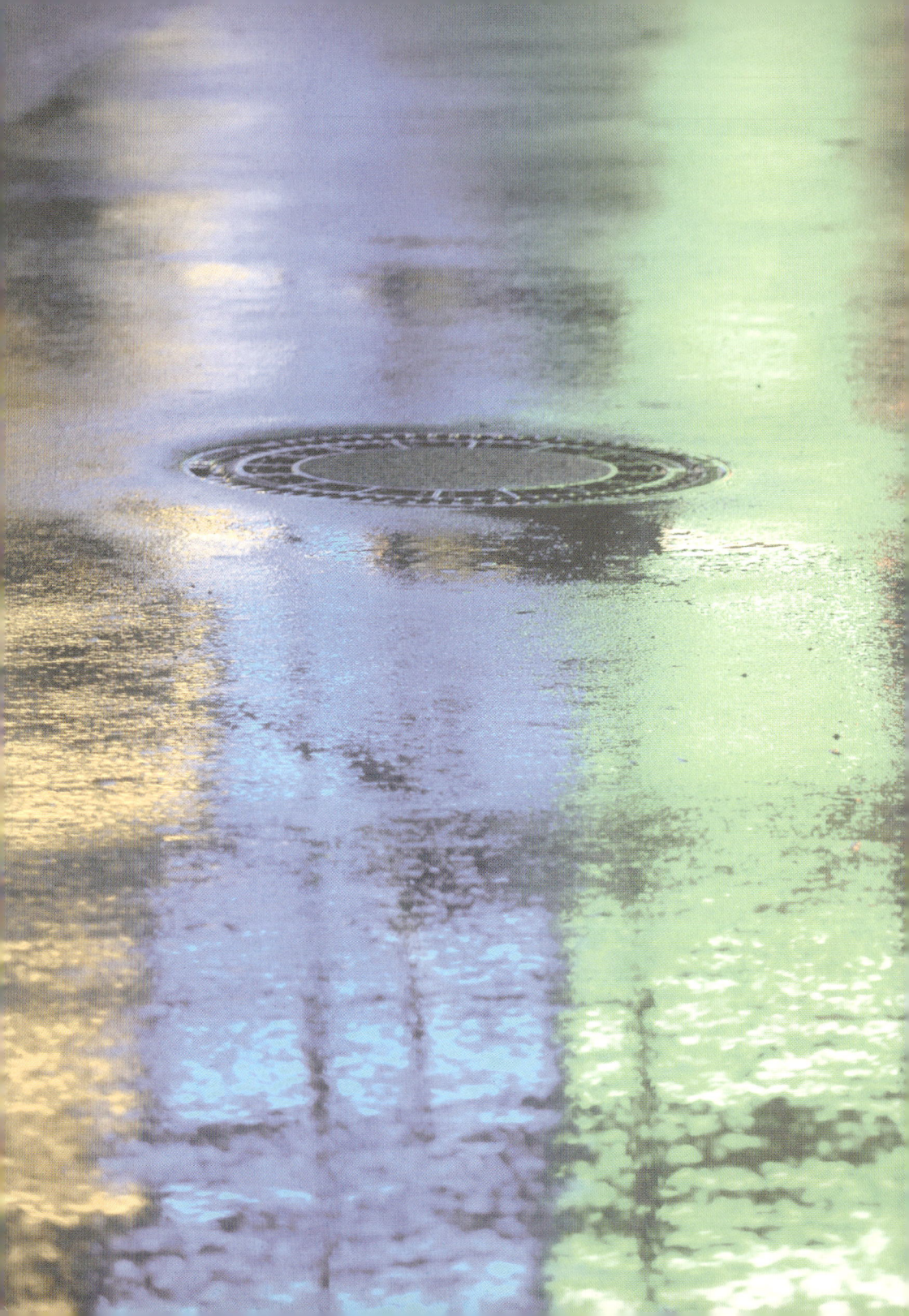

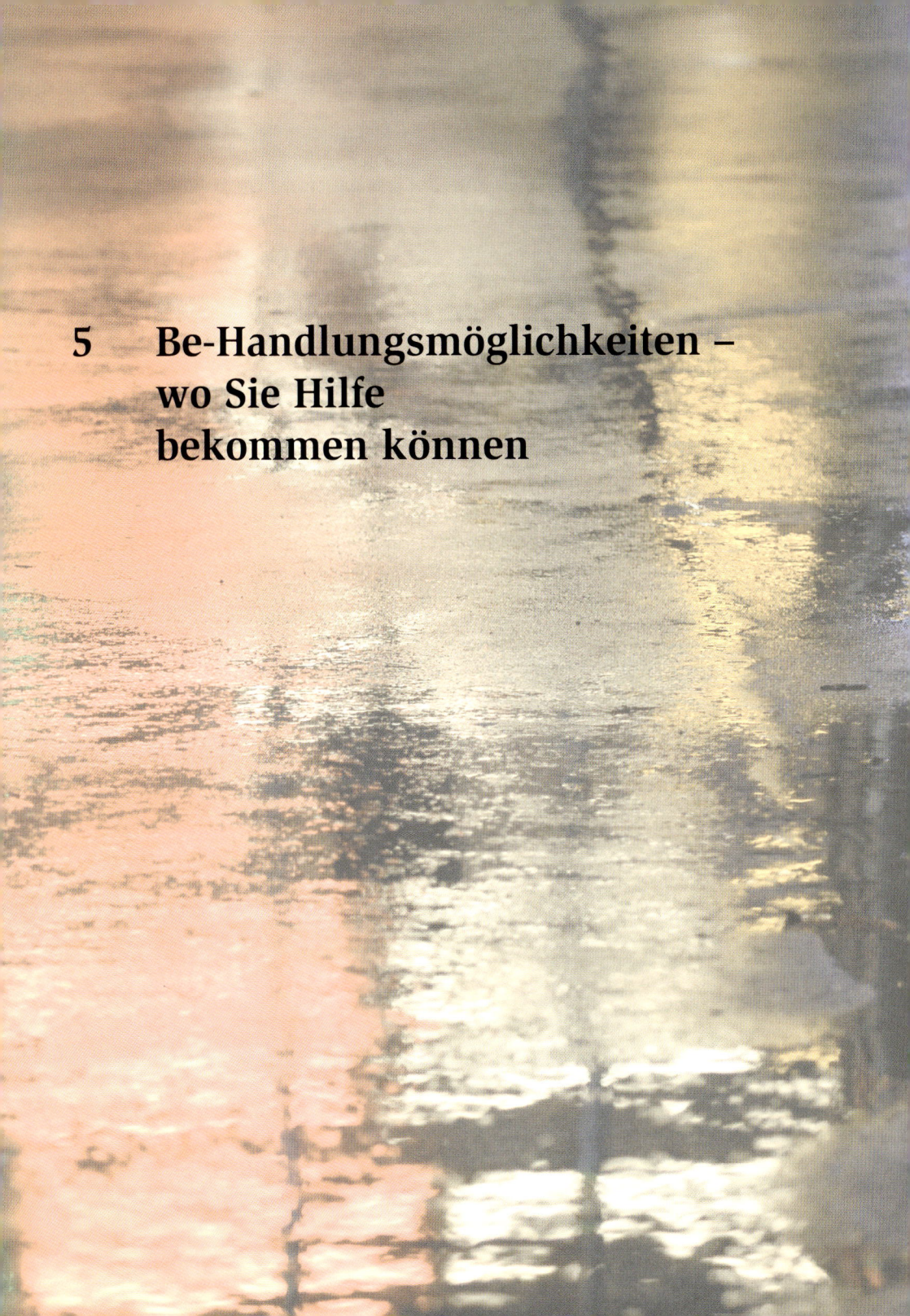

5 Be-Handlungsmöglichkeiten – wo Sie Hilfe bekommen können

Im vorherigen Kapitel wurden Maßnahmen bechrieben, mit deren Hilfe Sie wieder in Schwung kommen können. Wenn das alles nicht hilft oder Sie die Umsetzung nicht schaffen, ist es berechtigt, an diesem Punkt Hilfe von anderen in Anspruch zu nehmen. Bitte schämen Sie sich nicht dafür! Schließlich sind wir Menschen als soziale Wesen veranlagt – dazu gehört es auch, anderen zu helfen, denen es gerade nicht so gut geht. Außerdem würden Sie (oder werden zumindest in Zukunft) auch anderen im Rahmen Ihrer Möglichkeiten helfen. Zudem sind die medizinischen Institutionen schließlich dazu da, Ihnen zu helfen. Sie haben wie alle Menschen, so gut Sie konnten, Ihre Sozialbeiträge einbezahlt und dürfen daher jetzt ohne schlechtes Gewissen Hilfe in Anspruch nehmen. Das ist kein Geschenk oder keine Gnade, sondern ein völlig angemessener sozialer Ausgleich.

Eine Depressionsbehandlung erfordert von allen Seiten Geduld

Aber wo sollen Sie sich hinwenden? Das ist eine gute Frage! Das Angebot ist sehr unübersichtlich und die Erfolge lassen selbst bei fachgerechter Behandlung zum Teil länger auf sich warten, sodass manche sich durch Erzählungen von Schnell- oder Wunderheilungen verlocken lassen. Bitte haben Sie Verständnis dafür, wenn Sie derartige Hinweise in diesem Buch nicht finden. Das Buch ist seriösen Behandlungsansätzen verpflichtet, auch wenn die leider nicht so leicht und schnell zu Fortschritten führen. Die Depressionsbehandlung erfordert Geduld von allen Seiten! Von den Betroffenen genauso wie von den Angehörigen und auch von den Behandlern.

Der erste Weg sollte zum Hausarzt führen

Nachdem Sie nun schon vieles versucht haben (einschließlich der gut gemeinten Ratschläge Ihrer Mitmenschen) – wo sollen Sie nun anfangen? Aus den bereits genannten Gründen empfehle ich Ihnen, zunächst zum Hausarzt zu gehen, damit dieser mögliche körperliche Krankheitsursachen, wie sie in Kapitel «Somatische Depression» geschildert wurden, ausschließt. Versuchen Sie gut vorbereitet in das Gespräch zu gehen und schreiben Sie sich dazu Ihre wichtigsten Beschwerden auf: Wann haben diese begonnen, sind sie früher schon einmal aufgetreten, gibt es Verwandte ersten Grades mit Depressionen? Bringen Sie auch alle Medikamente mit, die Sie einnehmen. Nehmen Sie eventuell einen Angehörigen mit, besonders wenn Sie sehr aufgeregt sind. Aber versuchen Sie bitte nicht, dem Arzt Ihre Erklärungsmodelle für die Depression zu vermitteln. Wir Menschen neigen dazu, aus gleichzeitig auftretenden Ereignissen Ursache-Wirkungs-Beziehungen zu konstruieren, Sie könnten Ihren Arzt daher in seiner intuitiven und fachlichen Urteilsbildung beeinflussen und auf eine falsche Spur lenken. Er soll sich lieber ein eigenes Bild machen und selbst nachfragen. Sie können dann immer noch Ihre Überlegungen mit einbringen. Ein guter Hausarzt kann Sie auch grundlegend beraten, ob bei der bei Ihnen vermuteten Depression eine Psychotherapie sinnvoll ist und Ihnen eventuell sogar einen ihm vertrauten Therapeuten empfehlen. Das kann Ihnen unter Umständen ein längeres Suchen ersparen. Möglicherweise schlägt er Ihnen aber auch ein Medikament vor. Das dürfte in erster Linie außer Johanniskraut ein sogenannter «SSRI» sein (siehe hierzu das Kapitel «Medikamente» auf Seite 178). In letzter Zeit wurde deutlich, dass der Behandlungserfolg der Medikamente geringer ist, als man bisher vermutete, da viele Forschungsstudien mit negativen Ergebnissen nicht veröffentlicht wurden. Damit ist der Stellenwert nichtmedikamentöser, insbesondere psychotherapeutischer Behandlungen gestiegen. Psychopharmaka scheinen vor allem bei schweren Verläufen wirksam zu sein. Damit der Arzt ein passendes Medikament auswählen kann, müssen Sie ihm sagen, welche Medikamente Sie wegen anderer Krankheiten sonst noch einnehmen, damit er mögliche Wechselwirkungen berücksichtigen kann. Am besten bringen Sie die Packungen mit, denn sie enthalten alle wichtigen Informationen.

Hinweise und Empfehlungen, die vom Hausarzt kommen können

Auf bereits verwendete Medikamente muss hingewiesen werden

Wenn Sie grundsätzlich Vertrauen in Ihren Hausarzt haben und der Eindruck besteht, dass er Sie und Ihre Beschwerden richtig einschätzt und sich die Sache reiflich überlegt hat, prüfen Sie doch bitte, ob Sie nicht tatsächlich ein empfohlenes Medikament ausprobieren wollen. Besonders dann, wenn Sie (noch) nicht zu einer Psychotherapie bereit sind oder kurzfristig kein Therapeut verfügbar ist. Eine Medikation kann wieder Hoffnung geben und Kräfte freisetzen, mit denen Sie die zuvor genannten Übungen mit neuem Schwung und Zuversicht angehen können. Und seien es auch nur die erwähnten Placebowirkungen.

Die Bereitschaft zu medikamentöser Behandlung prüfen

Die Nebenwirkungen (heute spricht man von unerwünschten Arzneimittelwirkungen) der modernen Antidepressiva sind vergleichsweise gering, und in vielen Fällen kann man nicht vorhersagen, welche Depressionen auf Medikamente gut ansprechen und welche nicht. Die frühere Trennung, dass neurotische oder reaktive Depressionen psychotherapeutisch und sogenannte «endogene» Depressionen medikamentös behandelt werden sollen, ist aufgeweicht worden. Auf die Problematik der sogenannten *Placeboeffekte* wurde bereits zu Anfang des Buches kurz hingewiesen. Aber bitte vergessen Sie nicht: Um in den Nutzen eines Placeboeffektes zu gelangen, müssen Sie eben auch irgendetwas einnehmen. Es sei denn, Sie versuchen, diese nicht-stofflichen Effekte konsequent von der geistigen Seite her zu nutzen, wie es am Ende des Kapitels «Den Fluss regulieren und begrenzen» beschrieben wurde. Zu Beginn fällt das aber meist sehr schwer. Natürlich stellt sich aus diesem Blickwinkel die Frage, wie hoch der Placeboeffekt bei homöopathischen Medikamenten ist, wenn er schon bei Psychopharmaka bei bis zu 80 Prozent liegt! Wenn Sie ein Medikament ausprobiert haben (sei es nun homöopathisch oder pharmakologisch), können Sie gemeinsam mit dem Arzt immer noch überlegen, in welchem Ausmaß die Medikamente zu einer Besserung beigetragen haben und sie gegebenenfalls ohne jeden Folgeschaden wieder absetzen. Sie sollten aber die *erreichten Verhaltensänderungen unbedingt beibehalten.*

Veränderungen über längere Zeiträume mitberücksichtigen

Ein weiterer Grund, zunächst zum Hausarzt zu gehen, der Sie von früher gut kennt, ist, dass er Ihren jetzigen Zustand mit den früheren Beobachtungen vergleichen kann. Er sieht Veränderungen gegenüber dem letzten Mal vielleicht viel deutlicher als die Menschen, die dauernd mit Ihnen zusammen sind. Denn für schleichende Veränderungsprozesse wird man schnell «blind» (siehe das Fallbeispiel von Annette auf Seite 52). Zudem kann Sie Ihr Hausarzt auch im weiteren Verlauf in diesem Sinne begleiten und zum Beispiel später Rückfälle frühzeitig erkennen und entsprechend gegensteuern.

Schwerpunkte von Psychiatern und Neurologen

Vielleicht ist sich der Arzt seiner Sache aber auch nicht sicher und möchte Sie gerne zu einem Psychiater überweisen, um eine zweite Meinung einzuholen, die Depression genauer abklären zu lassen oder eine spezialisiertere medikamentöse Behandlung einzuleiten. Auch diesem Wunsch sollten Sie sich nicht grundsätzlich verschließen, denn vier Augen sehen mehr als zwei. Psychiater sind Ärzte, die sich auf seelische Erkrankungen spezialisiert haben und das ganze Spektrum von körperlich bedingten Störungen bis hin zur Psychotherapie relativ gut überblicken. Neurologen dagegen beschäftigen sich mit den durch körperliche Krankheiten hervorgerufenen Störungen im Nervensystem des ganzen Körpers. Grob kann man sagen: Neurologen beschäftigen sich mit der «Hardware», Psychiater mit der «Software» des Gehirns.

Ist durch den Arzt erst einmal eine Diagnose gestellt, sind meist auch die Patienten entlastet, weil sie einen Schritt aus der Lähmung getan haben und jetzt wieder Hoffnung auf Besserung durch Hilfe von außen erwachsen kann. Außerdem schafft das Erlebnis, dass jemand zuhört und ohne zu werten das Gesagte ernst nimmt, wieder eine erste Verbindung nach «draußen». Daher sollten Sie auf jeden Fall zum Arzt gehen, wenn Sie

Wann sollte man unbedingt zum Arzt?

- länger als zwei Wochen ununterbrochen depressiv sind,
- Ihren Alltag kaum noch schaffen oder
- wiederholt Gedanken auftauchen, nicht mehr leben zu wollen.

Auch wenn Ihre Angehörigen Sie anhaltend drängen, zum Arzt zu gehen, sollten Sie nachgeben, denn manchmal sehen diese die Lage klarer. Wenn bei Ihnen oder Ihren Angehörigen der Eindruck entsteht, dass der Arzt nicht richtig auf Sie eingegangen ist, sollten Sie ihm das freundlich mitteilen und eventuell um einen neuen Termin mit mehr Zeit bitten. Wenn er darauf nicht eingehen kann oder will, sollten Sie einen anderen Arzt oder eventuell auch einen Psychotherapeuten aufsuchen. Psychotherapeuten können sich in einem Erstkontakt in der Regel mehr Zeit nehmen als Ärzte und haben auch Grundkenntnisse in den medizinischen Zusammenhängen. Sie können aber einen Arztbesuch nicht ersetzen, daher muss vor der Einleitung einer Psychotherapie durch einen Psychologen eine ärztliche Untersuchung erfolgen. Von daher ist auch der Erstzugang zur Abklärung einer Depression über einen Psychotherapeuten eine gute Alternative. Die Hauptsache ist: Sie gehen überhaupt zu jemand hin und sind bereit, sich helfen zu lassen!

Auf Hinweise der Angehörigen achten

Psychotherapie

Der Beruf des Psychotherapeuten ist nicht geschützt. Jeder kann sich Psychotherapeut nennen; viele Heilpraktiker tun das, ohne eine qualifizierte psychotherapeutische Ausbildung nachweisen zu müssen. Die sogenannte «Heilpraktikerprüfung» fragt nur theoretisches Basis-

«Behandler» haben unterschiedliche Qualifikationen

wissen ab, um Schaden zu verhindern, setzt aber keine systematische Ausbildung voraus. Dennoch mag es auch Heilpraktiker oder andere Menschen geben, die sich, auf welchen Wegen auch immer, gut ausgebildet haben und gute Arbeit leisten. Sie müssen sich diesbezüglich auf persönliche Empfehlungen verlassen.

Anders ist das mit der Qualifikation «Psychotherapie» auf dem Praxisschild. Die darf nur von Psychologen oder Ärzten geführt werden, die eine genau definierte Aus- bzw. Weiterbildung durchlaufen und entsprechende Prüfungen abgelegt haben. Psychologen haben mehrheitlich eine verhaltenstherapeutische Ausbildung, die eher auf konkrete Verhaltensveränderungen abzielt. Ärzte haben überwiegend eine sogenannte «psychodynamische Ausbildung», die letztlich auf die Psychoanalyse von Sigmund Freud zurückgeht und eher versucht, Einsicht in die inneren Prozesse zu vermitteln. Die Verfahren nähern sich allerdings besonders in der Praxis in ihren neueren Entwicklungen immer mehr an. Viele Therapeuten qualifizieren sich im Laufe ihrer Berufstätigkeit in verschiedenen Spezialverfahren weiter, sodass nach einigen Jahren die meisten nicht mehr genau das machen, was sie anfangs einmal gelernt haben. Das kann durchaus zum Nutzen der Patienten sein. Selbst für Fachleute ist es rückblickend oft schwer zu erkennen, was für eine Form von Psychotherapie ein Patient macht oder gemacht hat. Im Vergleich zu den körpermedizinischen Behandlungsverfahren ist die Psychotherapie wenig reglementiert und es bestehen große Unterschiede von Therapeut zu Therapeut.

Das Verhältnis von Patient und Therapeut ist von großer Bedeutung

Aus der Psychotherapieforschung ist bekannt, dass mehr als die Hälfte der Psychotherapieeffekte von der Qualität der therapeutischen Beziehung abhängt. Sie sollten bei der Auswahl daher vor allem darauf achten, ob Sie sich beim Erstgespräch ernst genommen, verstanden und auch wohlgefühlt haben. Sie wollen zu diesem Menschen eine Bindung aufbauen, die für die Zeit der Psychotherapie eine Intensität hat, die sonst nur in einer sehr engen Partnerschaft erreicht wird (oder früher in der Beziehung zu den Eltern erreicht wurde). Da sollte die «Chemie» stimmen! Eine gute Psychotherapie ist wie ein Tanz: Der Therapeut führt und stellt dem Patienten sein Fachwissen und -können zur Verfügung. Der Betroffene muss folgen, sich einlassen und im Tun die inneren Bewegungen lernen. Die Persönlichkeit des Therapeuten und sein Beziehungsverhalten wirken dabei vermutlich stärker als spezielle Techniken. Sie sollten sich allerdings nicht blind anvertrauen, sondern sich das Behandlungskonzept schildern lassen und mit den Therapiezielen einverstanden sein. Anhand der Antworten auf Ihre Fragen werden Sie sehen, ob Sie der Therapeut versteht und willens und imstande ist, auf Sie angemessen einzugehen. Hören Sie auf Ihr Gefühl und nehmen Sie nicht den erstbesten Therapieplatz. Sie dürfen auf Kosten Ihrer Krankenkasse theoretisch beliebig viele Therapeuten in Vorgesprächen (sogenannten «probatorischen Sitzungen») «ausprobieren». Realistisch sind drei bis fünf Versuche. Wenn Sie dann mit keinem Therapeuten zufrieden sind, geht es Ihnen so ähnlich wie der Prinzessin im Märchen von König Drosselbart der Gebrüder Grimm. In diesem Fall sollten Sie den vermeintlich Besten nehmen – vermutlich wird der oder die sich dann als eine gute Wahl herausstellen. In einer Psychotherapie ist es ähnlich wie in einer Partnerschaft: Man wächst mit der Zeit zusammen und gewöhnt sich aneinander!

«Probatorische Sitzungen»

Die Tatsache, ob Psychotherapeuten eine Kassenzulassung haben, ist übrigens kein Qualitätsmerkmal. Für eine Kassenzulassung braucht man zwar eine der erwähnten anerkannten Qualifikationen, aber Kassenzulassungen sind wie Notarsitze und Taxikonzessionen örtlich begrenzt. Sind alle Plätze besetzt, können auch sehr gut qualifizierte Therapeuten keine Kassenzulassung bekommen und nur privat abrechnen. Sie dürfen aber den Titel «Psychotherapie» führen.

Eine Kassenzulassung ist kein Qualitätsmerkmal

Welche Art von Psychotherapie ist für mich geeignet?

Diese einfach klingende Frage ist gar nicht so leicht zu beantworten. Es gibt mehr als 500 verschiedene Therapiemethoden, und selbst Fachleute kennen sich da schon lange nicht mehr aus. Viele Methoden sind bewährt, andere kaum von magischen Heilsvorstellungen abzugrenzen. Das Fatale ist, dass bei einzelnen Menschen immer irgendetwas hilft, sei es auch noch so abstrus. Das liegt nicht zuletzt daran, dass (wie zuvor erwähnt) die therapeutische Beziehung und das Vertrauen in den Therapeuten bereits mehr als die Hälfte des Effektes ausmachen. Da kann man eine Parallele zum Christuswort in der Bibel ziehen, wenn er sagt: «Dein Glaube hat dich geheilt!» Um nicht missverstanden zu werden: Vertrauen ist ein wesentlicher Wirkfaktor der Psychotherapie, ähnlich

Es gibt mehr als 500 Therapiemethoden

wie der Placeboeffekt bei Medikamenten. Dennoch würde ich Ihnen empfehlen, zu einem seriösen Therapeuten zu gehen, der sowohl eine gute Beziehung aufbauen kann als auch sein therapeutisches Handwerkszeug gut gelernt hat. Es gibt einige Methoden, die wissenschaftlich untersucht wurden. Obwohl diese Methoden sehr unterschiedlich vorgehen und zum Teil fast gegensätzliche Schwerpunkte haben, sind die Ergebnisse erstaunlich ähnlich.

Psychodynamisches Verfahren und Verhaltenstherapie

Die beiden wichtigsten und auch von den Krankenkassen anerkannten (und bezahlten) Verfahren sind die sogenannten «**psychodynamischen Verfahren**», die auf die Psychoanalyse von Freud zurückgehen, und die Verhaltenstherapie. Bei den psychodynamischen Verfahren stehen das innere Erleben und die biografischen Hintergründe im Zentrum und es wird bevorzugt an dem gearbeitet, was sich in der therapeutischen Beziehung zeigt. Die **Verhaltenstherapie** zielt eher darauf ab, unproduktive Denkprozesse (Kognitionen) im Hier und Jetzt zu erkennen und zu korrigieren und hilfreiches Verhalten konsequent aufzubauen. Es gibt aber auch in der Verhaltenstherapie Tendenzen, die früheren Erfahrungen stärker in die Therapie einzubeziehen, zum Beispiel in der sogenannten «Schematherapie». Wegen der konkreteren Hilfestellungen hat sich bei akuten Depressionen die «kognitive Verhaltenstherapie» bewährt. Bei stabileren Patienten, die den Alltag ausreichend bewältigen können und mehr an ihrer Persönlichkeitsstruktur arbeiten wollen, können auch sogenannte «psychodynamische Methoden» helfen. Schwerer Depressive bringen aber oft die gedankliche Beweglichkeit für eine psychodynamische Therapie nicht auf. Eine gute Depressionsbehandlung sollte zumindest die Mehrzahl der folgenden Therapieelemente beinhalten:

Schematherapie

Was sollte eine «gute Depressionsbehandlung» enthalten?

- Konkrete Hilfe zur Krisenbewältigung, Entlastung und Unterstützung.
- Eine gründliche Analyse der Lebensgeschichte und der gegenwärtigen Lebenssituation mit Belastungsfaktoren und sogenannten «Ressourcen» (Kraftquellen).
- Ein für Sie verständliches Modell, wie die Krankheit bei Ihnen entstanden ist und bewältigt werden kann, insbesondere wie Gedanken und Gefühle zusammenhängen und positiv beeinflusst werden können.

- Klare Absprachen über Ziel, Dauer und Aufgabenverteilung in der Therapie. Sie sollten wissen, was Sie dazu beitragen können, dass es aufwärts geht.
- Einen Plan zum Aufbau positiver Aktivitäten (mit Protokoll).
- Ein konkretes Vorgehen beim Erkennen und Verändern depressionsfördernder Gedanken (möglichst auch mit Arbeitsblättern).
- Konkrete Hilfestellungen beim Überwinden von Hemmungen, mit anderen in Kontakt zu kommen, und bei der Bewältigung von Problemen im Alltag.
- Gemeinsame Übungen in der Therapie, wenn Sie allein die Probleme nicht lösen können, wie zum Beispiel Rollenspiele.
- Einbeziehung des Partners, damit er nicht verunsichert ist, sondern die angestrebten Veränderungen unterstützen kann.
- Bei stabilen Patienten ein Modell, wie sich frühere Beziehungserfahrungen auf die heutigen Beziehungen negativ auswirken und wie das geändert werden kann (evtl. unter Einbeziehung des Partners).
- Am Ende die Planungen über eine Rückfallvorbeugung und den Umgang mit Krisen.

Zum Schluss noch ein Hinweis: Viele Menschen denken immer noch, dass die Psychoanalyse eine besonders wirksame Behandlungsform, sozusagen der «Mercedes» unter den Psychotherapien, sei. Das ist ein historisch bedingter Irrtum. Die Psychoanalyse ist die älteste Psychotherapieform, wurde aber von Sigmund Freud primär zu Forschungszwecken entwickelt. Die aus ihr abgeleiteten, zielgerichteten psychodynamischen bzw. tiefenpsychologisch-fundierten Behandlungsverfahren sind bei viel geringerem Aufwand und Kosten genauso wirksam und unter einem Kosten-Nutzen-Aspekt deutlich effektiver, ebenso wie die verhaltenstherapeutischen Verfahren.

Wie finde ich einen Therapeuten?

Theoretisch ist das nicht schwer: Sie können bei Ihrer Krankenkasse oder bei der Kassenärztlichen Vereinigung Listen von Therapeuten bekommen, deren Behandlung die Kasse bezahlt. Eine andere Möglichkeit ist, sich auf Empfehlungen von Freunden oder Bekannten zu

Therapeutenlisten

verlassen. Wenn Sie bereit sind, eventuell eine Behandlung auch selbst zu bezahlen, oder privat versichert sind, können Sie auch im Telefonbuch Therapeuten finden, die keine Kassenzulassung haben. Dieser Gedanke ist nicht so abwegig, wie er auf den ersten Blick klingen mag. Da gute Therapeuten auch oft weiterempfohlen werden, können Sie in der Regel nur selten freie Plätze anbieten. Dann kann es sinnvoll sein, ernsthaft abzuwägen, ob man für einen Therapeuten seiner Wahl bereit ist, selbst etwas zu bezahlen, oder ob man zu jemandem geht, der für einen selbst «zweite Wahl» ist, auch wenn er von der Kasse bezahlt wird. Vertrauen ist ein wichtiges Element in einer positiven Beziehungsgestaltung. In Amerika herrscht sogar die Vorstellung vor, dass eine Therapie, für die man nicht selbst etwas bezahlt, weniger gut verläuft, weil die Motivation geringer sein kann. Für manche wenig verdienenden Menschen mag diese Alternative tatsächlich nicht bestehen. Aber wenn man sieht, wofür Menschen zum Teil ihr Geld ausgeben, kann man die Frage nach den Prioritäten schon stellen. Eine gute Psychotherapie schafft in 20 bis 50 Sitzungen starke und anhaltende Effekte und kann ein Wendepunkt im Leben sein. Schließlich werden für Maßnahmen im paramedizinischen Bereich (zum Beispiel bei Heilpraktikern oder anderen Behandlern) bzw. im Wellnessbereich erhebliche Summen bezahlt, die auch nicht von den Krankenkassen erstattet werden. Die Frage ist letztlich: Wie viel sind wir bereit oder imstande, für unsere seelische Gesundheit aufzubringen?

Wann soll ich eine Psychotherapie beenden bzw. wechseln?

Offenheit ist eine Grundvoraussetzung

Aber was machen Sie, wenn es in der Psychotherapie nicht so recht vorangeht? Zunächst sollten Sie Ihren Mut zusammennehmen und das in der Therapie ansprechen. Gute Therapeuten können damit umgehen und werden Ihnen sogar dankbar sein und Ihre Gefühle als Thema aufgreifen, um damit zu arbeiten, was die Therapie deutlich voranbringen wird. Sollte Ihr Therapeut negativ auf Ihre Kritik reagieren, ist das bedenklich. Auch wenn er oder sie sagt, dass Ihre Unzufriedenheit mit der Therapie Ausdruck Ihres Widerstandes gegen eine Veränderung sei und Sie gerade jetzt weitermachen sollten, ist Skepsis angebracht. Dann sollten Sie sich vielleicht doch einmal mit Ihrem Hausarzt beraten oder mit einem Therapeuten einer anderen

Richtung zu einem Beratungsgespräch verabreden. Es gibt aus der Psychotherapieforschung einige wissenschaftlich abgesicherte Fakten zu dieser Frage. Eine erste Besserung ist bereits nach zwei bis drei Sitzungen zu erkennen. 50 Prozent der gesamten Therapieeffekte treten innerhalb der ersten 12 Sitzungen auf. Nach 25 Sitzungen sind 80 Prozent der Therapieeffekte erreicht. Zwar geht es den Patienten bei längeren Therapien zum Ende hin immer noch etwas besser, aber das Ausmaß der Verbesserung wird immer geringer. Der Psychotherapieforscher Klaus Grawe leitet daraus den Vorschlag ab, nach spätestens 25 Sitzungen zu wechseln, wenn die Therapieeffekte nicht befriedigend sind. Möglicherweise ist dann auch gleich der Wechsel des Verfahrens (psychodynamisch versus Verhaltenstherapie) sinnvoll. Aber bitte brechen Sie aus den genannten Gründen nicht einfach ab, ohne das mit dem Therapeuten besprochen zu haben. Sie bringen sich (und auch den Therapeuten) um eine sehr wichtige Lernchance! Zum Abschluss noch eine Checkliste, mit der Sie die Qualität Ihrer Psychotherapie überprüfen können:

Ab wann kann mit einer Besserung gerechnet werden?

Checkliste zur Qualitätsprüfung einer Therapie

- Haben Sie ein positives Grundgefühl, wenn Sie an Ihren Therapeuten denken? Freuen Sie sich auf die Stunden und arbeiten Sie gerne mit ihm zusammen?
- Können Sie Ihrem Therapeuten alles sagen oder halten Sie aus Scham oder um ihn nicht zu überlasten etwas zurück?
- Haben Sie das Gefühl, dass er wirklich weiß, was er tut, und dass er Ihnen helfen kann?
- Hat er Ihnen erklärt, wie Ihre Depression entstanden ist und die Behandlung funktioniert? Fühlen Sie sich dabei wirklich gesehen und verstanden?
- Wissen Sie, was Sie selbst zu einer guten Behandlung beitragen können? Hat er Ihnen gesagt, was Sie tun und üben können? Gibt er Ihnen «Hausaufgaben»?
- Fühlen Sie sich auch dann angenommen und unterstützt, wenn Sie etwas nicht schaffen?
- Geht er auf Ihre Fragen ein? Wie reagiert er auf Ihre Skepsis oder Kritik? Reagiert er distanziert bzw. persönlich gekränkt oder ist er bereit, partnerschaftlich mit Ihnen zu sprechen und Alternativen zu erwägen?

Wenn Sie mehrere Fragen mit «Nein» beantworten (müssen), sind Zweifel an der Qualität der therapeutischen Beziehung berechtigt, und Sie sollten das mit ihren Angehörigen, ihrem Hausarzt oder einem anderen Therapeuten besprechen.

Wann ist ein stationärer Krankenhausaufenthalt angezeigt?

Bei Depressionen kommen drei Klinikformen infrage

In bestimmten Situationen kann eine ambulante Behandlung nicht ausreichen und eine kurzzeitige stationäre Behandlung notwendig werden. Aber Klinik ist nicht gleich Klinik. In unserem deutschen Versorgungssystem kommen zur stationären Behandlung von Depressionen drei verschiedene Arten von Kliniken infrage. Zum einen die *psychiatrischen Kliniken*, die neben einer optimalen Überwachung von suizidalen Patienten in akuten Krisen und einer intensivierten medikamentösen Behandlung auch Psychotherapie und andere aktivierende Verfahren anbieten. Für jeden Wohnort gibt es ein zuständiges psychiatrisches Krankenhaus (in großen Städten sogar mehrere), das jederzeit gefährdete Patienten aus seinem Versorgungsbezirk aufnehmen muss (aber eben nur aus diesem! Bezirksfremde Patienten können abgewiesen und an das zuständige Krankenhaus weitergeleitet werden). Die Adresse des für Sie zuständigen Krankenhauses können Sie bei Ihrem Polizeirevier erfragen. Details zum Einweisungsmodus finden Sie im Kapitel «Vorgehen bei einer stationären Einweisung» ab Seite 205.

Psychiatrische Klinik

Psychosomatische Akutabteilungen in Krankenhäusern

Daneben gibt es *psychosomatische Akutabteilungen* an Allgemeinkrankenhäusern und Kliniken, bei denen der Schwerpunkt auf einer intensivierten Psychotherapie bei stockenden Therapieprozessen und die Aktivierung der Betroffenen zu Behandlungsbeginn liegt. Diese beiden Einrichtungstypen werden von der *Krankenkasse* bezahlt. Sie brauchen nur die Überweisung Ihres Haus- oder Facharztes dazu, die aber in der Regel vor Aufnahme von Ihrer Krankenkasse abgestempelt werden muss. Bei psychosomatischen Einrichtungen gibt es oft Wartezeiten. In die psychiatrische Klinik, die für Ihren Wohnort zuständig ist, können Sie in Krisen buchstäblich Tag und Nacht aufgenommen werden.

Reha-Klinik

Neben diesen psychiatrischen und psychosomatischen Akutkliniken gibt es noch sogenannten *Reha-Kliniken*, die aus den alten Kurkliniken hervorgegangen sind und daher oft in Kurorten, also wohnortfern, liegen. Diese werden von der *Rentenversicherung* bezahlt und belegt. Dazu muss ein Reha-Antrag auf speziellen Formblättern gestellt werden. Die Maßnahmen dienen übrigens primär der Erhaltung bzw. Wiederherstellung der Erwerbsfähigkeit, deshalb zahlt auch die Rentenversicherung. Entsprechend gibt es ein spezielles Antragsverfahren und der Vorlauf ist etwas länger. Die notwendigen Formulare hat der Hausarzt. Die Behandlungen dauern in der Regel vier bis sechs Wochen und sind relativ gut durchorganisiert. Im Vergleich zu den viel kleineren psychosomatischen Akutkliniken liegt hier der Schwerpunkt mehr auf Gruppentherapie und aktivierenden Maßnahmen, welche die Erwerbsfähigkeit verbessern sollen (zum Beispiel Sport- und Ergotherapie). Daneben finden gezielte berufsfördernde Maßnahmen statt. Welche Klinik für Ihre Situation die geeignetste ist, sollten Sie mit dem behandelnden Arzt besprechen. Daher ist es gut, diesen von Beginn an einzubeziehen, damit er Sie schon kennt, um die entsprechenden Anträge besser ausfüllen zu können. Wenn Sie Angst vor der Klinik haben, gehen Sie vorher einfach einmal hin und schauen Sie sich das Haus an. Sie werden überrascht sein, denn die alte «Klapse» werden Sie nicht mehr vorfinden! Viele psychosomatische Akut- oder Reha-Kliniken haben heute fast schon «Hotelstandard».

Stationäre Maßnahmen können eine ambulante Therapie nicht ersetzen. Sie können aber sinnvoll oder sogar notwendig sein:

Wann ist ein stationärer Aufenthalt sinnvoll?

- zur Krisenintervention, besonders bei Suizidialität (psychiatrische Klinik),
- zur Abklärung unklarer psychischer Störungen (psychiatrische Klinik),
- zur Abklärung bei Störungen, bei denen körperliche Beschwerden im Vordergrund stehen (Psychosomatik),
- zur intensiven Behandlungseinleitung bei komplexen oder chronifizierten Depressionen, bei denen auch Persönlichkeitsfaktoren oder andere Störungsbereiche betroffen sind (Psychosomatik bzw. psychiatrische Spezialabteilungen),
- zu einem stationären Behandlungsabschnitt bei schon laufender Psychotherapie, wenn die Psychotherapie stockt oder akute Belastungen im Familienumfeld bestehen, die eine Herausnahme

aus dem belastenden Umfeld notwendig machen, um wieder «Boden unter die Füße zu bekommen» (Psychosomatik oder Reha-Klinik),
- wenn die Erwerbsfähigkeit bedroht ist (Reha-Klinik).

Im letztgenannten Fall wird die Behandlung bei längeren Krankschreibungen vom Arbeitsamt bzw. von der Krankenkasse automatisch eingeleitet. Da Sie eine Mitwirkungspflicht haben, können Sie diese Behandlung nicht ablehnen. Am Ende wird in der Klinik ein gutachterliches Leistungsbild erstellt, das als Grundlage für eventuelle Rentenanträge gilt. Stationäre Behandlungen reichen außer bei den in den ersten beiden Abschnitten des Kapitels «Formen der Depression» ab Seite 69 geschilderten Depressionsformen nicht zur Behandlung aus. Poststationär sollte zur Stabilisierung und Weiterbehandlung eine ambulante Psychotherapie begonnen oder fortgesetzt werden.

Wann kann man eine Psychotherapie beenden?

In der Regel erstreckt sich eine Therapie über ein bis zwei Jahre

Schon Sigmund Freud schrieb ein Buch über «*die endliche und die unendliche Psychoanalyse*». Wie erwähnt, führen längere Behandlungen zu besseren Ergebnissen, aber es gibt einen Bereich zwischen 25 und 50 Stunden, in dem ein relativ gutes Ergebnis erzielt werden kann. In schwierigen Fällen kann auf 80 (Verhaltenstherapie) bzw. 100 Sitzungen (psychodynamisch-tiefenpsychologische Behandlung) verlängert werden. Das bedeutet bei den üblichen ein bis zwei Sitzungen pro Woche circa ein bis zwei Jahre Behandlungsdauer.

Eine wirkliche Verhaltensänderung braucht rund zwei Jahre

Aus der Veränderungsforschung wissen wir, dass anhaltende Verhaltensänderungen etwa zwei Jahre brauchen, um stabil zu bleiben. In dieser Zeit müssen die neuen Verhaltensmuster in den Körper eingebrannt werden, was wie alle Lernprozesse stetiger Wiederholung bedarf. Man kann den Übergang von der Therapie in den Alltag so beschreiben, dass in den Patienten ein «innerer Therapeut» aufgebaut wird, der in den Alltagssituationen das zu einem selbst sagt, was in der Therapie der Therapeut gesagt hat bzw. in der Alltagssituation sagen würde (siehe auch das Kapitel «Den Fluss regulieren und begrenzen»). Diese sogenannte «Introjektion» (Verinnerlichung) des Therapeuten entspricht dem Prozess, wie früher die «inneren Eltern» aufgebaut wurden. Der Therapeut lebt dann im Patienten als «gesun-

Introjektion des Therapeuten

der Erwachsener» weiter. Ist diese Therapeuten-Introjektion stabil und hat der Betroffene gelernt, sein Erleben gedanklich zu ordnen und zu lenken, kann die Therapie langsam ausgeschlichen werden, indem die Pausen zwischen den Sitzungen zunächst auf zwei Wochen, später auf vier Wochen ausgedehnt werden. So wird der Patient von der Therapie entwöhnt bzw. abgenabelt. Das Ausschleichen hat auch den Vorteil, dass Rückfälle früh erkannt und therapeutisch aufgefangen werden können, da der Kontakt noch besteht und zwanglos wieder aktiviert werden kann, bis im Rahmen der Möglichkeiten eine gute Stabilität erreicht ist. Dann wirkt die Therapie in dem Patienten weiter und kann mit geringem Aufwand durch Maßnahmen, wie zum Beispiel Tagebuchschreiben, aufrechterhalten werden.

Ausschleichen der Therapie

Erlebnisaktivierende Verfahren

In den meisten Psychotherapien wird überwiegend gesprochen. Das ist auch richtig und wichtig, weil dadurch Erlebensprozesse in Sprache übersetzt und später über bewusst angestoßene Denkprozesse Einfluss auf das Seelenleben genommen werden kann. Gefühle können wir nämlich nicht direkt verändern. Versuchen Sie doch einmal, sich spontan gut (oder auch traurig) zu fühlen! Sie werden den Umweg über Gedanken bzw. aktivierte innere Bilder nehmen müssen. Genau das wird in der Psychotherapie geübt: Sich über Gedankenprozesse wie der Lügenbaron von Münchhausen an den Haaren (d.h. dem Kopf bzw. der Vernunft) aus dem «Seelensumpf» zu ziehen. Daneben gibt es noch die Möglichkeit, sich durch neue Sinneseindrücke oder körperliche Betätigungen in neue Erlebenszustände und damit andere Stimmungen zu versetzen (siehe Kapitel «Den Zufluss erhöhen – das Schöne fühlen»). Diese Fähigkeit wird therapeutisch in sog. «erlebnisaktivierenden Verfahren» genutzt. Nachfolgend werden einige solcher Verfahren und ihr Nutzen für die Depressionsbehandlung beispielhaft geschildert.

Neues Denken und Erleben lernen

Künstlerische Therapien bzw. Betätigungen

Der *erste* Grund, warum künstlerische Betätigungen therapeutisch wirken, liegt darin, dass die Patienten *überhaupt* etwas tun und dadurch

Wieder ins Tun kommen und auch wieder seelisch bewegt werden

in einen Aktivierungszustand gebracht werden, der mit depressiver Lähmung und Starre nicht zusammenpasst. Das ist der Grund, warum selbst schlichte Formen der Beschäftigungstherapie einen Sinn haben, auch wenn die Patienten dazu nur von außen angestoßen werden. Das ist immer noch besser, als gar nichts zu tun. Die erreichten inneren Aktivierungen sind natürlich nicht sehr nachhaltig. Fruchtbarer ist es, wenn im *zweiten* Schritt die Betätigung das innere Erleben der Patienten erreicht und sie nicht nur körperlich, sondern auch seelisch «bewegt» werden. Dies ist dann möglich, wenn das Projekt einen gewissen Sinn hat, indem es selbst benutzt oder verschenkt werden kann (wie zum Beispiel die berühmten Aschenbecher, kleine Vasen, gefärbte Seidentücher, marmoriertes Dekopapier, Tiffany-Bilder oder andere Fensterdekorationen, die in vielen Ergotherapieabteilungen von Kliniken hergestellt werden). Durch diese *produkt*orientierten Arbeiten, die zu einem fassbaren und vorzeigbaren Ergebnis führen (und damit auch nicht so leicht aus einer depressiven Urteilshaltung heraus entwertet werden können), können die Patienten erleben, dass sie entgegen ihrer stimmungsbedingt negativ verzerrten Selbsteinschätzung doch imstande sind, etwas «Brauchbares» hervorzubringen. Dieses von außen herangetragene Selbstwirksamkeitserlebnis kann dann zumindest *neben* der inneren Selbstentwertungstendenz stehen gelassen werden.

Produktorientiertes Arbeiten – Ergotherapie

Prozessorientierte Verfahren – Gestaltungstherapie

In einem *dritten* Schritt können mit therapeutischer Begleitung *prozess*orientierte Verfahren eingesetzt werden, die von den Betroffenen mehr innere Beteiligung verlangen, aber auch stärker auf innere Prozesse zurückwirken. Dies wird in der Gestaltungstherapie gefördert, indem die Patienten aufgefordert werden, ihrem inneren Erleben einen äußeren Ausdruck zu verleihen. Nach dem scheinbar unvermeidlichen Abwehren («Das kann ich nicht») entstehen dabei zum Teil beachtliche Ergebnisse. Die zwischenzeitige oder rückblickende Betrachtung und die Beschreibung der mit dem Prozess verbundenen inneren Erlebnisse und manchmal auch inhaltliche Aspekte des Produktes helfen den Patienten, ihre inneren Prozesse zu versprachlichen und dadurch auf einer bewussteren Ebene kennenzulernen. Das kann der Ausgangspunkt für neue Aktivitäten werden, in denen sich die Patienten wieder als lern- und entwicklungsfähig erleben. Durch das bewusste Tun und das Erlebnis der Produktivität eröffnet sich wieder der zuvor verschlossene Zukunftsraum.

Künstlerische Therapien

Insbesondere (aber nicht nur) durch die anthroposophisch fundierten künstlerischen Therapien, die inzwischen in weiten Kreisen Interesse und Wertschätzung erfahren, wird noch eine *vierte* Ebene erschlossen: Durch einen systematischen Aufbau von Mal-, Plastizier- oder musikalischen Aufgaben werden die Patienten unter sehr strukturierten und haltgebenden Bedingungen in die Begegnung mit überpersönlichen ästhetischen Gesetzmäßigkeiten geführt, die ihnen auf einer nichtsprachlichen Ebene Zugang zu einem halt- und vertrauensgebenden «Weltengrund» vermitteln, an dem sie mit ihren Kreationen Anteil haben. Sie können aktiv darauf hinarbeiten, ihr Produkt einem Ideal immer näher zu bringen. Die Aufgaben beginnen mit einfachen Farbübergängen, geometrischen Figuren (sogenannten «platonischen Körpern») oder Melodie- bzw. Rhythmusübungen, die aber sehr bewusst und akribisch gestaltet werden. Dabei müssen Auge, Gefühl und Hand sehr harmonisch zusammenwirken, damit das Ergebnis «stimmt» und nicht vom Kopf her überformt wird. Einseitigkeiten zeigen sich unvermeidlich im Produkt und können dort sachlich und wertschätzend besprochen und vom Patienten korrigiert werden. Später kann entsprechend dem Therapiefortschritt zu komplexeren und auch künstlerisch immer anspruchsvolleren Aufgaben übergegangen werden, auf die die Patienten nachher sehr stolz sind und die sie gerne als äußere Manifestation ihres Gesundungsprozesses mit sich nach Hause nehmen. Diese Therapien werden an vielen Orten in sogenannten «Therapeutika» auch ambulant angeboten und von einigen Krankenkassen bezahlt!

Bewegungstherapeutische Verfahren

Auch hier finden wir in ähnlicher Weise einfachere und komplexanspruchsvollere Ansätze. Auf einer grundlegenden Ebene bringt jede (auch erzwungene) *äußere Bewegung* den Organismus in einen anderen Aktivierungszustand. Damit haben auch einfache Formen der Gymnastik oder sogar nur das Spazierengehen Effekte. Anspruchsvoller sind in der *zweiten* Stufe Therapiemaßnahmen besonders in Gruppen, in denen die eigene *Bewegung in einen sinnvollen Zusammenhang* gestellt und auf andere bezogen wird, zum Beispiel bei Mannschaftssportarten oder auch bei Volkstanzgruppen. Wir erleben,

Besonders die Bewegung in der Gruppe kann therapeutischen Nutzen haben

dass das Gelingen des Ganzen von unserem Beitrag abhängt. Das holt die Betroffenen aus ihrem Isolationserleben heraus. Sie sind Teil des Ganzen und damit «wesentlich».

Bewegung als Ausdrucksform

In einer *dritten* Stufe können *Bewegungen innerlich bewusst geführt* und damit zu einem Ausdrucksmittel werden, zum Beispiel bei bestimmten kreativen Gymnastikformen oder beim Ausdruckstanz. Durch ein bewusstes Begleiten der aktivierten Körperprozesse können die Patienten in ein Miterleben von Leichte und Schwere und in ein Eigenbewegungserleben geführt werden. Sie fühlen wieder das innere Potenzial, etwas zu «bewegen», spüren wieder ihre Vitalität und Lebenskraft. Denken, Fühlen und Bewegen verschmelzen zu einem Einklang und vermitteln ein Gefühl von Innerlichkeit und Einheit, das auch ausgedrückt werden kann. Sich in seinen Bewegungen zu zeigen und wohlwollend angeschaut zu werden, vermittelt auf einer sehr existenziellen Ebene eine tief gehende korrigierende Erfahrung zu früheren Beschämungs- und Entwertungserlebnissen («Wie siehst du denn aus!» – «Wie blöd stellst du dich denn an!»). Jetzt heißt es: «So wie du das gemacht hast, ist es für dich gut und schön!»

Teil eines Ganzen werden

Auch in diesem Bereich können auf einer *vierten* Stufe die Bewegungsabläufe, zum Beispiel bei der Heileurythmie, verschiedenen Yoga-Formen, dem Tai-Chi oder Qigong, der Bothmer-Gymnastik oder der Feldenkrais-Methode und vielem anderem mehr, in einen überpersönlich-gesetzmäßigen, aber individuell ergriffenen *Zusammenhang* gestellt werden. Dies führt über den kreativen Ausdruck hinaus zu dem Erleben, Teil eines gesunden, *geordneten Ganzen* zu sein und sich darin zu bewegen. Dadurch wird ein gesunder Ausgleich von Selbsterleben und Weltbezug gefördert. Ambulante Heileurythmie wird inzwischen von einigen Krankenkassen erstattet.

Äußere Maßnahmen und Anwendungen

Hierzu gehören alle passiven Maßnahmen wie Massagen, Einreibungen, Wickel, Auflagen, Bäder etc. Dazu gibt es ein nicht mehr zu überblickendes Therapieangebot aus ganz verschiedenen Zusammenhängen und mit ganz unterschiedlichen Wirksamkeitsnachweisen. Sofern sie rein auf körperliche Prozesse abzielen oder passiv bzw. ohne innere Beteiligung des Patienten entgegengenommen werden, kann man sie nicht als erlebnisaktivierend im engeren Sinne bezeichnen. Sofern die Maßnahme aber von einem inneren, vorzugsweise genießenden *Miterleben* begleitet ist, wird ein neues Erlebnismuster angestoßen. Bei *Massagen* zum Beispiel können Patienten verschiedene Muskelgruppen ihres Körpers wiederentdecken, von denen sie gar nicht (mehr) wussten, dass sie sie haben. Bei *Ölbädern, Wickeln, Auflagen* oder *Einreibungen* kann eine Veränderung des feineren inneren Erlebens bewirkt werden.

Massagen, Ölbäder, Einreibungen – Zuwendung für Körper und Seele

Allen Maßnahmen ist gemeinsam, dass sie von zugewandten Menschen in bemühter Weise ausgeführt werden. Diese konkrete, wohlwollende Zuwendung aktiviert alte Muster von Versorgtwerden und Behaglichkeit, die an die frühe, positive Mutter-Kind-Beziehung erinnern, als die Welt zumindest in diesen Momenten noch gut war. Vermutlich ist der innere Anschluss an eine gesunde, heile Welt der Grund, warum wir alle diese Erlebnisse schätzen und im Wellnessbereich oder im Urlaub eine Menge Geld dafür ausgegeben wird. Für Depressive bedeuten sie eine nicht zu leugnende Zuwendung und Wertschätzung ihrer Person, die nicht zu ihrem negativen Selbstwerterleben passt. Nach einem anfänglichen Gefühl, es nicht «verdient» zu haben, genießen die meisten diese körperliche Zuwendung sehr und sind dankbar dafür.

Selbsterfahrungsgruppen

Es gibt ein fast endloses Angebot von «Psychogruppen», in denen man sich selbst, zum Teil in Interaktion mit anderen, unter experimentellen Bedingungen erleben bzw. neu erfahren kann. Auch hier sind die Übergänge vom systematisch-professionellen über deutlich profitorientierten bis hin zum sektenartig organisierten Hintergrund fließend. Wegen der Unübersichtlichkeit dieses «Marktes» soll hier nicht auf einzelne Ansätze eingegangen werden. Das grundsätzliche Problem all dieser Gruppen liegt darin, das in der besonderen Gruppensituation Erlebte wieder in den Alltag zu übertragen. Manche Teilnehmer «hoppen» (d.h. hüpfen) von einer Selbsterfahrungsgruppe zur nächsten, weil sie sich dort intensiv und vom Alltag losgelöst erleben können, und verlieren dabei leicht aus den Augen, dass solche Gruppen eigentlich keinen Selbstzweck darstellen, sondern den Alltag befruchtend

Das Erleben in der Gruppe sollte die Gruppensituation überdauern können

verändern sollten. Wenn Sie an solchen Gruppen teilnehmen, sollten Sie darauf achten, wie Sie das Erlebte zumindest in kleinen Schritten in Ihren *Lebensalltag hinübertragen* können – und das dann auch tun! Dabei kann ein Tagebuch hilfreich sein. An dieser Stelle soll im nächsten Abschnitt nur auf einen Ansatz kurz eingegangen werden, der derzeit recht aktuell ist und sehr kontrovers diskutiert wird: die Familienaufstellungen.

Familienaufstellungen

Es geht nicht um den Einzelnen, sondern um dessen Einbindung in einem «System»

Ursprünglich gehen Familienaufstellungen auf die sogenannten «systemischen Therapieansätze» zurück, die nicht nur den einzelnen Patienten betrachten, sondern das gesamte System, in das er funktionell eingebunden ist, also vor allem die Familie, eventuell auch das Arbeitsumfeld. Von Bert Hellinger wurde der Ansatz popularisiert, die Familiensituation einschließlich der eventuell nicht mehr lebenden Eltern oder Großeltern im Raum aufzustellen und dabei andere Gruppenteilnehmer einzubeziehen. Der Protagonist (das ist der Teilnehmer, um den es geht) stellt aus seiner Sicht geeignete Teilnehmer mit Unterstützung des Leiters so im Raum auf, wie er die Rollen der Familienmitglieder erlebt hat. Dann nimmt der Protagonist seinen Platz im Raum ein und der Leiter lässt die Vertreter in Aktion treten, bestimmte Haltungen einnehmen oder bedeutende Sätze sagen. In beeindruckender Weise gelingt es den Akteuren, sich so intensiv und authentisch in ihre Rollen einzufühlen, dass sie im Protagonisten intensive und oft sehr überraschende Gefühle auslösen können.

Das «wissende Feld»

Die Vertreter des Ansatzes erklären diese Effekte dadurch, dass durch die Aufstellung ein «wissendes Feld» entstünde, durch das die Teilnehmer wissen, wie sie sich zu verhalten hätten. Etwas weniger mystisch kann man aus neurobiologischer Perspektive die Einfühlungsfähigkeit der Teilnehmer auch dadurch erklären, dass sie mittels ihrer Spiegelneuronen vor dem Hintergrund ihrer eigenen, zum Teil unbewussten Lebenserfahrung imstande sind, sich in die Situation einzustimmen und entsprechend intuitiv passend zu handeln. Letztlich sind unsere grundlegenden Lebenskonflikte nicht so sehr unterschiedlich, wie jeder erfahrene Therapeut weiß und was ihm die Arbeit auch erheblich erleichtert. Darauf fußt auch der Effekt, dass manche Therapeuten recht rasch die Problematik eines Patienten «auf den Punkt» bringen können, indem sie sich in die aktuelle Situation einfühlen und diese «lesen». Seien Sie davon also bitte nicht allzu beeindruckt und vergessen Sie nicht, dass die Lösung der Probleme nicht so leicht ist wie die Diagnose! Auf jeden Fall können Familienaufstellungen zu sehr dramatischen Erlebnissen und einem neuen Verständnis der Problematik führen. Eine Veränderung braucht aber einen sehr viel längeren und kontinuierlichen Therapieprozess, den das wiederholte Teilnehmen an Familienaufstellungen nicht ersetzen kann. Einsicht heißt leider noch lange nicht Veränderung.

Einsicht bedeutet noch keine Veränderung

Medikamente

Die meisten Menschen (und sicher auch viele, die dieses Buch lesen) haben eine kritische, vielleicht sogar offen ablehnende Haltung gegenüber Medikamenten, vor allem gegen «Chemie», das heißt Psychopharmaka. Etwas anders sieht das bei «natürlichen», also aus Pflanzen oder anderen Naturstoffen gewonnenen Medikamenten aus. Diese Aufspaltung ist letztlich eine gefühlsmäßige und keine rationale. Daher soll an dieser Stelle der Versuch erfolgen, durch einige vernunftsorientierte Argumente die Diskussion auf ein rational-sachliches Niveau zu heben.

Der Ausgangsstoff vieler pharmazeutisch hergestellter Medikamente ist ursprünglich pflanzlicher Herkunft. Um die Herstellungsbedingungen unter maximaler Kontrolle und die enthaltene Wirkstoffmenge konstant zu halten (und sicher auch, weil es langfristig billiger ist), werden die als wirksam identifizierten Stoffe später chemisch hergestellt. Auf einer physikalisch-chemischen Ebene unterscheiden sich die Wirkstoffe letztlich nicht wesentlich von den biologischen Ausgangssubstanzen, aber es fehlt sozusagen das «Drumherum». In manchen biologischen Heilmitteln sind mehr als hundert (zum Teil gar nicht bekannte) Begleitstoffe enthalten, die unter Umständen zur gewünschten Wirkung beitragen können. So sind zum Beispiel aus Misteln gewonnene Heilmittel wirksamer, als wenn man das als Wirkstoff identifizierte Lektin allein verabreicht. Auf der anderen Seite wissen wir nicht genau, was in den pflanzlichen Heilmitteln alles

Herstellungsverfahren

enthalten ist und möglicherweise zu Nebenwirkungen oder Unverträglichkeitsreaktionen führen kann (zum Beispiel bei Thymusextrakten). Es gab übrigens vor ca. 20 Jahren einmal ein «biologisches Antidepressivum», das Tryptophan, eine Vorstufe des Serotonins. Dieses Medikament musste wegen starker unerwünschter Wirkungen vom Markt genommen werden! Ganz so einfach ist also die Trennung in «natürlich = gut» und «chemisch = böse» nicht.

Verschiedene Betrachtungsweisen in der Medikation und Anwendung

Aus den Kreisen der Naturheilmittelanwender bzw. der *Komplementärmedizin* wird weiterhin argumentiert, dass der Organismus beim Abbau der natürlichen Heilmittel mehr «lernen» könne, das heißt, dass nicht-stoffliche Wirkungen bzw. «Informationen» mit dem Heilmittel gegeben würden. Dazu gibt es differenzierte Vorstellungen zum Beispiel in der anthroposophischen Medizin, der Homöopathie und auch in der Traditionellen Chinesischen Medizin (TCM) bzw. der ayurvedischen Medizin. Diese Systeme unterscheiden sich alle deutlich voneinander und sind nicht ohne Weiteres in Übereinstimmung zu bringen. Sie stellen Versuche dar, aus ganz verschiedenen Blickwinkeln feine und komplexe Wirkzusammenhänge im menschlichen Organismus bis ins Seelisch-Geistige hinein zu verstehen und gezielt zu behandeln.

In den höher potenzierten Heilmitteln der Homöopathie und der anthroposophischen Medizin ist keine stoffliche Substanz mehr enthalten, dafür soll die nicht-stoffliche Information umso stärker und nachhaltiger auf die seelisch-geistige Ebene wirken. Da die Heilmittelfindung bei diesen Verfahren sehr individuell auf die gesamte Konstitution und Situation des einzelnen Patienten zugeschnitten ist, kann hier keine genauere Darstellung erfolgen. Sie müssen sich letztlich Ihrem Arzt oder Therapeuten anvertrauen und die Effekte im Einzelfall abwarten.

Johanniskraut – bekannter und wirksamer «Helfer»

Eine andere Situation besteht beim Johanniskraut (Hypericum), dessen Wirksamkeit in hochwertigen klinischen Studien für leichte und mittelschwere Formen der Depression nachgewiesen wurde und das auch häufig verschrieben und genommen wird. Hier wird ein konzentriertes Pflanzenextrakt gegeben. Da hohe Dosen (bis 1800 mg pro Tag) besser wirken, sollte auf eine ausreichende Dosierung geachtet werden. Die einzige wesentliche unerwünschte Wirkung ist eine erhöhte Hautempfindlichkeit gegenüber Sonnenstrahlen.

Das Gespräch mit dem Arzt über eine Medikation

Anders als bei der Verordnung des gut akzeptierten Johanniskrauts werden andere vom Arzt verordnete Psychopharmaka nicht unbedingt eingenommen! Tausende von teuren Packungen liegen in irgendwelchen Schränken, weil den Patienten nicht ausreichend erklärt wurde, warum sie sie einnehmen sollen, oder weil sie nicht wirklich mit der Verordnung einverstanden waren. Bezüglich der angestrebten Entscheidungsbildung spricht man heute in der Medizin vom «Informed Consent» bzw. «Shared Decision Making», das heißt: Einverständnis des informierten Patienten bzw. gemeinsame Entscheidungsbildung.

Die Patienten müssen über die Medikation informiert und mit ihr einverstanden sein

Auch wenn Ihr Arzt erkennbar wenig Zeit hat oder zu haben scheint, teilen Sie Ihre Zweifel bitte in der Sprechstunde mit und «schlucken» Sie nicht das Rezept, um nachher die Pillen *nicht* zu schlucken! Erstens produziert das sinnlose Kosten, zweitens denkt der Arzt beim nächsten Besuch, Sie hätten die Pillen genommen und baut auf dieser falschen Annahme seine weitere Entscheidungsplanung auf. Das dürfte in der Regel nicht gut gehen. Irgendwann werden Sie mit der Wahrheit herausrücken müssen oder aus Scham den Arzt wechseln. Beides belastet die therapeutische Beziehung. Also, fassen Sie sich lieber gleich ein Herz und rücken mit den Zweifeln heraus, dann funktioniert die Beziehung zum Arzt besser. Um Ihr Vertrauen zu vergrößern und den Arzt in einer geeigneten Weise zum maximalen Nachdenken zu bewegen, können Sie ihn zum Beispiel fragen, was er selbst in dieser Situation nehmen oder was er seiner Frau oder anderen Angehörigen geben würde. Das ist eine durchaus berechtigte Frage, die den Arzt aus seiner Verschreibungsroutine herausholen kann und ihn nochmals aus einer anderen Perspektive auf die Frage schauen lässt. Zusätzlich können Sie auch nach alternativen Vorgehensweisen fragen.

Das offene Gespräch mit dem Arzt ist auch bezüglich der Medikamente sehr wichtig

Nicht zuletzt will dieses Buch dazu beitragen, dass Sie als vernünftig informierter Mensch in das Gespräch hineingehen und damit Ihrem Arzt zeigen können, dass Sie auch selbst etwas tun, um zur Behandlung aktiv beizutragen. Das wird wiederum seine Motivation steigern, sich im Rahmen seiner Möglichkeiten für Sie und Ihr Wohl einzusetzen. Andererseits gibt es kaum anstrengendere Patienten als

Be-Handlungsmöglichkeiten – wo Sie Hilfe bekommen können

Wissen – nicht besser wissen wollen

die, die sich im Internet oder aus den Beipackzetteln über alle erdenklichen Nebenwirkungen (heute spricht man von unerwünschten Wirkungen) informieren und das dann alles mit dem Arzt durchsprechen wollen. Das ist kein guter Weg! Erstens wissen Sie dann in manchen Detailbereichen mehr als Ihr Arzt, was in ihm möglicherweise ein gewisses Verlegenheits- bzw. Unlustgefühl auslösen würde – wer lässt sich schon gerne vorführen? –, zweitens fehlt Ihnen der Blick für die vernünftigen Relationen. Oder diskutieren Sie beim Autokauf mit dem Händler die Anzahl der Verkehrstoten oder im Baumarkt beim Kauf einer Leiter die Verletzungen der Heimwerker, die bei der Hausarbeit von der Leiter stürzen?

Auch wenn diese Vergleiche etwas hinken mögen, Sie werden ein besseres Ergebnis erzielen, wenn Sie Ihren Arzt gezielt nach den wichtigsten und häufigsten bzw. für Sie konkret zu erwartenden unerwünschten Arzneimittelwirkungen (UAW) fragen, damit er sich im Gespräch mit Ihnen auf das Wesentliche konzentrieren kann. Oder wollen Sie mit ihm ernsthaft problematisieren, dass es bei der Einnahme zu Gewichtsab- oder -zunahmen kommen kann oder zu Müdigkeit oder Schlafstörungen? Beide gegensätzlichen UAW stehen in den Beipackzetteln manchmal nebeneinander, denn die Menschen reagieren sehr unterschiedlich und zum Teil völlig gegensätzlich auf das gleiche Medikament, und das kann kein Experte zuverlässig vorhersagen. Da hilft nur ausprobieren, über tatsächlich auftretende

Änderungen in der Einnahme sollten immer mit dem Arzt abgesprochen werden

UAW reden und dann gemeinsam um- oder absetzen. Auf keinen Fall sollten Sie die Medikamente ohne Absprache erhöhen, kombinieren und auch nicht einfach weglassen, da ein plötzliches Absetzen den Stoffwechsel durcheinanderbringen kann. Zum Trost sei Ihnen gesagt, dass sich praktisch alle UAW der Antidepressiva nach dem Absetzen zurückbilden. (Auf die wenigen wirklich ernsten Ausnahmen wird unter den einzelnen Substanzgruppen eingegangen.) Fragen Sie den Arzt lieber, ob Sie mit den Medikamenten uneingeschränkt arbeiten oder Auto fahren können und (wenn es für Sie wichtig ist) ob es zu sexuellen Funktionsstörungen oder einer wesentlichen Gewichtszunahme kommen kann, denn in diesen Bereichen reagieren manche

Verhaltensweise bei zu hoher Dosierung

Menschen recht empfindlich. Falls Sie eine Dosis aus Versehen doppelt genommen haben, lassen Sie sie beim nächsten Einnahmezeitpunkt weg. Bei höheren Überdosierungen (auch in suizidaler Absicht)

muss sofort ein Arzt hinzugezogen werden, da einige Antidepressiva, besonders die sogenannten «Trizyklika», bei einer Überdosis das Herz belasten können. Sollten Sie während der Medikation schwanger werden, rufen Sie sofort den Arzt an. Auch wenn Sie eine Schwangerschaft planen, kann der Arzt Sie bezüglich der Medikamente beraten. Wenn dennoch eine Packung in Ihrem Schrank zu verfallen droht (das Datum ist aufgedruckt), dann bringen Sie sie dem Arzt zurück.

Medikamente in und vor einer Schwangerschaft

Die folgende Checkliste kann Ihnen beim Überprüfen helfen, ob Sie sich von Ihrem Arzt angemessen behandelt fühlen:

Checkliste zur Arztwahl

- Haben Sie das Gefühl, dass der Arzt Ihnen zugehört und Ihr Problem verstanden hat?
- Haben Sie ihm alles Wichtige gesagt und ist er auf Ihre Fragen eingegangen?
- Haben Sie seine Erklärungen über die Entstehung und Behandlung der Erkrankung verstanden und finden Sie sich darin wieder?
- Wissen Sie, was Sie zu der Behandlung aktiv beitragen können?
- Hat er Sie über die erwartete Wirkung der Medikamente, die Einnahme und mögliche Nebenwirkungen aufgeklärt und gesagt, was Sie dann tun können? Sind Sie wirklich bereit, die Medikamente zu nehmen?
- Wissen Sie, wie lange die Behandlung dauert und wann Sie mit ersten Erfolgen rechnen können? Ist dieser Weg für Sie nachvollziehbar und akzeptabel? Wissen Sie, was Sie tun können, wenn der Effekt nicht wie erhofft einsetzt?
- Wissen Ihre Angehörigen Bescheid – soll der Arzt diesen noch etwas erklären?

Wann sollten Psychopharmaka eingenommen werden?

Es gibt Hinweise, dass Psychopharmaka depressive Episoden nicht verhindern oder deutlich abkürzen können. Aber sie scheinen die Schwere der Phasen zu mildern und können einige quälende Symptome lindern. Wenn Sie und Ihr Umfeld die Depression ohne Medikamente durchtragen können, ist eine pharmakologische Behandlung nicht unbedingt notwendig. In folgenden Fällen sollte aber eine Medikation erfolgen:

Wann sollte eine Medikation erfolgen?

- Wenn es sich eindeutig um eine phasenhafte Depression handelt (siehe das Kapitel «Endogene Depression» ab Seite 58).
- Wenn früher Medikamente mutmaßlich geholfen haben.
- Wenn wahnhafte Symptome auftreten.
- Wenn konkrete Suizidalität droht.
- Wenn große Unruhe oder Gereiztheit vorherrscht.
- Wenn schwere Schlafstörungen mehrfach auftreten.
- Wenn es die Betroffenen wollen (und sei es nur, «damit etwas geschieht»).
- Wenn die Angehörigen es nicht mehr aushalten.

Angebrachte Kritik im Zusammenhang mit Psychopharmaka

Nun ein paar kritische Worte zu den Psychopharmaka. Es geht nämlich um sehr viel Geld! Auf der einen Seite ist die Entwicklung sehr langwierig und teuer (250 bis 500 Millionen Euro pro Medikament), weil die Kontrollanforderungen sehr hoch sind und umfassende Wirksamkeitsnachweise erbracht werden müssen. Dadurch sind in der Regel die UAW gut bekannt, denn schon viele «Versuchskaninchen» haben in der klinischen Erprobungsphase unter realen Behandlungsbedingungen das Medikament eingenommen. Die gelegentlich in den Medien auftauchenden Probleme und Rückrufaktionen beruhen auf wenigen Einzelfällen. Wegen der hohen Sicherheitsstandards und um Schadensansprüchen vorzubeugen, werden im Zweifelsfall die Medikamente schnell zurückgezogen. Durch die einseitige Beachtung, die solche Aktionen in den Medien bekommen, wird unser Bild verzerrt, denn über die vielen komplikationslos eingeführten Medikamente hören wir natürlich nichts.

Ein anderes Problem betrifft das Ausmaß und die *praktische Relevanz* der im Wirksamkeitsnachweis erbrachten Effekte. Diese mögen zwar statistisch signifikant sein, sind unter Umständen aber sehr klein. Zur Veranschaulichung: Wenn ein Automodell durchschnittlich 200 km/h Höchstgeschwindigkeit schafft und ein anderes 205, dann muss nur eine genügend große Anzahl von Vergleichsfahrten durchgeführt werden, zum Beispiel 30 in beiden Gruppen, dann wird dieser Effekt mit gewissen Abweichungen nach oben und unten zuverlässig vorhergesagt werden können, also statistisch signifikant sein. Ob der Unterschied von 5 km/h in der Praxis überhaupt eine Bedeutung hat, steht auf einem ganz anderen Blatt. Im Vergleich zwischen zwei

Medikamenten sind die absoluten Unterschiede oft nur minimal. Trotzdem werden sie von der Pharmaindustrie intensiv vermarktet, um mit dem Hinweis auf eine «signifikant bessere Wirksamkeit» das neu entwickelte (und teurere) Produkt besser verkaufen zu können. Der Hintergrund ist, dass neue Medikamente in den ersten zehn Jahren nach Markteinführung geschützt sind und entsprechend höhere Preise verlangt werden können. Danach wird eine Substanz zum «Generikum» und kann von jedem Hersteller nachgebaut werden. Entsprechend stürzen die Preise ab. Der Name des Generikums enthält übrigens in der Regel den Wirkstoff, der Name eines geschützten Produktes ist ein verkaufsfördernder Fantasiename. Auf der Packung steht dann kleingedruckt auch der Wirkstoff. Da das von der Pharmaindustrie verteilte Werbematerial sehr geschickt gestaltet ist, sehen die Effekte in den Grafiken größer aus, als sie tatsächlich sind. Außerdem werden Studien, deren Ergebnisse nicht den Erwartungen der Hersteller entsprechen, gar nicht erst veröffentlicht. Entsprechend sind die Ergebnisse von Studien, die von Pharmafirmen gesponsert werden, fünfmal öfter positiv als von neutralen Studien.

Neue Medikamente sind zehn Jahre geschützt, erst dann darf ein Generikum angeboten werden

Noch spannender wird es, wenn man die Effekte von «echten» Medikamenten gegen Placebos untersucht. Placebo nennt man eine Tablette, die genauso aussieht und eventuell schmeckt wie das Original, aber keinen Wirkstoff enthält. Placebos mit Geschmack erreichen 50 bis 80 Prozent der Effekte der echten Antidepressiva! Das liegt daran, dass nicht nur die gegebene Substanz wirkt, sondern das gesamte «Paket», das heißt die Person und die Glaubwürdigkeit des verordnenden Arztes, die Qualität der therapeutischen Beziehung, die Umgebung der Praxis, der Vertrauensvorschuss der Patienten, die soziale Stellung des Arztes und so weiter. Jerome Frank hat einmal die therapeutische Beziehung mit schamanistischen Praktiken verglichen und fand verblüffende Übereinstimmungen! Dieser Zusammenhang wirft ein neues Licht auf die Wirksamkeit der vorhin erwähnten «alternativen Heilmittel». Zugespitzt gesagt: Wenn das «Setting» (also das Umfeld und das Ritual) stimmt, kann man praktisch alles geben bzw. nehmen und bis zu 80 Prozent der möglichen Wirkungen erzielen. Fehlt aber das entsprechende «Drumherum», dann wirken die Medikamente schlechter. Daher helfen die Medikamente aus der Hausapotheke nicht so gut wie die vom Fachmann verordneten.

Wie ist das Wirkverhältnis zwischen Medikament und Placebo?

Bei leichten oder mittleren Depressionen sind Medikamente nicht zwingend erforderlich

Vom praktischen Vorgehen her ist es bei leichten bis mittleren Formen von Depressionen angemessen, die Behandlung zunächst in Eigenregie durch selbst gewählte Verhaltensveränderungen zu beginnen und diese gegebenenfalls durch «natürliche» Heilmittel zu unterstützen. Dazu wurde dieses Buch geschrieben. Bei ausbleibender Besserung sollte jedoch nicht zu spät ein Arzt oder Psychotherapeut aufgesucht werden, um die Ursache genauer abzuklären und professionelle Behandlungsformen einzuleiten. Diese können abhängig von den verfügbaren Möglichkeiten zunächst psychotherapeutisch oder psychopharmakologischer Art sein.

Je eher eine Depression als Reaktion auf belastende Lebensereignisse auftritt, umso eher können psychotherapeutische Maßnahmen bzw. Verhaltensänderungen die Situation auflösen. Je eigengesetzlicher bzw. körperlich bedingt die Depression auftritt, umso eher wird man auch am Körperprozess mit Medikamenten ansetzen (müssen).

Eine Zwischenstufe nehmen Depressionen ein, bei denen durch eine akute Verzweiflung oder Erschöpfung die seelischen Bewältigungsmöglichkeiten überfordert oder blockiert sind. Dann können beruhigende oder schlafanstoßende Medikamente eine Stabilisierung bewirken, damit eine Psychotherapie überhaupt wieder möglich ist.

Psychotherapie und Medikamente kombinieren

Man kann auch Psychotherapie und Medikamente kombinieren, aber die Effekte erhöhen sich nur, wenn psychische Ursachen nicht im Vordergrund stehen. Bei Menschen mit einer Depression durch sehr belastende (traumatische) Lebensereignisse bringt eine zusätzliche Behandlung mit Medikamenten fast keinen besseren Effekt. Es gibt Hinweise, dass Patienten in ihren selbst gesteuerten aktiven Bewältigungsversuchen nachlassen, wenn sie Medikamente bekommen und auf deren Wirksamkeit vertrauen. Denken Sie bitte an das Bild mit dem Gärtner: Wässern (Medikamente nehmen) allein reicht nicht! Sie müssen auch den Boden auflockern und Unkraut jäten.

Medikamente können und dürfen eine Verhaltensänderung nicht ersetzen

Lassen Sie daher bitte keinesfalls in Ihren aktiven Bemühungen nach, wenn Sie Medikamente bekommen, sondern nutzen Sie den einsetzenden Schwung dazu, noch aktiver zu werden. Nur die neu angelegten bzw. wieder aktivierten Verhaltensmuster und dazu gehörenden Körperprozesse bewirken eine lang anhaltende Besserung und können Rückfällen vorbeugen. Medikamente wirken nur so lange, wie man sie nimmt. Entsprechend sind bei alleiniger Medikamentenbehandlung die Rückfallraten hoch: 50 Prozent haben nach dem Absetzen im ersten Jahr bereits einen Rückfall. Mit Psychotherapie halten die Effekte deutlich länger an. Nach zwei Jahren sind erst 25 Prozent wieder depressiv. Aus diesem Grunde wird heute bei rezidivierenden Depressionen eine meist etwas niedriger dosierte Dauerbehandlung empfohlen.

Dennoch machen Antidepressiva keinesfalls abhängig! Abhängigkeiten bilden sich nur in Verbindung mit der Einnahme von sogenannten «Benzodiazepinen» aus, die zur Beruhigung und Entspannung zu Therapiebeginn oder bei Suizidgefahr gerne gegeben werden. Dagegen ist nichts einzuwenden, nur sollten die Benzodiazepine nach spätestens 14 Tagen ausgeschlichen werden, um Abhängigkeiten vorzubeugen.

Machen Antidepressiva abhängig?

Das gleiche Problem entsteht, wenn Patienten zur «Selbstbehandlung» Alkohol oder andere Drogen, zum Beispiel Opiate, einsetzen. Dann sind Suchterkrankungen zu befürchten, die oft schwerer zu behandeln sind als die ursprüngliche Depression.

Positive Stimmungen sollten durch aktives Verhalten und nicht durch Medikamente hervorgebracht werden. Ziel sollte daher sein, Medikamente zunehmend durch aktives Gesundheitsverhalten zu ersetzen («replace pills with skills», nennt das die amerikanische Therapeutin Marsha Linehan).

Positive Stimmungen aus sich heraus erzeugen

Die einzelnen Medikamentengruppen

Im Folgenden werden einige kurze Anmerkungen zu den wichtigsten Medikamentengruppen gegeben. Auf eine ausführliche Darstellung wurde an dieser Stelle verzichtet, da die Medikamente vom Arzt ausgesucht werden und Sie dem Arzt aus den genannten Gründen vertrauen sollten. Aber gewisse Grundkenntnisse können bei der Zusammenarbeit helfen. Eine genauere Darstellung finden Sie im Buch des Ehepaars Niklewski, auf das im Anhang verwiesen wird.

Es gibt mehrere Klassen von Antidepressiva (AD). Die wichtigsten sind die selektiven Serotonin-Wiederaufnahmehemmer (SSRI), noradrenerg wirkende Medikamente (die eher den Antrieb steigern), kombiniert serotonerg und noradrenerg wirkende AD, Medikamente, die das Transmitter-abbauende Enzym Mono-Amino-Oxydase (MAO)

Die einzelnen Klassen der Antidepressiva

hemmen, und eher dämpfend wirkende AD, die wegen ihres dreiringigen Aufbaus Trizyklika genannt werden. Ganz neu auf dem Markt ist ein Antidepressivum, das neben einer serotonergen auch eine schlafverbessernde, melatoninartige Wirkung hat (Agomelatin). Eine orientierende Übersicht gibt Tabelle 6. In dieser und im anschließenden Text sind die Wirkstoffe genannt, nicht die Namen der einzelnen Präparate. Die Wirkstoffnamen stehen aber immer kleingedruckt auf den Packungen. Eine Übersicht über die unerwünschten Effekte zu Behandlungsbeginn oder bei zu hoher Dosierung gibt Tabelle 3 auf Seite 66.

Selektive Serotonin-Wiederaufnahmehemmer (SSRI)

SSRI gehören zur Standardtherapie bei Depressionen

SSRI gibt es seit Ende der Achtzigerjahre und sie sind inzwischen zur Standardtherapie, das heißt zum Mittel der ersten Wahl, bei Depressionen geworden. Die wichtigsten Wirkstoffe sind *Fluvoxamin*, *Fluoxetin*, *Paroxetin*, *Citalopram* und *Sertralin*. An UAW treten zu Behandlungsbeginn häufiger leichte Unruhe, Schlafstörungen, Kopfschmerzen, Übelkeit und Durchfälle auf, die meist im Behandlungsverlauf nach zwei bis drei Wochen nachlassen. Dafür machen SSRI bis auf wenige Ausnahmen nicht dick, können aber bei Frauen zu Orgasmus- und bei Männern zu Erektions- und Samenergussstörungen führen. Da SSRI in der Regel nicht dämpfen, können Sie mit ihnen gut arbeiten und Auto fahren. Eine zum Glück sehr seltene, aber ernsthafte UAW ist das sogenannte «Serotonin-Syndrom». Dabei treten (vermutlich aus genetischen Gründen) bei einigen Menschen, begleitet von Fieber, starke motorische Unruhe bis hin zu Krämpfen auf. Diese Störungen müssen sofort im Krankenhaus behandelt werden. Bei Nieren- und Leberschäden sollen SSRI nicht genommen werden. Wegen des (auch wirtschaftlich) guten Erfolges der Medikamente gibt es inzwischen eine große Anzahl von Varianten, die sich nur geringfügig im UAW-Profil unterscheiden. Die älteren, als Generikum verfügbaren Substanzen sind inzwischen relativ preiswert.

Noradrenerg wirkende Antidepressiva

Die wichtigsten Vertreter dieser Gruppe sind *Notryptilin* und *Reboxetin*. Sie sollen den Antrieb, das Interesse an der Umwelt und damit die

Tabelle 6: **Wirkstoffe von Antidepressiva, nach Wirkprinzipien geordnet**	
selektive Serotonin-Wiederaufnahme-Hemmer (SSRI)	Fluvoxamin, Fluoxetin, Paroxetin, Sertralin, (Es-)Citalopram
selektiv noradrenerg wirkende Antidepressiva	Nortriptylin, Reboxetin
selektiv noradrenerg und serotonerg wirkende Antidepressiva	Mirtazapin, Venlafaxin, Duloxetin
Trizyklika und Verwandte	Amitriptylin, Clomipramin, Desipramin, Imipramin, Maprotilin, Doxepin,
Monoaminooxidase-(MAO)-Hemmer	Moclobemid, Tranylcypromin
melatoninartig wirkende Antidepressiva	Agomelatin

Stimmung steigern. Auch sie dämpfen nicht, machen keine Gewichtszunahme und kaum sexuelle Funktionsstörungen, können aber zu Unruhegefühlen und Veränderungen der Blutdruckregulation mit Schwindel führen.

Kombinierte noradrenerg und serotonerg wirkende Antidepressiva

In dieser Gruppe befinden sich die beiden in Studien und auch von den Patienten selbst als am wirksamsten eingeschätzten Substanzen, die leider noch neu und dadurch relativ teuer sind. *Mirtazapin* wirkt eher dämpfend und schlafanstoßend, *Venlafaxin* nicht. Venlafaxin kann beim Absetzen unangenehme Unruhegefühle zum Beispiel in den Beinen bewirken und muss daher relativ langsam ausgeschlichen werden. Dazu kommt als dritte Substanz *Duloxetin*, dem eine gute Wirksamkeit bei Schmerzen in Verbindung mit Depressionen zugeschrieben wird. Aufgrund ihrer hohen Kosten sollten die Medikamente nicht gleich zu Beginn eingesetzt werden, stehen aber zum Wechseln zur Verfügung, falls SSRI oder noradrenerg wirkende Medikamente nicht ausreichend wirksam sind.

In Studien und von Patienten als am wirksamsten eingestufte Substanzgruppe

Trizyklische und verwandte Antidepressiva

Die älteste Gruppe der Antidepressiva

In dieser Gruppe befinden sich die ältesten und immer noch sehr wirksamen AD. Sie haben leider überwiegend mehr oder weniger ausgeprägt dämpfende Effekte und andere vegetative Nebenwirkungen, zum Beispiel Mundtrockenheit, Kreislaufstörungen, Herzschlagverlangsamungen, Beeinträchtigungen des Wasserlassens, Schwierigkeiten beim Lesen und Gewichtszunahme. Ältere Menschen können verwirrt reagieren. Wenn Sie ein Glaukom (Grauer Star) haben oder zu Harnverhalt neigen, dürfen Sie diese Medikamente nicht nehmen. In niedriger Dosierung können sie zur begleitenden Behandlung von sehr aufgeregten Patienten oder bei Schlafstörungen in Ergänzung zur Psychotherapie eingesetzt werden und machen Benzodiazepine weitgehend überflüssig. In höherer Dosierung werden sie nur von schwer depressiven Patienten toleriert, haben aber da heute noch ihren Platz.

MAO-Hemmer

Im Zusammenhang mit Ängsten und Panikgefühlen indiziert

Der fester bindende MAO-Hemmer *Tranylcypromin* ist eines der ältesten Antidepressiva überhaupt. Es hat leider den Nachteil, dass es unter gleichzeitiger Aufnahme von thyraminhaltigen Nahrungsmitteln (zum Beispiel Rotwein oder altem Käse) zu starken Blutdruckkrisen kommen kann. Als dieser Zusammenhang vor 50 Jahren noch nicht bekannt war, kam es sogar zu einzelnen Todesfällen. Berücksichtigt man jedoch die Diätvorschriften, ist das Medikament sicher und sehr gut wirksam, besonders bei atypischen Formen von Depressionen, bei denen Ängste und Panikgefühle im Vordergrund stehen. Hier wird es von Fachleuten sogar als Mittel der ersten Wahl empfohlen. Wegen der sichereren Anwendung werden heute bei ängstlichen Depressionen SSRI bevorzugt. Darüber hinaus kann Tranylcypromin als Reservemedikament für Depressionen eingesetzt werden, die auf die anderen Medikamente nicht reagieren. Auch ältere Patienten vertragen das Medikament gut, sofern sie keine schweren Herz- oder Kreislauferkrankungen haben. Es gibt mit *Moclobemid* einen neueren, weniger fest bindenden MAO-Hemmer, der keine Diät braucht, aber leider auch weniger gut wirkt.

Andere medikamentöse Behandlungsansätze

Zur Wirkungsverstärkung, dem sogenannen «Boostern», der AD-Wirkung können *Lithium* oder bestimmte Schilddrüsenhormone zusätzlich gegeben werden. Lithium und manche Medikamente aus der Epilepsiebehandlung werden auch zur Stimmungsstabilisierung bei wiederholten Depressionen und besonders bei der manisch-depressiven Krankheit eingesetzt. Dann müssen sie langfristig auch nach dem Abklingen der akuten Phase weiter eingenommen werden. Wenn wahnhafte Symptome bei Depressionen auftreten, werden zusätzlich zu einem AD Medikamente aus der Behandlung wahnhafter Psychosen gegeben, sogenannte «Neuroleptika». Man spricht dann von einer «Zwei-Zügel-Behandlung». All diese Maßnahmen sind das Spezialgebiet von Psychiatern.

Mehrfach Medikationen

Wie sollen die Medikamente eingenommen werden?

Der Arzt, der das für Sie geeignete Medikament auswählt, wird Ihnen auch sagen, wie Sie es einnehmen und die Dosis anpassen sollen. Um Ihre Möglichkeit zur Zusammenarbeit zu verbessern, werden nachfolgend einige grundlegende Prinzipien zur AD-Wirkung beschrieben.

Grundlegende Prinzipien in der Wirkung von Antidepressiva

Antidepressiva wirken nicht direkt, sondern indirekt durch Veränderungen der Rezeptorempfindlichkeit, durch eine verbesserte Verfügbarkeit von Transmittern und sogar durch die Aussprossung neuer Nervenendigungen bzw. -zellen.

AD sollen von außen die körperliche Grundlage für ein empfindungsfähiges und bewegliches Seelenleben verbessern, also die Schwingungsfähigkeit und den Antrieb steigern. Der Boden für die therapeutischen Bemühungen ist wieder fruchtbarer geworden. Das ersetzt nicht das Lernen und Üben, macht es aber eventuell leichter.

Entsprechend zeigen sich in den Bildern des arbeitenden Gehirns nach einer Psychotherapie andere Funktionszustände als vorher. So werden Zentren der ängstlichen Aktivierung in tiefen Hirnregionen (die sogenannten «Mandelkerne») und die «Grübelzentren» im rechten Vorderhirn gehemmt und die mit Lösungsstrategien beschäftigten Re-

Veränderungen einzelner Gehirnregionen

gionen im linken und mittleren Vorderhirn aktiver. Durch die neurobiologische Forschung sind die Einwirkungen auf das Gehirn inzwischen gut erforscht. Weniger bekannt sind die Auswirkungen auf den übrigen Stoffwechsel in den anderen Organen. Aus anthroposophischer Sicht zum Beispiel ist eine Verbesserung feinerer Leberfunktionen bzw. des Galleprozesses und der sogenannten «Nierenstrahlung» wichtig.

Es dauert 10 bis 14 Tage, bis die Antidepressiva wirksam werden

Pharmakologisch betrachtet greifen die Antidepressiva bevorzugt in die Regulation und Verknüpfung der Nervenzellen ein und wirken nicht unmittelbar, wie es zum Beispiel Drogen tun. Der Körper muss erst aktiv auf die Medikamenteneinflüsse reagieren, bevor die erwünschten Wirkungen einsetzen, was 10 bis 14 Tage dauert. Zuvor bemerken die Patienten nur die UAW. Je größer das Vertrauen in den Arzt ist, umso besser werden Medikamente vertragen und umso schneller kann die Dosis in den optimal wirksamen Bereich gesteigert werden.

Ein Hauptfehler: eine zu niedrige Dosierung

Ein Hauptfehler, der zu unbefriedigenden Effekten führt, ist eine zu niedrige Dosierung. Die Dosis muss individuell angepasst werden, da der Stoffwechsel der verschiedenen Menschen unterschiedlich auf die Substanzen reagiert, indem er sie zum Beispiel verschieden schnell abbaut.

Außerdem muss die Dosis an das Gewicht angepasst werden. Der Stoffwechsel älterer Menschen arbeitet langsamer, daher brauchen sie nur die Hälfte bis ein Drittel der normalen Dosis. Im Zweifelsfall sollte man lieber in den oberen Dosisbereich gehen und auch ausreichend lange dabei bleiben, bevor man wechselt.

Mindestens vier Wochen sollte ein Medikament versucht werden

Der zweite Hauptfehler besteht nämlich darin, dass Patient, Arzt oder Angehörige ungeduldig werden und zu schnell und planlos wechseln. Ein Medikament sollte nach der schrittweisen Aufdosierung mindestens vier – besser sechs – Wochen in ausreichend hoher Dosis eingenommen werden, bevor gewechselt wird.

Ein langsames Absetzen ist sinnvoll

Setzt die erwünschte Besserung ein, sollten die Medikamente nicht zu schnell reduziert, sondern noch mindestens vier Wochen in voller Höhe weiter genommen und erst dann ganz langsam reduziert werden, damit der Organismus über mehrere Monate Zeit hat, den gewonnenen Schwung in stabile, neue Lernerfahrungen und Verhaltensänderungen umzusetzen. Bei einer ersten depressiven Phase kann dann ein Absetzversuch gemacht werden. Bei wiederkehrenden Phasen ist eine niedrig dosierte Vorbeugebehandlung zu erwägen. Falls es wieder zu einer Verschlechterung kommt, kann dann rasch die Dosis erhöht werden. Bei einer erneuten Depression sollte übrigens bevorzugt das Medikament gegeben werden, das beim letzten Mal am besten gewirkt hat («never change a winning team»). Falls trotz aller Tricks die Medikamente keinen befriedigenden Effekt bringen, können auch noch andere Ansätze verwendet bzw. mit der Medikation kombiniert werden.

Bei Rückfällen auf bewährte Medikamente vertrauen

Andere körperliche Behandlungsansätze

Schlafentzug

Depressive neigen zu Schlafstörungen. Bei den reaktiven, neurotischen und noogenen Depressionen ist besonders das Einschlafen gestört, weil die Betroffenen nicht abschalten können. Bei den sogenannten «endogenen» und auch manchen Erschöpfungsdepressionen ist dagegen der innere Rhythmus tiefer gestört und es kommt zum Früherwachen gegen drei oder vier Uhr mit erschwertem Wiedereinschlafen. Das hat körperliche Ursachen und ist auch in Hormonveränderungen (Kortisol) und im Schlaf-EEG nachweisbar.

Besonders das Einschlafen ist gestört

oder es kommt zum Früherwachen

Vor diesem Hintergrund wurde überlegt, durch gezieltes Aussetzen des Schlafes (besonders in der zweiten Nachthälfte) den Schlafdruck zu erhöhen, was tatsächlich kurzfristig zu einer Besserung der Stimmung führt. Leider hält der Effekt nur wenige Tage an, sodass das Verfahren nur als Ergänzung eingesetzt wird, um den Organismus einmal richtig in Schwung zu bringen.

Es sollte nicht mehr als eine Nacht pro Woche zum Beispiel um 1:30 Uhr in der Nacht aufgestanden werden. Danach müssen Sie sich am besten körperlich betätigen (zum Beispiel bügeln oder backen), natürlich ohne Ihre Mitbewohner gleich mit zu wecken. Sie können auch eine Nachtwanderung machen und im Sommer vielleicht den Sonnenaufgang oder Vögel beobachten. Je mehr Sie in der Nacht geschafft haben, umso eher haben Sie auch von der seelischen Seite her ein Erfolgserlebnis. Wenn Sie dagegen lesen, fernsehen oder Musik hören, besteht die Gefahr, dass Sie wieder einschlafen. Auf

In einer Nacht pro Woche den Schlafrhythmus unterbrechen

Keine einschläfernden Aktivitäten praktizieren

Keine Mittagsschläfchen

keinen Fall sollten Sie tagsüber ein «Nickerchen» machen. Dann ist der Effekt weg! Versuchen Sie das Zubettgehen soweit wie möglich hinauszuschieben, schlafen Sie in der Folgenacht nur zwischen sechs und acht Stunden und stellen Sie sich beim Einschlafen entsprechend den Wecker. Durch den erhöhten Schlafdruck werden Sie besser durchschlafen.

Viele Depressive sind sehr froh über das Erlebnis, endlich mal wieder «richtig geschlafen zu haben». Dieser Erfolg gibt ihnen das Vertrauen, «dass es noch geht», und stärkt die Hoffnung, wieder gesund werden zu können.

Den Einschlafzeitpunkt verschieben

Man kann den Effekt des Schlafentzuges durch eine Verschiebung des Einschlafzeitpunkts verlängern, indem man am ersten Tag am späten Nachmittag, zum Beispiel um 16 oder 17 Uhr, ins Bett geht und dann sechs bis acht Stunden schläft. Am nächsten Tag gehen Sie entsprechend eine Stunde später zu Bett, bis Sie wieder bei einer Einschlafzeit von ca. 23 Uhr angekommen sind. Sie sollten grundsätzlich nicht früher ins Bett gehen, denn «Vorschlafen» geht nicht und führt zu einem verstärkten Früherwachen. Bedenken Sie: Bei einem normalen Schlafbedarf von sechs bis sieben Stunden bei einem älteren Erwachsenen ist es völlig normal, dass Sie um 3 bis 4 Uhr morgens aufwachen, wenn Sie bereits um 21 Uhr ins Bett gegangen sind. Schlafen hilft nicht gegen die Schwäche und die innere Erstarrung bei der Depression, sondern nur möglichst sinnvolle Aktivitäten bzw. ein deutlicher Kontrast zwischen täglicher Aktivität und kurzem, intensivem Nachtschlaf. Die Verkürzung des Nachtschlafes führt zu einer besseren Schlafqualität. Weitere Hinweise finden Sie in den Schlafregeln im Anhang ab Seite 242.

Lichttherapie

Jahreszeitliche Häufung von Depressionen

Es gibt zwei jahreszeitliche Häufungen von Depressionen: im Oktober und im April / Mai. Zu diesen Zeiten ist der Kontrast zwischen dem inneren Erleben und der äußeren Natur am stärksten. Im Herbst leuchtet die Natur noch einmal warm auf, im Frühjahr schmerzen den Depressiven das Aufblühen der Natur und die verliebten Paare, an denen er keinen Anteil hat. Entsprechend finden sich in diesen Monaten auch die Gipfel der Suizidraten. Zusätzlich scheint im Winter der Mangel an Sonnenlicht bei manchen Menschen Depressionen zu fördern. Bei Tieren ist der Einfluss des Lichtes auf die biologische Aktivität bis hin zum Winterschlaf bekannt. Aber auch bei manchen Menschen scheint trotz künstlichem Licht dieses Eingebundensein in die Natur noch weiter zu bestehen: In Alaska klagt jeder Fünfte über eine Winterdepression, in Florida nur jeder Fünfundzwanzigste.

Winterdepressionen

Die Betroffenen zeigen eine vermehrte Schlafneigung und verstärkten Appetit (besonders auf Süßes), als wollten sie sich auf den Winterschlaf vorbereiten. Hier kann eine Lichttherapie von circa einer Stunde pro Tag helfen. Die Lichtquelle muss aber zehnmal stärker sein als die normale Beleuchtung eines Arbeitsplatzes. Dazu gibt es spezielle Lampen, die nahe vor dem Auge angebracht sein müssen, damit man zwischendurch immer wieder ins Licht schauen kann. Die Wirkung entsteht nämlich über eine Anregung der Netzhaut und nicht über den UV-Anteil. Deswegen helfen Solarium-Besuche nicht. Entsprechende Lampen können auch ausgeliehen werden. Beraten Sie sich mit Ihrem Arzt, ob bei Ihnen tatsächlich eine solche Sonderform der Depression vorliegen könnte. Nur dann macht es Sinn, diesen Weg zu verfolgen.

Eine einstündige Lichttherapie pro Tag kann helfen

Transkranielle Magnetstimulation

Ähnlich wie durch das «innere Anschubsen» durch den Schlafentzug oder das intensive Licht kann man auch durch ein starkes Magnetfeld links über der Stirn den aktivierenden linken Vorderhirnbereich in der Tiefe stimulieren. Es ist aber schwer, den genau richtigen Ort und die richtige Intensität zu finden, sodass die Ergebnisse bisher sehr unterschiedlich sind und das sonst nebenwirkungsarme Verfahren noch nicht routinemäßig eingesetzt wird. Es scheint besser bei weniger schweren, chronischen Depressionsformen, zum Beispiel der Dysthymie, zu wirken.

Anregung des linken Vorderhirnbereichs

Elektrokrampftherapie (EKT)

Dieses sehr alte Verfahren aus der Zeit vor der Einführung der Psychopharmaka genießt unter der Bezeichnung «Elektroschockbehandlung» einen unberechtigt schlechten Ruf. Viele denken, es sei eine

Eine hilfreiche Behandlungsmöglichkeit in bestimmten Bedarfssituationen

Art «schwach eingestellter elektrischer Stuhl», der an Stromstöße bei Folterungen erinnert. Diese Zusammenhänge sind falsch und unsinnig. Heute wird die EKT in Narkose unter Muskelentspannung durchgeführt, sodass es nicht zu Muskelzuckungen oder gar Verletzungen kommt. Es wird nur das Gehirn kräftig «durchgeschüttelt», wodurch starke Stoffwechselveränderungen angestoßen werden. Meist werden Serien von circa zehn Maßnahmen im Abstand von jeweils zwei bis drei Tagen bei sehr schweren Depressionen durchgeführt. Besonders bei älteren Menschen, wenn Medikamente wegen der UAW nicht oder nicht in ausreichender Dosierung gegeben werden können oder wenn nichts anderes geholfen hat, kann eine EKT durchaus gute Erfolge zeigen. In Amerika wird die EKT bei Suizidalität, sehr schwerer wahnhafter Depression oder Therapieresistenz als erste Wahl empfohlen. In Deutschland wird das Verfahren nur stationär und in Ausnahmefällen angewendet.

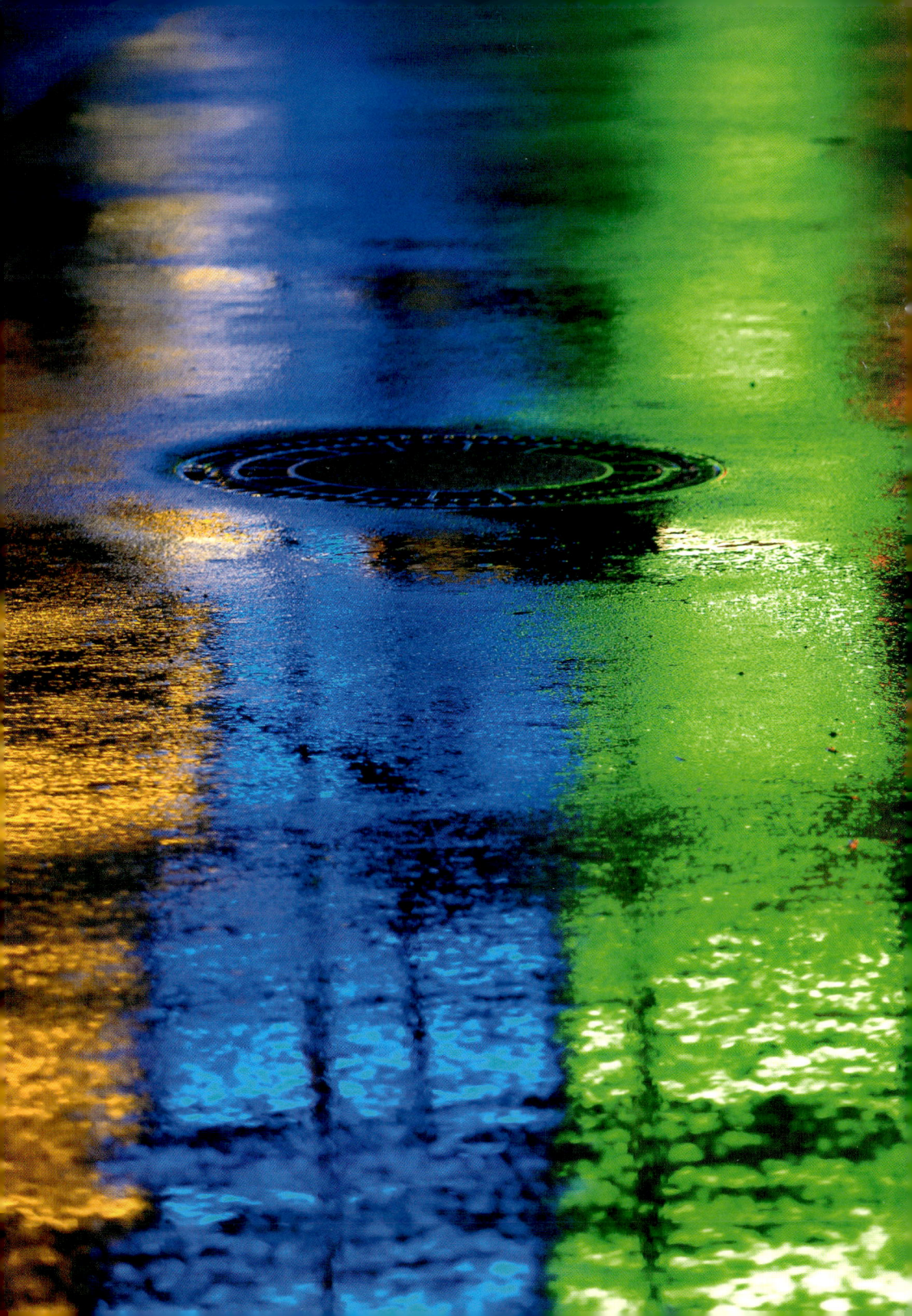

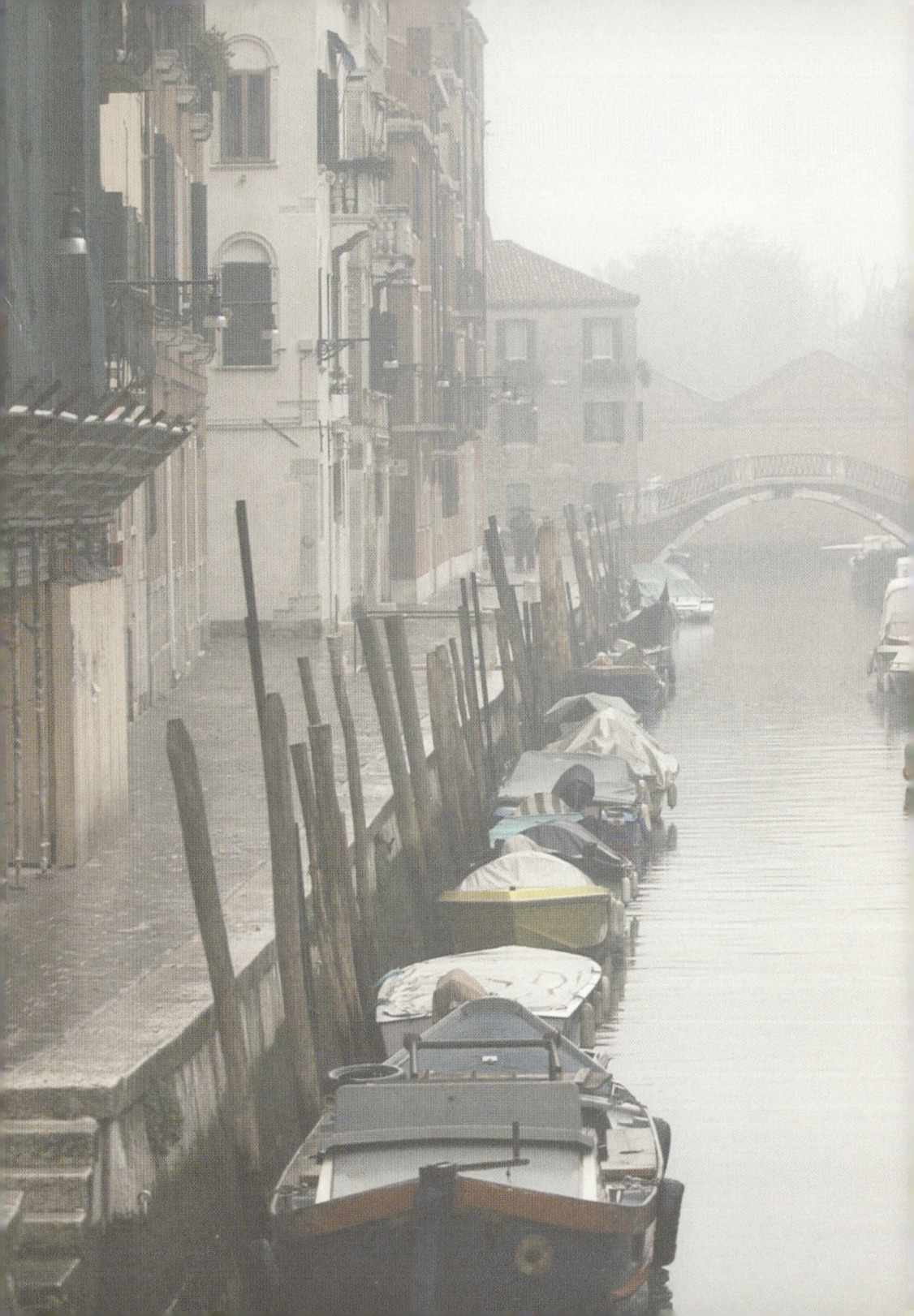

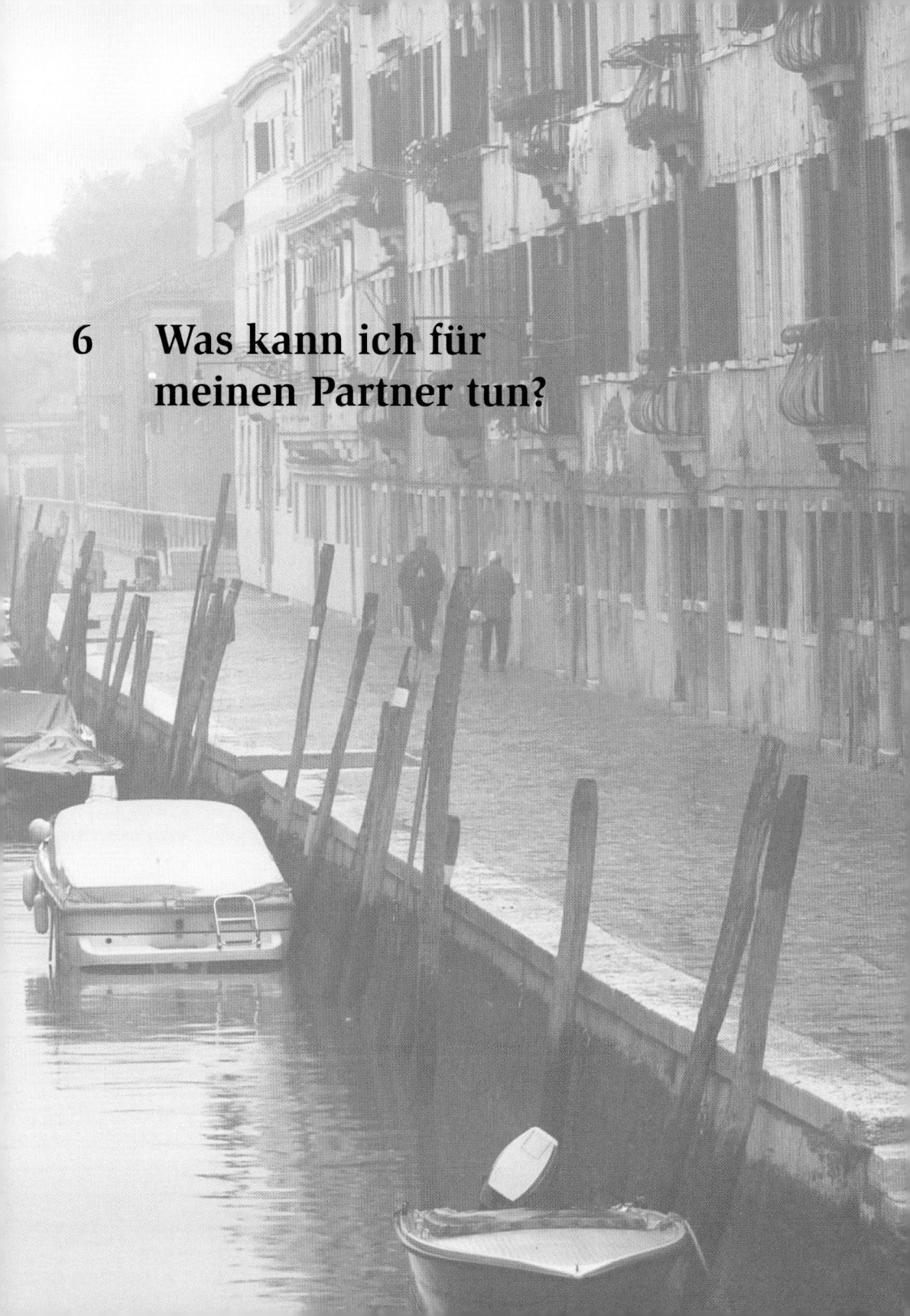

6 Was kann ich für meinen Partner tun?

Allgemeine Hinweise zum Umgang mit depressiven Partnern

Das Leid eines depressiven Menschen belastet auch sein Umfeld. Es ist für die Mitmenschen schwer auszuhalten und zeigt sich in den ungeduldigen bis verzweifelten Aufforderungen und guten Ratschlägen. Aber: «Rat-Schläge sind auch Schläge!» Natürlich bemerkt der Depressive, dass er aus dem sozialen Fluss wie Treibgut am Strand herausfällt, wodurch er sich noch schlechter fühlt. Daher als erster Hinweis: Machen Sie Ihr Leben nicht zu sehr von dem Betroffenen abhängig, sondern *leben Sie Ihr eigenes Leben* soweit wie möglich weiter. Damit ersparen Sie ihm zusätzliche Schuldgefühle. Grenzen Sie sich inhaltlich von seinen depressiven Gedanken ab, aber distanzieren Sie sich nicht von ihm als Mensch. Es ist nicht er oder sie persönlich, die so negativ spricht, sondern es ist die Krankheit, die das Fühlen und Denken verzerrt! Man kann Depressive nicht überzeugen, weil ihr Denken nicht mehr den Gesetzen der Logik folgt, sondern in den Sog des depressiven Fühlens geraten ist. Die grundlegende innere Beweglichkeit des Denkens, die man braucht, um die gedankliche Bewegung eines anderen mitzumachen bzw. in dessen Perspektive «überzusteigen», ist dem Depressiven verloren gegangen. Stellen Sie also deutlich, aber nicht überzeugen-wollend, Ihre Position neben seine und handeln Sie nach Ihrer – nehmen Sie das Gesagte keinesfalls persönlich!!

Das eigene Leben nicht vom Leben des Depressiven abhängig machen

Diese stabilisierende Abgrenzungsbewegung muss mit Gesten der Hinwendung ausbalanciert werden (siehe Abb. 8). Die Zuwendung soll sich nicht darin zeigen, dass Sie auf das verzerrte Denken eingehen oder sich gar lähmen lassen, sondern sich in Ihrer gefühlsmäßigen Offenheit und Ihrem inneren Beistand ausdrücken und geduldig durch die Krankheit begleiten. Dazu ist gerade der richtige Abstand wichtig, sonst geraten Sie selbst in den Sog der Depression. Besonders bei den sogenannten «endogenen Depressionen» dürfen Sie darauf vertrauen, dass jede depressive Phase irgendwann zu Ende geht, auch wenn Sie nicht dagegen ankämpfen. Nach einer Depression berichtet der selbst betroffene Psychiater Piet Kuiper, dass es sogar ihm als Fachmann in seiner Depression Hoffnung gemacht hat, wenn andere an ihn und eine Besserung geglaubt haben (siehe Literaturempfehlungen). Die Betroffenen «saugen» die ermutigenden Worte sehr wohl auf, auch wenn sie äußerlich nicht

Irgendwann geht jede depressive Phase vorüber

reagieren. Sie borgen als Angehöriger etwas von Ihrem Vertrauen, indem Sie sich und dem Betroffenen immer wieder die rationale Sicht der Dinge sagen, um aus dem negativen Gefühlssog herauszufinden.

Erwarten Sie aber keine Reaktionen, sondern machen Sie einfach das weiter, was Sie für richtig halten. Sie sollten sich aber erklären und begründen, warum Sie ihn jetzt fordern oder sich zurückziehen. Durch diese vernünftig-sachlichen Erklärungen bauen Sie eine Gegenkraft zu dem depressiven Sog auf, die die Situation in ein rationales Licht rückt und dadurch emotionalen Halt gibt – zunächst Ihnen selbst, später auch dem Betroffenen. Sonst geht es Ihnen wie den Begleitern des Odysseus, die von der Zauberin Circe gelähmt wurden.

Das Handeln und die Wünsche erklären und begründen

Die innere Balance können Sie leichter einhalten, wenn Sie auf Ihr Gefühl hören: Merken Sie, dass in Ihnen *Ärger* entsteht, haben Sie sich zu sehr lähmen lassen und müssen wieder etwas mehr auf sich selbst achten. Gehen Sie dagegen zu weit vom anderen weg, werden *Schuldgefühle* Sie zurückhalten. Die Schuldgefühle verhindern, dass es dem Depressiven wie damals Odysseus geht, als er allein auf dem Meer hilflos trieb und sich von allen guten Geistern verlassen fühlte.

Pendeln Sie anhand Ihrer inneren Gefühle die Nähe und Distanz so aus, dass Sie nicht zu viel Kraft verlieren, denn dann können Sie dem anderen nicht mehr helfen und es wäre nichts gewonnen.

Ein gesundes Maß an Nähe und Distanz finden

Erwarten Sie keine schnellen Erfolge, begleiten Sie einen Depressiven entsprechend dem Motto: «Geteiltes Leid ist halbes Leid!» Lassen Sie ihm Zeit und Raum, so zu sein, wie er ist, ohne ihn in seiner Weltsicht zu sehr zu bestätigen. Akzeptieren Sie, dass es ihm *jetzt* schlecht geht, betonen Sie aber auch, dass sich das wieder ändern kann, da es sich um eine Krankheit handelt, die behandelbar ist.

Argumentieren Sie nicht mit ihm und ziehen Sie keine Vergleiche: «Reiß dich zusammen, anderen geht es viel schlechter als dir!» Machen Sie konkrete Vorschläge bzw. fordern Sie ihn auf, *jetzt* bestimmte Dinge zu tun, aber vermeiden Sie allgemeine Ratschläge («Du solltest …»). Seelisch befindet sich der Depressive in einer ähnlichen Verfassung wie ein Pubertierender: Äußerlich wirken die Menschen recht erwachsen, aber innerlich sind sie nicht richtig «verhandlungsfähig».

Keine Diskussionen führen – keine Vergleiche anstellen

Tragen Sie diesem zeitlich begrenzten, krankheitsbedingten Zustand Rechnung, indem Sie von Ihrem Partner nicht mehr verlangen,

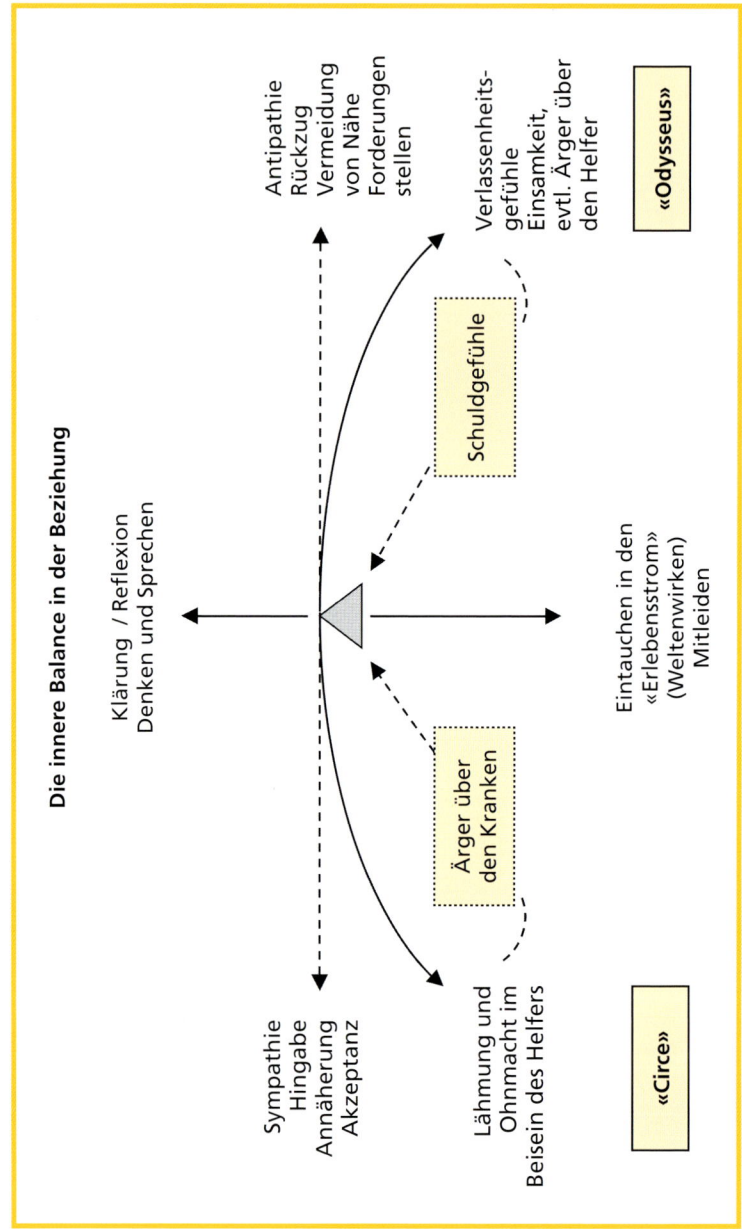

Abbildung 8

als er tatsächlich leisten kann. Vertreten Sie ruhig Ihren sachlich-rationalen Standpunkt und schaffen Sie lieber Tatsachen durch Taten, als zu diskutieren. Stellen Sie Ihre Wahrnehmungen der Situation und die Zukunftsperspektive *neben* seine, und verweisen Sie darauf, dass alle Stimmungen kommen und gehen.

Viele Depressive vor bzw. außerhalb der Depression haben sehr hohe Ansprüche an sich und versuchen, es möglichst allen (außer sich selbst) Recht zu machen, entsprechend dem Motto: Liebe für Leistung (siehe hierzu auch das Kapitel «Neurotische Depression» ab Seite 91). Jetzt ist dieser Lebens- bzw. Bewältigungsstil zusammengebrochen und die Betroffenen können und müssen die Erfahrung machen, wie die Welt reagiert, wenn sie nichts leisten. Entsprechend ihrem bisherigen Weltbild erwarten sie Entwertung, Bestrafung und Verstoßung. Ja, aus der Sicht der strafenden «inneren Eltern» klagen sie sich selbst an, manchmal sogar in wahnhafter Weise. Jetzt müssen sie sich krankheitsbedingt «hängen lassen» und können dadurch eine *korrigierende Erfahrung* machen, die ihnen später helfen kann, eine angemessenere Einstellung im Leben zu finden.

Wenn die Ansprüche zu hoch sind

Überfordern Sie sich dabei aber nicht selbst! Das «bockige» bzw. sperrige Verhalten der Depressiven kann einen ähnlich «nerven» wie das Verhalten von Pubertierenden. Bevor Sie den berechtigten Ärger am Partner auslassen, sagen Sie sich lieber: «Das ist die Krankheit und nicht mein Partner», und ziehen Sie sich vorübergehend zurück. Erklären Sie dem Partner, dass Sie jetzt eine Pause brauchen, und lassen Sie lieber woanders «Dampf ab». Sonst gießen Sie Wasser auf seine Mühle, entsprechend dem Motto: «Siehst du, du hältst mich doch nicht aus!»

Auch der Partner darf sich nicht überfordern

Falls Ihnen doch einmal «der Kragen platzt», entschuldigen Sie sich später dafür und betonen Sie, dass es nur das konkrete Verhalten in dieser Situation war, das Sie geärgert hat, und nicht der Betroffene selbst, den Sie weiterhin schätzen. Richten Sie den Ärger auf die Krankheit als ein Drittes, indem Sie sagen: «Diese Depression kann einen wirklich nerven.» Dann wird die Zweierbeziehung zwischen Ihnen und Ihrem Partner entlastet.

Fehler oder Überreaktionen sollten eingestanden werden

Diese annehmende Haltung muss mit möglichst vielen Aktivitäten ausbalanciert werden. Dabei brauchen Sie Geduld und Fingerspitzengefühl. Neues Erleben kann im Depressiven nur entstehen, wenn sich die Gedanken, die Außenreize oder die Körperbetätigungen verändern

Eine annehmende Haltung und anregende Aktivitäten verbinden

und auf das Seelenleben zurückwirken. Das Seelenleben selbst kann nicht direkt verändert werden. Aus sich heraus hat das Seelenleben die Tendenz, im vorhandenen und vertrauten Zustand zu verharren (siehe hierzu das Kapitel «Endogene Depression» ab Seite 58). Im Grunde kämpfen Sie mit den alten, selbststabilisierenden Mustern im Betroffenen. Dummerweise «sitzt er am längeren Hebel», denn Sie können ihn nicht zwingen, positive Gedanken zu denken. Sie können ihn nicht einmal zwingen, bestimmte Wahrnehmungen an sich heranzulassen. Nur das innere Einlassen und Mitschwingen mit den Wahrnehmungen lässt ein verändertes inneres Erlebnis entstehen und wirkt dadurch zurück auf die Stimmung. Und genau das ist bei der Depression erschwert bzw. blockiert. Das ist die «Kampflinie». Hier heißt es, geduldig, strategisch und dennoch entschlossen vorzugehen.

Das Tun zu verändern ist anfangs der leichteste Schritt

Am leichtesten ist der Zugriff auf das Tun von außen, das meint, den betroffenen Partner äußerlich in eine neue bzw. andere Situation zu bringen. Dies sollten aber Situationen sein, bei denen er sich aktiv beteiligen muss, also zum Beispiel ein gemeinsamer Spaziergang, bei dem Sie mit ihm reden, ein Mensch-ärgere-dich-nicht-Spiel mit den Enkeln, der Besuch eines Museums oder Theaterstücks, bei welchem Sie mit ihm über die Bilder oder die Inszenierung sprechen. Wenn er

Den Partner aktiv einbeziehen

nicht aktiv einbezogen ist, wird er sich in sich zurückziehen und in der fremden Situation noch schlechter fühlen! Daher sind auch gut gemeinte Urlaube, die «auf andere Gedanken bringen sollen» problematisch. Die andere Umgebung allein bewirkt nichts, da sie die innere Schwere nicht aufheben kann. Nur wenn das Erlebnis bzw. die Tätigkeit ihn so stark berührt, dass das Erlebnis stärker auf die Seele wirkt als die Eigenschwere, kann die äußere Situation etwas beeinflussen. Dazu bedarf es aber einer engen Betreuung und Einbeziehung des Kranken. Ihn auf Partys etc. «mitzuschleppen» reicht leider nicht!

Möglichst lange die Arbeit aufrecht erhalten

Grundsätzlich ist es auch gut, wenn Ihr Partner bei einer leichten Depression seine Arbeit aufrechterhält, da ihn diese einbindet, seinen Tag strukturiert und vor depressivem Rückzug schützt. Das kann allerdings umkippen, wenn er dabei anhaltend über seine Kräfte gehen muss und bei allem, was er tut, nur noch das Gefühl hat, zu wenig zu leisten, Fehler zu machen und die Arbeitsleistung dadurch immer weiter sinkt. Wenn die Arbeit nur noch weitere, depressionsfördernde Misserfolgserlebnisse bewirkt, ist der Zeitpunkt für eine Krankschreibung gekommen. Eine Rückkehr an die Arbeit sollte auch nicht zu früh erfolgen, da durch Überforderungen Rückschläge provoziert werden können. In der Regel ist es dem Arbeitgeber auch lieber, wenn der Betroffene einigermaßen belastbar an den Arbeitsplatz zurückkehrt und nicht rasch wieder ausfällt. In seiner Abwesenheit wurde die Arbeit umverteilt, und die Rückkehr bringt zunächst Unruhe in die Abteilung. Die Rückkehr nach einer längeren Krankheit bietet zudem die Gelegenheit zu einem *Mitarbeitergespräch*. Vielleicht ist das eine Chance, über Überlastungen oder andere Probleme am Arbeitsplatz zu sprechen und geeignete Maßnahmen zur Verbesserung zu vereinbaren. Manchmal kann auch der Verzicht auf einen verantwortungsvollen Posten und ein «Zurückrücken ins Glied» (heute sagt man dazu: «downshiften», also «zurückschalten») sinnvoll sein. Sagen Sie Ihrem Partner, dass Sie es unterstützen, wenn er weniger arbeitet oder weniger Geld verdient als vorher.

Eine Rückkehr an den Arbeitsplatz sollte nicht zu früh geschehen

Mitarbeitergespräche

Unterstützen Sie den Partner dabei, dem Arbeitgeber offen zu sagen, dass eine Depression vorliegt. Zwar sind seelische Krankheiten immer noch nicht im gleichen Maße sozial anerkannt wie körperliche, aber es ist besser, wenn das «Kind einen Namen hat», als wenn der Arbeitgeber sich irgendwelche Fantasien ausmalt, was da wohl los sein könnte.

Offenheit ist auch am Arbeitsplatz wichtig

Das Gleiche gilt für den Umgang mit den eigenen (oder Enkel-)Kindern: Kinder beobachten sehr genau, wenn sich Menschen verändern, und sie versuchen, zu verstehen, was dahinter steckt. Lassen Sie die Kinder nicht «im Dunkeln tappen». Erklären Sie mit einfachen Worten, dass das eine Krankheit ist, die vorübergehen wird und vor allem, dass sie nichts dafür können, dass es dem Betroffenen schlecht geht! Kinder neigen (u.a. infolge eines in diesem Alter normalen sogenannten «magischen Denkens») dazu, sich schuldig zu fühlen. Daher sollten auch keine Bezüge zwischen dem Verhalten der Kinder und der Erkrankung hergestellt werden, zum Beispiel: «Macht nicht so einen Lärm, das kann der Papa nicht vertragen!» Den schwerer Depressiven ist tendenziell alles egal, auch der Lärm. Wenn Sie der Lärm selbst stört, seien Sie ehrlich und sagen Sie das den Kindern auch so.

Auch in der Familie gilt: keine Scheu oder falsche Scham

Es ist nicht immer leicht, die richtige Balance zwischen geduldig-verständnisvoller Annäherung und angemessenem Fordern zu finden (siehe Abb. 8). Versuchen Sie, soweit es noch geht, vom Betroffenen

Absprachen und deren Erfüllung mit dem Betroffenen vereinbaren

ein formales Einverständnis zu Aktivitäten zu erhalten; berufen Sie sich dann darauf und «klagen» Sie das Tun ein. Notfalls übernehmen Sie die Rolle des «gesunden Erwachsenen», der den anderen an die Hand nimmt, auch wenn er wie ein Kind mault und bockt. Lassen Sie sich möglichst nicht beirren, aber versuchen Sie, innerlich nicht «einzusteigen». Bleiben Sie selbst in einer achtsamen Haltung bezüglich Ihrer eigenen Gefühle, und lassen Sie die Gefühle nicht Herr über Ihre Stimmung werden. Bevor es zu einem ernsten Streit kommt oder Sie ärgerlich werden, lenken Sie lieber mit dem Hinweis auf die Macht der Krankheit wieder ein. Die *Beziehung* nicht zu sehr zu belasten, das hat vorerst *Priorität*.

Manchmal wird in der Depression eine fehlende Pubertät nachgeholt

Als Modell kann Ihnen der Umgang mit einem trotzigen Kind bzw. dem bereits erwähnten negativistischen Pubertierenden dienen, der auch «zu nichts Bock hat». Vor dem Hintergrund der früheren Tendenz, sich zu sehr den Bedürfnissen der Umwelt anzupassen, holen die Betroffenen in der Depression in gewisser Weise versäumte Pubertätserfahrungen nach. Tatsächlich bestätigt die Befragung von Depressiven, dass sie häufig keine starken Pubertätsauseinandersetzungen mit den Eltern hatten, sondern eher überangepasst waren. In der Depression ist jetzt der Selbstbezug gegenüber dem Umweltbezug extrem gesteigert. Später wird sich das wieder korrigieren.

Depressive haben in akuten Phasen keinen Humor

Bedenken Sie bitte im Umgang mit dem Partner, dass er in depressiven Phasen *keinen Humor* hat! Begegnen Sie einem ernsten Menschen besser ebenfalls mit Ernst. Humor verlangt, dass man innerlich die Perspektive wechseln und Distanz zum eigenen Erleben aufbauen kann. Daher haben Kinder noch keinen Humor, denn sie sind in ihrer Weltsicht eingebunden. Da Depressive ihre innere Beweglichkeit verlieren, können sie auch nicht «über ihren Tellerrand schauen». Das betrifft nicht nur den Humor, sondern auch die Fähigkeit, sich in ihren Gedanken zeitlich in eine andere Befindlichkeit hineinzuversetzen (sogenannte «Antizipationsfähigkeit»). Konkret: Depressive können sich nicht vorstellen, dass sie sich nach einer Aktivität (oder insgesamt nach der depressiven Phase) wieder besser fühlen werden. Das ist ja gerade ein Merkmal der Depression.

Nehmen Sie daher vor der Aktivität die negativen Erwartungen einfach gelassen zur Kenntnis, schreiben Sie sie eventuell sogar auf. Wenn sich der Partner durch die Ablenkung *während* der Aktivität vorüberge-

Allgemeine Hinweise zum Umgang mit depressiven Partnern

hend etwas besser fühlt, weisen Sie ihn sanft auf die Differenz zwischen seiner Erwartung und dem tatsächlichen Erleben hin. Daraufhin wird er Ihnen vermutlich sofort «beweisen», dass es ihm nicht wirklich besser geht. Möglicherweise zeigt er sogar ein verstärkt depressives Verhalten. Dennoch fördert diese bewusste Begleitung des Erlebens das sogenannte «Unterscheidungslernen» und hinterlässt eine später bewusst erinnerbare gedankliche Spur – dass nämlich entgegen der Erwartung vorher eine Veränderung der Stimmung möglich war. Dies stärkt die Lernerfahrung, dass Gefühle keine zuverlässigen Vorhersagen erlauben. Nach und nach kann so eine *Parallelspur zum depressiven Erleben und Denken* angelegt werden, auf die immer besser gewechselt werden kann.

Unterschied zwischen Vorstellung und Wirklichkeit

Dazu muss das Erlebnis möglichst oft wiederholt werden. Versuchen Sie daher, das *Aktivitätsniveau so hoch wie möglich* zu *halten*. Was auch immer er kann, soll er tun: alleine waschen und sich anziehen, etwas zum Frühstückmachen beitragen (z.B. den Tisch decken), den Müll hinaustragen, zum Briefkasten oder Einkaufen gehen (aber bitte mit einer Einkaufsliste, sonst haben Sie nachher nichts zum Kochen!), Spaziergänge machen (evtl. mit Hund), andere Tätigkeiten im Haushalt oder Garten verrichten.

Das Aktivitätsniveau möglichst hoch halten

Dazwischen sind *kurze Entspannungspausen* erlaubt, aber möglichst im Sessel. Das Bett sollte tagsüber unbedingt gemieden werden. Nickerchen sind schlecht, da dadurch der Schlafdruck sinkt und der Nachtschlaf zusätzlich leidet.

Kurze Entspannungsphasen einplanen

Das Ziel ist es, wieder ein gesundes Schwingen des inneren Pendels zwischen Anspannung und Aktivität bzw. Entspannung und Pausen zu schaffen, statt dem unbeweglich-depressiven Verharren in einer «erstarrten Mitte» (siehe auch das Kapitel «Das klinische Bild der Depression» ab Seite 24). Dazu muss jedoch der «Motor» von außen angekurbelt werden. Die äußeren Anreize ergänzen die durch die Medikamente erhöhte Bereitschaft, innerlich «anzuspringen». Äußere Anlässe und innere Bereitschaft wirken ähnlich zusammen wie das Anschieben eines Autos bei gleichzeitiger Betätigung der Zündung durch den Fahrer. In diesem Sinne sollten Sie auf eine professionelle Behandlung durch einen Arzt oder Therapeuten dringen, wenn sich die Symptomatik nicht innerhalb von vier Wochen durch die genannten Maßnahmen bessert. Nach Abklingen der Depression wird der Partner es Ihnen danken, dass Sie so konsequent waren.

Wenn nach vier Wochen keine Änderung eintritt, ist ein Arzt zu konsultieren

Selbsthilfegruppen für Angehörige

Wenn Sie allzu entmutigt und verzweifelt sind, kann es entlastend sein, sich mit anderen Angehörigen, z.B. in einer *Selbsthilfegruppe*, auszutauschen. Freunde können ab einem gewissen Punkt die Sorgen und Probleme nicht mehr nachvollziehen und reagieren ihrerseits dann ungeduldig bzw. mit Rückzug. Adressen von Selbsthilfegruppen finden Sie im Anhang.

Führen eines Stimmungsprotokolls

Nach dem Ende der Depression können Sie Ihrem Angehörigen bei der Rückfallvorbeugung helfen, indem Sie die Anfänge depressionsfördernden Verhaltens benennen und dem Betroffenen helfen, es «loszulassen». Das gilt sowohl für die Selbstüberforderungstendenzen und die mangelnde Selbstfürsorge als auch für Anfänge negativen Denkens (siehe hierzu das Kapitel «Hat der Fluss noch ein Ziel» ab Seite 110). Es hat sich bewährt, gerade auch in guten Zeiten, jeden Tag in einen Kalender ein *Smily-Zeichen* o.Ä. dafür zu machen, wie der Tag war (mit entsprechend gebogenem Mund). Rückblickend kann das dem Betroffenen in einer depressiven Phase zeigen, dass er in der Vergangenheit auch bessere Phasen hatte. Denken Sie ruhig mit daran und erinnern Sie ihn bzw. führen Sie selbst ein entsprechendes *Stimmungsprotokoll*.

Früh auf wiederkehrende Zeichen einer Depression achten

Besonders bei den phasenhaft verlaufenden «endogenen» Depressionen ist es hilfreich, auf die *Zeichen einer beginnenden neuen Phase* zu achten. Diese zeigt sich vor allem in schlechterem Schlaf, langsamerem Aufstehen am Morgen, der Tendenz, gewohnten Aktivitäten nicht mehr regelmäßig nachzugehen («heute mal nicht …»), und zunehmender Lustlosigkeit und Negativität im Denken. Sensible Menschen bemerken, dass zum Beispiel Farben oder Geschmäcker weniger intensiv wahrgenommen werden. Mit Ausnahme der letzten Punkte bemerken Angehörige die schleichenden Veränderungen oft schneller als der Betroffene selbst. Dann gilt es, nicht den Kopf in den Sand zu stecken, sondern das «heiße Eisen» anzupacken, den Eindruck offen anzusprechen und eventuell den Arzt früh aufzusuchen. Durch eine rasche Medikation mit dem zuletzt bewährten Medikament kann ein Teil der Depression abgefangen werden.

Umgang mit Suizidalität

Ein Selbstmord ist die schlimmste Komplikation der Depression und leider nicht selten: Jedes Jahr sterben mehr als doppelt so viele Menschen durch einen Suizid als durch einen Autounfall. Die Anzahl der Suizidversuche dürfte etwa zehnmal höher liegen. Frauen führen häufiger Suizidversuche durch, bei Männern führt der Versuch häufiger zum tatsächlichen Tod, besonders weil sie «härtere» (d.h. gewaltsamere und damit sicherere) Methoden wählen.

Frauen und Männer unterscheiden sich auch im Suizidversuch

Die Hälfte der Suizidversuche wird von psychisch kranken (vor allem depressiven) Menschen durchgeführt. Bei der anderen Hälfte handelt es sich um akute Belastungsreaktionen. In diesen Fällen vergeht weniger als eine Stunde zwischen Entschluss und Suizidversuch. Die Depressiven dagegen beschäftigen sich lange mit der Frage, wie sie sich umbringen können. Diese relativ lange Vorlaufzeit gilt es zu erkennen und auf sie zu reagieren.

Bei Depressiven gibt es in der Regel eine lange Vorlaufzeit

Die Häufigkeit von Suizidversuchen nimmt mit dem Lebensalter zu. Zwei Drittel der Patienten nehmen Tabletten und äußern als Motiv, so endlich einmal «richtig schlafen» oder abschalten zu wollen. Ein Drittel der Suizidversuche geschieht unter Alkoholeinfluss. Besonders gefährdet sind Depressive, bei denen wahnhafte depressive Gedanken auftreten, oder die älter und alleinstehend sind. Zusätzlich sind Menschen mit Schizophrenien, mit unheilbaren Krankheiten und starken Schmerzen gefährdet sowie Süchtige und Menschen mit einer sogenannten «Borderline-Persönlichkeitsstörung».

Die Häufigkeit nimmt im Alter zu

Besonders gefährdete Gruppen

Ein wichtiger Risikofaktor sind Suizidversuche in der Vorgeschichte oder bei Familienangehörigen; dann ist die Gefahr eines Suizidversuchs fünfundzwanzigmal höher als in der Normalbevölkerung.

Risikofaktoren

Die nachfolgend beschriebenen Verhaltensweisen können auf eine erhöhte Suizidalität hinweisen und gelten als sogenanntes «präsuizidales Syndrom», das der Suizidhandlung vorausgeht. In der *ersten Phase* ziehen sich die Betroffenen vom Leben zurück und empfinden subjektiv ein Gefühl von Einsamkeit und Ausweglosigkeit, oft begleitet von ohnmächtiger Wut. Bei Depressionen ist es vor allem das Gefühl, dass das Leid nie aufhören, sondern ewig weitergehen wird. In diesem Stadium erfolgt häufig die *Ankündigung des Suizidversuchs*, manchmal in beiläufigen Sätzen wie: «Es hat doch alles keinen Sinn

Phasen des «präsuizidalen Syndroms»

mehr, am besten mache ich Schluss, hört doch auf mir zu helfen, ich bin ein aussichtsloser Fall, gebt mir doch eine Spritze, damit alles vorbei ist.»

In der *zweiten Phase* treten *Suizidfantasien* auf, wie der Suizid durchführbar wäre. Depressive überlegen dabei nicht selten, wie sie andere möglichst wenig damit belasten.

In der *dritten Phase* kommen *konkrete Vorbereitungen* dazu. Diese Phase ist begleitet von einer größeren äußeren Ruhe und Entspannung, die man als «Ruhe vor dem Sturm» bezeichnen kann. In dieser Phase wird die Suizidabsicht häufig abgestritten und der Betroffene gibt sich «gebessert», wirkt dabei jedoch innerlich verschlossen und nicht erreichbar. Bei genauerer Beobachtung sind Zeichen einer erhöhten inneren Anspannung erkennbar, zum Beispiel ein höherer Pulsschlag, leichtes Schwitzen, Gesichtsröte, etwas gesteigerter Bewegungsdrang bzw. Fahrigkeit.

Was kann man konkret tun?

Was ist nun konkret zu tun, wenn ein Verdacht auf Suizidalität besteht?

Das Wichtigste ist, sich damit zu konfrontieren! Stecken Sie nicht den Kopf in den Sand entsprechend dem Motto: «Was nicht sein kann, das nicht sein darf». Auch Ihr Partner kann einen Selbstmordversuch unternehmen! Achten Sie auf die oben beschriebenen Veränderungen, die auf einen *inneren Rückzug* hinweisen, vor allem das Nachlassen vorher regelmäßig ausgeübter Aktivitäten, neu auftretendes Klagen über die Aussichtslosigkeit oder zunehmendes Schweigen und «Löcher-in-die-Luft-Gucken». Fragen Sie nach, womit der Betroffene beschäftigt ist. Wenn in Ihnen der Verdacht auf eine mögliche Suizidalität auftaucht, nehmen Sie Ihren Mut zusammen und *sprechen Sie den Partner offen darauf an*. Anhand seiner Reaktion können Sie erkennen, ob er sich «ertappt» fühlt oder nachvollziehbar irritiert reagiert. Befürchten Sie bitte nicht, dass Sie mit Ihrer Frage den Betroffenen erst zu einer Suizidhandlung anstiften könnten. Depressive denken sowieso immer wieder an diese Möglichkeit und sind auf unsere Anregungen diesbezüglich nicht angewiesen! Das offene Gespräch darüber wirkt dem Isolationsgefühl eher entgegen. Verweisen Sie darauf, dass Sie das nicht fragen, weil Sie ihm Suizidgedanken unterstellen wollen, sondern weil es grundsätzlich ein wichtiges Thema bei Depressiven ist. Das vermittelt dem anderen das Gefühl, dass er nicht allein mit seinem Problem ist, sondern

Die direkte Frage nicht scheuen

dass es anderen auch so geht. Manchmal lassen sich anhand der Fragen der Kontakt und das Gespräch wieder aufbauen.

Schwieriger ist die Situation, wenn sich die Betroffenen bereits in der dritten Phase des präsuizidalen Syndroms befinden, nämlich der *Vorbereitungsphase*. Hinweise darauf können folgende Verhaltensweisen geben:

Hinweise auf eine mögliche Vorbereitungsphase

- eine nicht durch äußere Ereignisse nachvollziehbare Stimmungsverbesserung,
- das Verschenken persönlicher Gegenstände,
- das Schreiben (oder ändern) des Testaments,
- das Ordnen von persönlichen Unterlagen (besonders von Bankkonten oder Versicherungen),
- Kontaktaufnahme zu Banken, Versicherungen oder Notaren,
- ein vermehrtes Lesen von Todesanzeigen.

Wenn Sie mit den ausweichenden bzw. beschwichtigenden Antworten nicht zufrieden sind, fragen Sie, warum er sich *nicht* umbringen will. Diese Frage wird ihn irritieren, vielleicht sogar gereizt reagieren lassen. Wenn er Ihnen keine vernünftigen Gründe nennen kann, besteht ein erhöhter Verdacht, dass er innerlich bereits auf einen Suizid zugeht. Häufige und glaubwürdige Gründe, sich nicht zu töten, sind die Sorge um die Kinder bzw. andere Angehörige, die Verantwortung für ein Haustier oder auch religiöse Einstellungen. Eine hohe Lebensversicherung, die im Todesfall dem Partner zufällt, wirkt eher risikoerhöhend, da sie die Schuldgefühle mindert.

Nach dem Grund des Nichttötens fragen!

Kann Ihnen der Betroffene nicht innerlich nachvollziehbar versichern, warum er sich nicht umbringen will, sollten Sie handeln und mindestens den Hausarzt – besser einen Psychiater – hinzuziehen. Eine vorübergehende Unterbringung in einer psychiatrischen Klinik ist ernsthaft zu erwägen.

Dies gilt auch, wenn Sie in der Umgebung Medikamente oder andere Dinge finden, die für einen Suizid hilfreich sein können, z.B. Stricke, Messer oder gar Waffen (in Amerika werden 60 Prozent der Suizide mit Schusswaffen durchgeführt!).

Auf konkrete Vorzeichen achten

Um Ihren Verdacht abzuklären, können Sie den Fragenkatalog zur Abschätzung der Suizidalität nach Pöldinger, den Sie im Anhang finden

Den Suizidfragebogen als Gesprächsgrundlage nutzen

(siehe Seite 247), mit dem Betroffenen zusammen durchsprechen. Je mehr Fragen im oberen Teil mit «Ja», im unteren Teil mit «Nein» beantwortet werden, umso größer ist die Suizidgefahr. Es geht dabei weniger darum, dass Sie die «Wahrheit» herausfinden, als darum, dass Sie *ins Gespräch kommen* und den Betroffenen dadurch wieder an sich und das Leben binden. Natürlich kann er Sie belügen, aber das ist bei Depressiven nicht das primäre Interesse. Ein intensives Gespräch ist zwar anstrengend, aber auch belebend und wirkt dadurch antidepressiv.

Im weiteren Vorgehen geht es darum, mit viel Fingerspitzengefühl eine gute *Balance* zu finden zwischen der *Selbstbestimmung* und *Selbststeuerungsfähigkeit* sowie der Verantwortungsübernahme und Steuerung der Situation durch andere bzw. Sie selbst. Sie müssen von einer partnerschaftlichen Beziehungsgestaltung schrittweise zur «paternalistischen» Beziehungsgestaltung übergehen, falls dies die Situation erfordert. Paternalistisch kommt von lateinisch «pater», dem Vater. Die Anpassung der Beziehungsgestaltung soll dem Ausmaß der depressionsbedingten Einschränkungen Rechnung tragen. Ziel ist es, so viel Selbstbestimmung und Einverständnis wie möglich, aber so viel Außensteuerung wie nötig zu erreichen.

Aufgaben im Umgang mit Suizidalität

Die Aufgaben im Umgang mit Suizidalität sind:
1 Abbau von Demoralisierung und Isolationsgefühl,
2 den Horizont dafür öffnen, dass eine Besserung möglich ist,
3 konkrete Kurzzeitziele vereinbaren,
4 in kleinen Schritten Aktivitäten beginnen,
5 keine abstrakten Diskussionen über den Sinn oder Unsinn des Lebens.

1. Schritt: Abklärung, ob Suizidalität vorliegt:
Hier ist in der oben beschriebenen Weise – eventuell unter Bezug auf den Fragenkatalog von Pöldinger – das offene Gespräch zu suchen, um einen Raum zu geben, sich ohne Schuldgefühle mitteilen zu können.

2. Antisuizidvereinbarungen:
Verlangen Sie eine definitive Erklärung, dass sich der Betroffene in einem bestimmten Zeitraum (einem Monat, einer Woche, einem

Tag oder notfalls auch nur der nächsten Stunde) ganz sicher nicht umbringen wird, ohne vorher Kontakt mit Ihnen aufzunehmen. Natürlich ist ein solcher Vertrag nicht rechtsverbindlich. Es geht vielmehr darum, dass durch das Gespräch die innere Beziehung und die Verbindlichkeit zu Ihnen erhöht wird, was den Betroffenen ins Leben zurückführt. In dem Vertrag sollte auch vereinbart werden, dass in bestimmten Abständen über den Stand der Situation gesprochen wird. Außerdem ist es gut, wenn sich der Betroffene im Vertrag zu gewissen Aktivitäten verpflichtet. Idealerweise sollte das Vereinbarte aufgeschrieben werden, um die Verbindlichkeit zu erhöhen und das Gespräch besser ins Bewusstsein «einzubrennen».

3. **Kurzzeitziele und Aktivitäten vereinbaren:**
   Um herauszufinden, durch welche Aktivitäten sich der Partner bisher aufrecht gehalten hat, können die folgenden Fragen helfen:
   - Wie hast du es geschafft, bis heute durchzuhalten?
   - Wie würdest du (Name eines guten Freundes) erklären, dass du es bis heute geschafft hast, bei all dem, was du durchgemacht hast?
   - Wie hast du es geschafft, dass die Dinge nicht noch schlechter gegangen sind?
   - Gibt es irgendeinen Vorteil, den die jetzige Situation für dich hat? Was können wir tun, um diesen Vorteil zu erhalten und dennoch deine Situation etwas zu verbessern?
   - Wenn du nicht so gelähmt und deprimiert wärst, was würdest du tun, um ein kleines bisschen zufriedener oder entspannter zu werden?

   Sie müssen die Fragen nicht unbedingt in genau dieser Weise besprechen, aber Sie sollten sie im Kopf haben und nach dem Gespräch mit dem Betroffenen beantworten können. Denn aus den Antworten lässt sich herausfinden, wodurch sich die Situation tendenziell verbessern lässt.

4. **Durch kleine Schritte in Bewegung kommen:**
   Folgende Fragen können den Prozess, in Bewegung zu kommen, fördern:
   - Was kann helfen, diesen Schritt zu schaffen?
   - Was ist der erste sichere, kleine Schritt in diese Richtung?

- Was könnte dazwischenkommen bzw. verhindern, dass du diesen Schritt gehst?
- Was wäre das erste Zeichen, dass sich die Situation ein klein wenig verbessert hat?
- Was würden andere Leute an dieser Stelle vorschlagen oder tun?

Nachdem eine oder mehrere sehr überschaubare erste Schritte formuliert sind, braucht es die klare Aussage des Betroffenen, dass er den Schritt auch wirklich versuchen will. Das sollte er aktiv sagen: «Ja, ich will jetzt dieses oder jenes tun.» Dieses aktive Formulieren fördert das «Umschalten» von der gelähmt-grübelnden rechten auf die lösungsbezogene linke Stirnhirnhälfte (siehe hierzu das Kapitel «Hypochondrische Depression» ab Seite 83). Dann können folgende Fragen weiterführen:

- Wie sicher bist du, diesen Schritt zu schaffen?
  (Skala von 0 bis 10 oder Schulnoten)
- Wie fühlst du dich jetzt mit dieser Entscheidung?
  (wieder skalieren)

Nachdem die Aktivität durchgeführt wurde, sollte erneut beobachtet werden, wie sich dadurch die Befindlichkeit verändert hat (mit Skalierung). Nach einer Woche kann dann rückblickend geschaut werden, was in der letzten Woche wenigstens ein bisschen besser geklappt hat als zuvor.

Dieses intensive Besprechen und Skalieren wirkt zugegebenermaßen anstrengend und penibel. Der Nutzen dieses Vorgehens besteht darin, dass lösungsbezogene Muster und Vorgehensweisen im Sinne der beschriebenen Parallelspur eingebrannt werden. Die gezielte Aktivierung dieser lösungsbezogenen Muster kann helfen, die automatisierten depressiven Muster zu schwächen bzw. zu blockieren. Dadurch findet der Betroffene den Weg zurück ins Leben. Bildlich gesprochen geht es darum, durch das penible Verhandeln erster Schritte die Latte so niedrig zu legen, dass der Depressive beim besten Willen «nicht mehr unter ihr hindurchkriechen» kann, sondern darübergehen muss. Dadurch wird die Misserfolgsspirale unterbrochen und Zuversicht geschaffen.

Vorgehen im präsuizidalen Syndrom

Ist der Betroffene bereits im zweiten oder gar dritten Stadium, d.h. mit Suizidgedanken oder -planungen beschäftigt, reicht das hier bisher beschriebene Vorgehen nicht aus. Jetzt müssen Sie aktiver für die Sicherheit sorgen, indem Sie zunächst alle *gefährlichen Gegenstände* aus der unmittelbaren Umgebung entfernen und *durchgängige Beobachtung* sicherstellen. Speziell im dritten Stadium sollte der Betroffene nicht mehr allein gelassen, sondern dauernd beaufsichtigt werden. Er mag das zwar als Bevormundung und Gängelung erleben, andererseits zeigt es ihm, dass sein Leben für die anderen wichtig ist und eine Bedeutung hat, sonst würden diese sich die Mühe nicht machen. Wenn Sie diese Beaufsichtigung nicht sicherstellen können, ist in Absprache mit einem Fachmann die *freiwillige Aufnahme auf die offene Station einer psychiatrischen Klinik* zu erwägen. Freiwillige Aufnahmen können auf eine offene Station erfolgen, Zwangseinweisungen in der Regel nur auf geschlossene Stationen.

Zumindest sollten der Besuch und die Vorstellung einer solchen Einrichtung erfolgen, damit der Betroffene ein realistisches Bild hat, wie heute die Behandlung in einer psychiatrischen Abteilung aussieht.

Die Umgebung «sichern»

Den Betroffenen sorgsam beobachten und ggf. entschieden handeln

Vorgehen bei einer stationären Einweisung

Wenn es irgend geht, ist eine *freiwillige Aufnahme anzustreben*. So haben Sie noch einen größeren *Einfluss auf die Auswahl des Krankenhauses*. In manchen Städten wird ein Teil des Stadtgebiets von entfernt liegenden Kliniken versorgt. Dann müssten Sie bei einer Notfalleinweisung längere Wege in Kauf nehmen. Außerdem gibt es für Kenner durchaus Unterschiede in der Art der Versorgung. Darin liegt ein weiterer Grund, zumindest bei schwereren Formen von Depressionen (z.B. den wiederkehrenden, sogenannten «endogenen» Formen), einen guten Kontakt zu einem Psychiater aufrecht zu halten. Psychiater lassen sich oft im Umkreis der Kliniken nieder, in denen sie ausgebildet wurden und haben meist noch einen guten Draht zu den entsprechenden Oberärzten. Wenn Ihr Arzt zu den normalen Geschäftszeiten

Möglichst eine freiwillige Aufnahme anstreben

in einer nahe gelegenen, geeigneten Klinik anruft, kann er versuchen, durch den Kontakt mit seinen ehemaligen Kollegen einen Platz zu bekommen, auch wenn die Klinik eigentlich nicht für Sie zuständig ist. Außerdem sind die Abläufe bei einer Zwangseinweisung für die Betroffenen und die Angehörigen recht belastend und eine einschneidende Erfahrung.

Wie und unter welchen Voraussetzungen verläuft eine Zwangseinweisung?

Eine *Zwangseinweisung* kann in Deutschland nur durch die *Polizei* veranlasst werden. Diese Regelung ist entstanden, um einem Missbrauch vorzubeugen. Dazu gibt es in den verschiedenen Bundesländern jeweils entsprechende Paragraphen, nach denen die Einweisung vollzogen wird. In der Regel ist dazu eine *ärztliche Stellungnahme* notwendig, die das Vorliegen eines akuten Krankheitszustands, die Diagnose und die Selbst- oder Fremdgefährdung ärztlich dokumentiert. Letzteres dürfte bei Depressiven die Regel sein. Eine *Fremdgefährdung* besteht auch dann, wenn der Betroffene (nur) ernsthaft von einem *Suizid gesprochen* hat. Er muss noch nichts Konkretes getan haben. Daher sollten Sie das dem Arzt sagen, der das Attest ausstellt. Das kann übrigens *jeder Arzt* machen, nicht nur ein Psychiater! Der Arzt wird dann die Polizei rufen und dieser das Attest bzw. den Antrag auf eine unfreiwillige Unterbringung übergeben. Der Transport in die Klinik erfolgt mit einem Krankentransportwagen. Die Polizei bringt den fertigen Beschluss direkt in die Klinik. Ohne diesen Beschluss darf der Patient nicht gegen seinen Willen festgehalten werden. Dieser erste Beschluss gilt bis 24.00 Uhr des Folgetages. Er wird *nicht* in das *polizeiliche Führungszeugnis eingetragen*! Wenn bis zum Ablauf dieser Frist nicht eine richterliche Verfügung für eine längere Unterbringung erlassen wird, muss der Eingewiesene wieder entlassen werden, sofern er nicht freiwillig bleibt (was aber die meisten depressiven Patienten tun, nachdem sie gesehen haben, dass sie gut behandelt werden).

Viele Depressive schätzen rückblickend durchaus die Rückzugsmöglichkeit und die geduldig-professionelle Betreuung in einer stationären Behandlung und wissen, dass ihre Angehörigen dadurch entlastet wurden. Lassen Sie sich andernfalls bitte nicht von den Vorwürfen des Abgeschobenwerdens beirren. In kritischen Situationen ist es besser, lieber einmal zu viel als einmal zu wenig eine stationäre Behandlung zu veranlassen. Stehen Sie dazu, dass die Behandlung auch deshalb geschieht, damit Sie sich selbst sicher fühlen und später keine Vorwürfe machen müssen (siehe Beziehungsbalance auf Seite 191 ff.). Auch wenn der Betroffene Sie jetzt für Ihr Vorgehen «hasst», wird er Ihnen später vermutlich danken oder Sie zumindest verstehen.

Diese Situationen sind äußerst belastend und unangenehm und man möchte sie lieber nicht erleben. Dennoch entscheidet gerade hier Ihre Entschlossenheit und Wachheit unter Umständen über Leben und Tod. Lassen Sie sich also nicht lähmen, sondern suchen Sie professionellen Rat und Unterstützung, wenn Ihre eigenen Möglichkeiten und die der Angehörigen ausgereizt sind. Depressionen sind nur so lange behandelbar, wie die Betroffenen noch leben. Jenseits der Frage, ob Menschen das Recht haben, sich selbst zu töten, ist es in jedem Fall tragisch, wenn eine Selbsttötung aus einem vorübergehenden Krankheitszustand heraus geschieht und nachher nicht mehr korrigiert werden kann. Daher sollten wir alles in unserer Macht Stehende tun, um diese Komplikation zu verhindern.

Entschlossenheit kann das Leben retten

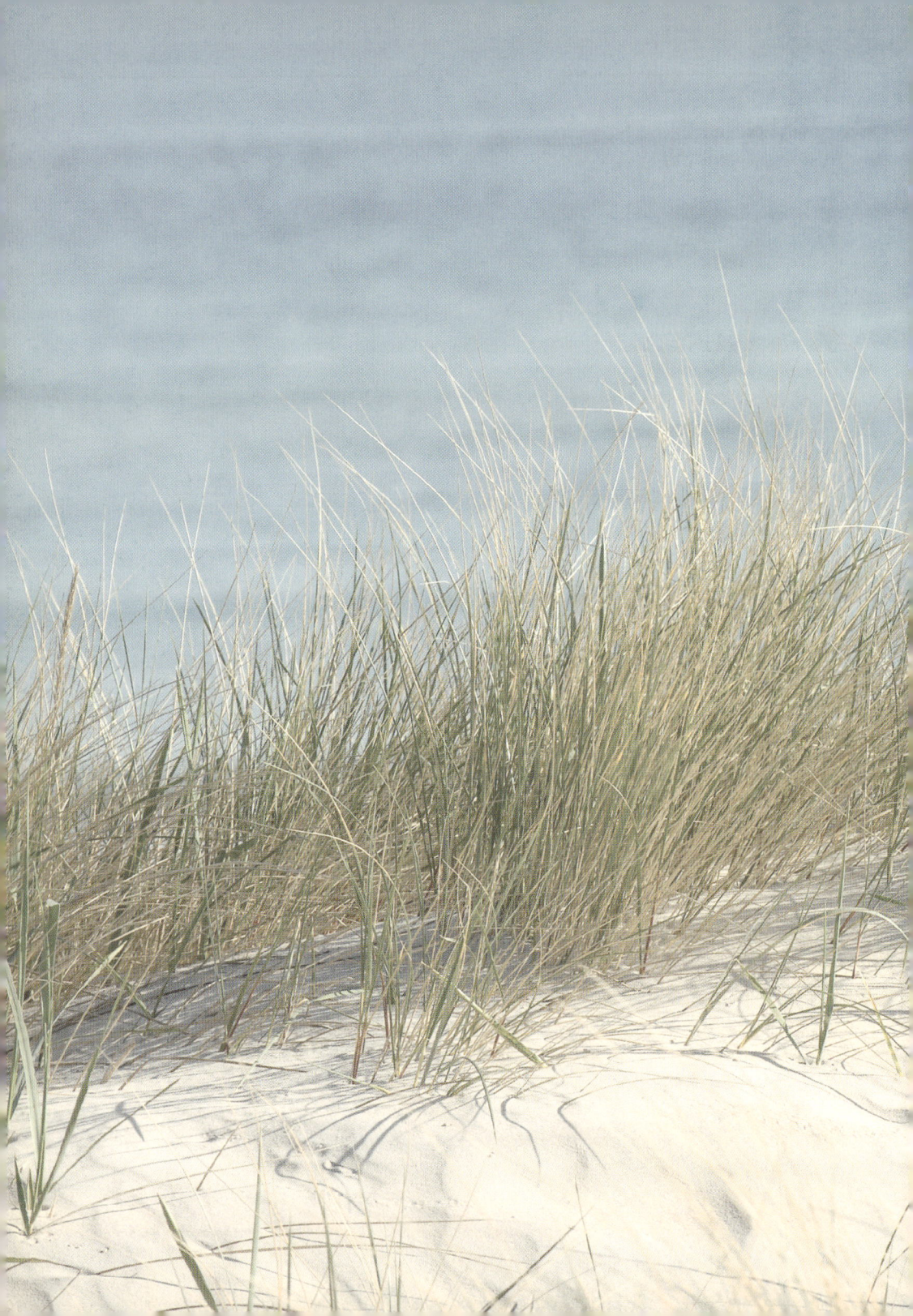

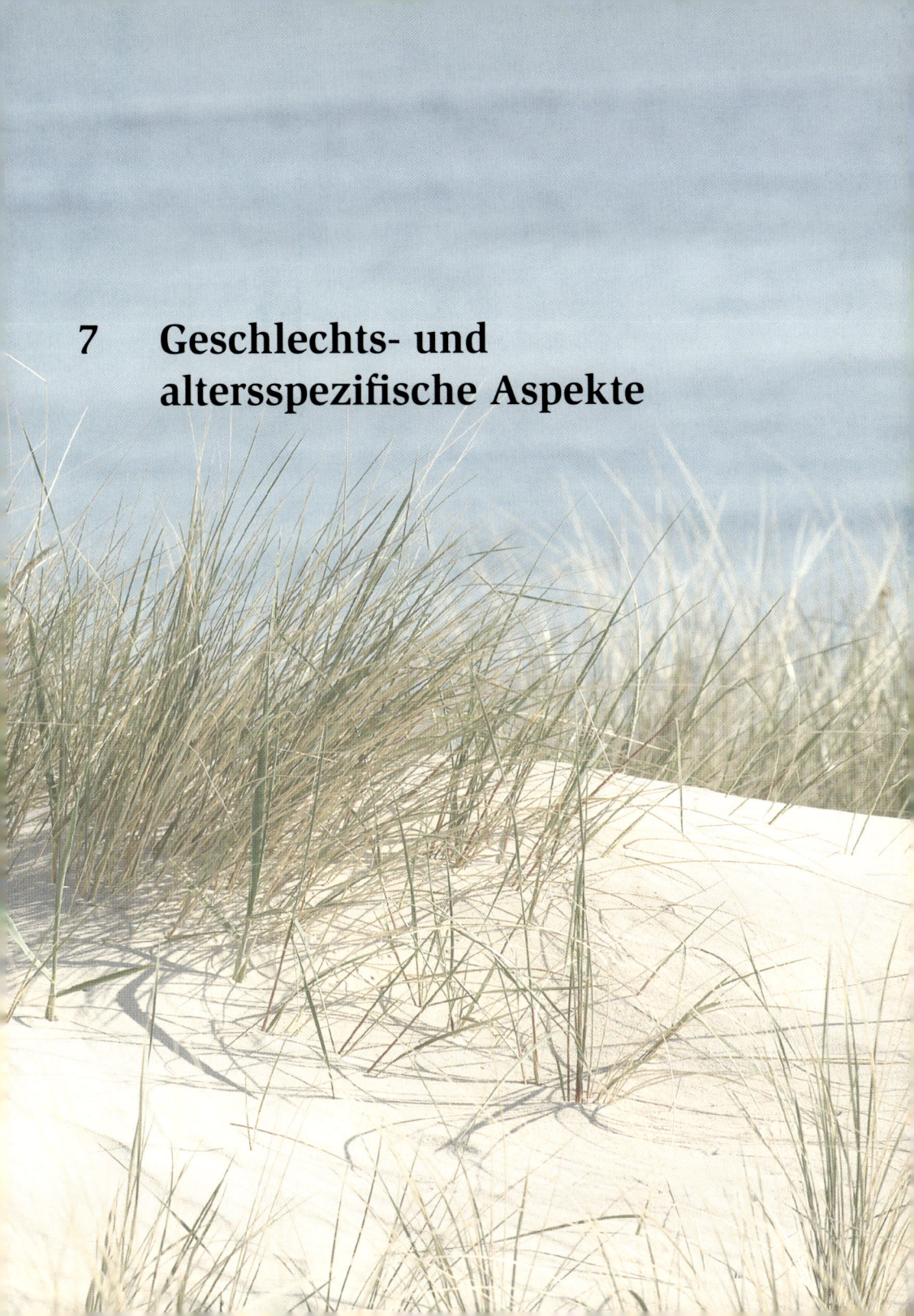

7 Geschlechts- und altersspezifische Aspekte

Frauen – das schwache Geschlecht?

Warum sind Frauen häufiger von Depressionen betroffen?

Statistisch sind Frauen doppelt so häufig depressiv wie Männer. Zum Teil beruhen diese Differenzen auf Problemen bei der Datenerfassung und der Inanspruchnahme von Hilfe. Frauen haben möglicherweise eine sensiblere Selbstwahrnehmung bezüglich ihrer Stimmungen, Männer sehen eher körperliche Ursachen als Grund für ihre Befindlichkeit und «lösen ihre Probleme lieber in Alkohol auf», als zu einem Psychotherapeuten zu gehen. Systematische Befragungen in der Bevölkerung bestätigen allerdings den höheren Anteil von Frauen unter den Depressiven. Was sind die möglichen Ursachen?

Einfluss der Hormone

Frauen unterscheiden sich von Männern zum Beispiel bezüglich ihrer hormonellen Situation. Die Wechselwirkungen zwischen den weiblichen Geschlechtshormonen und der emotionalen Befindlichkeit sind belegt. In der Schwangerschaft sind Frauen in der Regel euphorisiert, nach der Geburt haben 50 Prozent einen deutlichen Stimmungsabfall, 5 bis 10 Prozent reagieren mit einer regelrechten Depression. Der relativ typische Ablauf des «Babyblues» zwischen dem 3. und 10. Tag spricht für eine hormonelle Verursachung. Auch um die Monatsblutung herum, insbesondere in den Tagen davor, sind bis zu 10 Prozent der Frauen erheblich in ihrer Leistungsfähigkeit eingeschränkt. Auch in der Menopause zeigen ein Drittel der Frauen Symptome einer Depression. Interessanterweise wirken Serotonin-Wiederaufnahmehemmer besser bei Frauen, die noch eine normale Östrogenproduktion haben, was auch für eine Wechselwirkung zwischen Depression und Östrogenspiegel spricht.

Soziale Faktoren

Aber auch unter gesellschaftlichen Aspekten sind Frauen keinesfalls gleichberechtigt. Frauen bekommen weniger Geld für die gleiche Arbeit, bei Paaren mit Kindern gibt eher die Frau die Arbeit auf und erleidet dadurch einen Karriereknick. Zusätzlich ist sie von den stabilisierenden Außenkontakten abgeschnitten, die eine Arbeit neben den belastenden Aspekten mit sich bringt. Wenn Frauen arbeiten, sind sie häufig mehrfach belastet: Der größere Teil der Hausarbeit lastet ebenso auf ihren Schultern wie die Kindererziehung.

Private Einflüsse

Möglicherweise sind Frauen zudem beziehungsorientierter erzogen, denn sie leiden nachweislich stärker unter schlechten Partnerschaften als Männer. Männer haben mehr Fluchtmöglichkeiten und sind stärker außenorientiert. Bei Männern wird eher toleriert, wenn sie ihre Affekte nach außen tragen. Dazu kommt, dass Frauen in ihrer Kindheit und Jugend häufiger durch sexuellen Missbrauch belastet sind. In mehreren Untersuchungen konnte bestätigt werden, dass 2 Prozent der Frauen vor dem 15. Lebensjahr gegen ihren Willen irgendeine Art von Geschlechtsverkehr hatten, 10 Prozent erlitten andere «handgreifliche» sexuelle Belästigungen. Frauen lernen, diese Belastungen «wegzustecken» und mit sich auszumachen. Besonders belastet sind Frauen in Migrationsfamilien. Sie leben zwischen zwei Wertesystemen und gehören nirgends richtig dazu. Unter den deutschen Freunden sind sie die Ausländerin, in der Elternfamilie die Abtrünnige. Häufig versuchen sie, beiden Welten gerecht zu werden und geraten hierbei unter übermäßigen Stress. Die damit verbundene Daueranspannung führt zu körperlichen Veränderungen, die möglicherweise empfindlicher für hormonelle Schwankungen machen.

Sexuelle Übergriffe

Babyblues und Wochenbett-Depression

Die kurzzeitige depressive Verstimmung in den ersten zwei Wochen nach der Geburt, der sogenannte «Babyblues», braucht in der Regel gar keine Behandlung. Es reicht im Grunde, wenn alle Beteiligten um diese Problematik wissen, die «Nerven behalten» und die Frauen eine gewisse Entlastung durch das Umfeld erhalten. Schwieriger wird die Situation, wenn die Verstimmung über 10 Tage hinaus nach der Geburt anhält oder erst verzögert beginnt. Dann handelt es sich um eine eigenständige Depression, die möglicherweise in der Wechselwirkung von hormoneller Umstellung, emotionaler Überlastung und erhöhten Ansprüchen an sich selbst bei einer bestehenden biologischen oder psychischen Verletzbarkeit entstanden ist und als solche behandelt werden muss. Wichtig ist, dass alle Interpretationen unterbleiben («Daran sieht man, dass du das Kind nicht wirklich gewollt hast»), denn sie sind falsch und verschlimmern die Selbstvorwürfe.

Auf die Dauer und den Zeitpunkt ist zu achten

Wird eine solche Depression nicht vom Umfeld erkannt und konsequent behandelt, besteht die Gefahr einer selbsterfüllenden Prophezeiung: Die Mutter macht sich Vorwürfe, dass sie dem Kind keine gute Mutter ist. Aus ihrer Angespanntheit und Depression heraus kann sie

Ein helfendes und verständnisvolles Umfeld ist maßgeblich

ihre Aufgaben nicht ausreichend erfüllen und wird den Bedürfnissen des Kindes tatsächlich nicht gerecht. In diesem Fall hilft nur eine konsequente Entlastung der Mutter. Wenn möglich, sollten der Vater oder andere Angehörige einspringen, notfalls ist die Hilfe einer Pflegemutter in Anspruch zu nehmen. Die Mutter kann trotzdem den Kontakt zum Kind behalten, muss aber konsequent behandelt werden. Die Einnahme von SSRI ist durchaus mit dem Stillen vereinbar, denn die Substanzen gehen nicht auf die Muttermilch über. Dadurch besteht die Möglichkeit, dass die Mutter ihre Milch abpumpen und an das Kind weitergeben kann. Zum Trost für die Mutter sei gesagt, dass in den ersten Lebenswochen entscheidend ist, *dass* das Kind gut versorgt wird – und nicht durch wen. Die erwünschte Bindung zwischen Mutter und Kind kann später immer noch aufgebaut werden. Wesentlich ist, dass in dieser frühen Phase nach der Geburt für das Kind eine stabile Versorgungssituation gegeben ist.

Die lästigen Tage vor den Tagen – das prämenstruelle Syndrom

Etwa drei von vier Frauen leiden unter emotionalen oder körperlichen Beeinträchtigungen vor der Periode, bei bis zu 10 Prozent sind diese Beschwerden so stark, dass sie in der Intensität einer depressiven Störung entsprechen. Man spricht daher auch von einer sogenannten «prämenstruellen depressiven Störung» (PDS). Symptome sind Niedergeschlagenheit, Energiemangel, Konzentrationsstörungen, Ängste und Anspannung, verbunden mit Reizbarkeit, aber auch körperlichen Beschwerden wie Kopf- und Brustschmerzen sowie Schlafstörungen.

Serotoninwirksame Antidepressiva können helfen

Im Gegensatz zum Appetitmangel bei den typischen Depressionen überwiegt beim prämenstruellen Syndrom eher Heißhunger, insbesondere auf kohlenhydratreiche und süße Nahrungsmittel (z.B. Schokolade). Dieser Heißhunger lenkt den Verdacht darauf, dass ein Serotoninmangel bei der Entstehung der Beschwerden eine Rolle spielen könnte, denn insbesondere das Essen von Schokolade erhöht kurzzeitig den Serotoninspiegel und stellt daher eine Selbstmedikation dar. Tatsächlich helfen auch Serotonin-wirksame Antidepressiva am besten gegen diese Störungen. In schweren Fällen können sie durchgängig eingenommen werden. Ansonsten helfen bereits das Wissen um die körperliche Entstehung der Symptomatik sowie eine gewisse Entlastung und mehr Toleranz seitens des Umfeldes. Auch eine kohlenhydratreiche Nahrung kann die Symptome etwas mindern.

Um das regelmäßige Auftreten der Störung zu durchschauen und von anderen Depressionsformen abzugrenzen, ist es hilfreich, über mehrere Monate ein Tagebuch zu führen, in dem auf einer Skala von 0 bis 10 (oder im Schulnotensystem) die Befindlichkeit zusammen mit den Periodetagen dokumentiert wird. Ist der Zusammenhang deutlich, kann das «Kind beim Namen genannt» werden. Dann muss das Problem anerkannt und im Rahmen der beschriebenen Möglichkeiten das Beste daraus gemacht werden. Auf keinen Fall sollten Sie als Betroffene versuchen, so zu tun, als bestünde das Problem nicht. Ähnlich wie bei der Migräne muss man lernen, dem Problem eher durch dosierte Belastung und angemessene Schonung zu begegnen als durch verkrampftes Wollen. Weisheit heißt, Einsicht in die eigenen Grenzen zu haben. Vielleicht können Sie die Erfahrung machen, dass Sie von Ihrem Umfeld genauso akzeptiert werden, auch wenn Sie nicht immer 100 Prozent leisten (oder sogar 110 Prozent!).

Ein Stimmungstagebuch hilft

Wechselhafte Jahre – die Wechseljahre

Ab 45 beginnt bei den meisten Frauen die hormonelle Umstellung, im Durchschnitt um das 50. Lebensjahr setzt die Menopause, also das Ausbleiben der Regelblutung, ein (es sei denn, es wird hormonell stimuliert). Diese hormonelle Stimulation und das Verschieben der Wechseljahre wird zunehmend infrage gestellt, weil einer Osteoporose (d.h. der zunehmende Brüchigkeit der Knochen) nicht wirksam begegnet wird und das Risiko für Gebärmutterkrebs deutlich ansteigt. Geschlechtshormone sollten in diesem Sinne nur dosiert und unter gynäkologischer Beratung vorübergehend eingesetzt werden. Natürlich verändert sich der Körper ohne die Östrogene, aber es ist eine Aufgabe des menschlichen Reifens, diese Veränderungen anzunehmen und nicht zu vertuschen. «Forever young» zu sein, ist langfristig kein Erfolg versprechendes Ziel. Die Entfernung der Gebärmutter, nur um dem Gebärmutterkrebs vorzubeugen, wird heute kritisch gesehen

Bei hormonellen Behandlungen ist Vorsicht geboten

und sollte nicht ohne triftigen Grund erfolgen. Viele Frauen leiden nach der Gebärmutterentfernung an einer Beschädigung ihres Selbstbildes und Selbstwertgefühls.

Sexualität im Alter

Auch zum sexuellen Erleben sind Östrogene nicht notwendig, die Lust bleibt auch nach der Menopause erhalten. Durch den niedrigeren Östrogenspiegel ist jedoch die Schleimhaut der Scheide empfindlicher und dünner und wird weniger leicht feucht. Darauf muss Rücksicht genommen werden. Mit etwas Geduld und Vorsicht seitens des Partners (und notfalls einem Gleitmittel) ist ein befriedigendes Sexualleben bis ins hohe Alter möglich – bei Männern wie bei Frauen.

Welche Symptome kann es geben?

Die Abgrenzung der hormonell bedingten Menopausen-Veränderungen von einer Depression sind schwierig, da sich die Symptome erheblich überschneiden, nämlich wechselnde Schmerzen, Müdigkeit, gedrückte Stimmung, Schlafstörungen und Hitzewallungen (wobei die Hitzewallungen und das «Im-Wasser-Stehen» noch die relativ typischsten sind). Dazu kommt, dass es ab 50 einen zweiten Gipfel an depressiven Ersterkrankungen und einen Anstieg von Rückfällen nach früheren Depressionen gibt.

Die Behandlung sollte wie bei anderen Depressionen auch die körperlichen, persönlichen und sozialen Aspekte angemessen berücksichtigen und im Zweifelsfall in die Hände eines erfahrenen Psychiaters gelegt werden. Denn in der Menopause «wechselt» nicht nur die hormonelle Situation, auch im sozialen Leben verändert sich manches. Eine angemessene Einstellung zum Älterwerden und soziale Rollenperspektiven haben einen erheblichen Einfluss darauf, inwieweit die Wechseljahre als beschwerlich erlebt werden. In den USA klagen zwei- bis dreimal mehr Frauen über Beschwerden als beispielsweise in Japan.

Die richtige Einstellung zum Älterwerden finden

So werden die Wechseljahre gewissermaßen zur Nagelprobe in der Vorbereitung auf das Altern und Sterben bzw. auf das Loslassenkönnen. Der herannahende Lebensherbst kann mit einer Sonnenuntergangsstimmung verglichen werden. Noch ist es hell und warm, aber man weiß, dass das Dunkel und die Kälte kommen. Von Rudolf Steiner gibt es den Hinweis, innerlich zu dieser Sonnenuntergangsstimmung eine «Mondaufgangsstimmung» dazuzustellen. Das lenkt den Blick auf das, was in dieser Situation aufgehen, zunehmen und reifen kann, wie es auch die Samen bei einer verwelkenden Pflanze tun. Man kann dieses Bild der Samenbildung parallel zum Absterbeprozess auch als Meditation intensivieren. Aber diese Samenbildung muss auch erfolgen! Das Festhalten am Gewohnten führt in eine innere Verkrampfung. Es gilt, den Umgang mit den körperlichen und sozialen Grenzen wahr- und anzunehmen und nicht dagegen anzukämpfen bzw. zu hadern. Es ist an der Zeit, dass die Aktivitäten weniger ekstatisch werden, die Freude weniger laut. Die Tendenz geht dahin, sich an dem mitzufreuen, was im Umkreis geschieht, und nicht mit den jüngeren Frauen zu rivalisieren. Man kann in Würde altern, ohne sich hängen zu lassen und zu vernachlässigen.

Das Alter in Würde als Chance ergreifen

Dazu kommen die Wechsel in der familiären Situation, die manchmal als «Empty Nest Syndrom» beschrieben werden: Die Kinder haben die Familie verlassen und füllen den Lebensalltag nicht mehr. Es stellt sich die Frage nach der beruflichen Wiedereingliederung. Was kann ich noch? Welche Arbeiten will ich mir in meinem Alter noch zumuten? Welche Arbeit bin ich bereit für welches Geld zu machen? Wie viel Geld muss ich zum Lebensunterhalt dazuverdienen? Inwieweit kann meine Arbeit Selbstverwirklichung sein? Welche Ideen habe ich bisher in meinem Leben nicht beachten können oder für die Familie zurückgestellt? Viele gute Arbeitsplätze sind verteilt, die Konkurrenz ist groß und nicht selten jünger, anpassungsfähiger und unterordnungsbereiter. Die Frauen in diesem Lebensabschnitt können sich aber auch positiv fragen: Was könnte ich jetzt noch (oder endlich) verwirklichen (siehe auch das Kapitel «Noogene Depression» ab Seite 99)?

Neue Fragen und Perspektiven eröffnen sich

Falls der Partner älter oder im vorzeitigen Ruhestand ist, sitzt er jetzt plötzlich dauernd zu Hause herum, hat zu allem etwas zu sagen und meint, vieles besser zu wissen. Auch das schafft zusätzliche Konfliktbereiche. Der Grund, wegen der Kinder zusammenzubleiben, fällt weg. In der Summe schaffen diese vielfältigen Wechsel ein erhebliches Konfliktpotenzial und können zu Trennungen der Partnerschaften führen. Ganz unsentimental könnte man sagen, dass das nicht unbedingt das Schlechteste sein muss. Da Frauen stärker unter schlechten Partnerschaften leiden als Männer, ist es durchaus legitim, wenn sie sich aus dieser Situation lösen. Möglicherweise haben sie die besten Jahre mit dem Partner zusammen bereits erlebt. Die Perspektive, einen zunehmend grantigeren und kränklicheren Menschen

Auch die Partnerschaft wird in dieser Zeit (erneut) auf die Probe gestellt

im Alter zu pflegen, zu dem man nicht in wirklicher Liebe verbunden ist, könnte sich nicht als ausreichend attraktiv erweisen, um in dieser Partnerschaft zu bleiben. Es liegt an den Männern, sich attraktiver zu machen und auf die Bedürfnisse der Frauen stärker einzugehen – sonst könnte es eines Tages ein böses Erwachen geben!

Depressionen im Alter und Abgrenzung zur Demenz

Nicht nur bei Frauen, auch bei Männern steigt die Gefahr, im Alter depressiv zu werden. Dazu tragen die altersbedingten Stoffwechselveränderungen bei, die zu dem Erleben führen, dass auch die Seele altert. Die Angst vor Neuem nimmt zu, man bewegt sich lieber in den vertrauten Bahnen und besucht gerne vertraute Orte und Menschen. Jeder Geld- oder Fahrkartenautomat stellt eine belastende Herausforderung dar, der Umgang mit einem Handy oder gar einem Computer ist ein Gräuel. Darin zeigt sich eine seelische Erstarrungs- bzw. Verhärtungstendenz, wie sie auch in den Körperorganen im Sinne einer Sklerose zu finden ist. Entsprechend wirken in der Depression viele Menschen vorgealtert.

Unterscheidungsmerkmale zwischen Depression und Demenz

Besonders schwierig kann die Abgrenzung der Depression von einer *Demenz* sein. Da sich die Bilder sehr ähneln, kann eine Depression wie eine «Pseudo-Demenz» wirken. Einige Merkmale erlauben jedoch eine *Unterscheidung*:

- **Der Beginn:**
  Demenzen beginnen schleichend, oft lässt sich der Beginn nicht einmal rückblickend festlegen. Depressionen verlaufen phasisch, in der Regel lässt sich vom Betroffenen oder den Angehörigen der Zeitraum benennen, wann eine Phase angefangen und die letzte geendet hat.

- **Verlauf:**
  Demenzen verlaufen langsam, aber stetig zunehmend und ohne deutliche Schwankungen. Rückbildungen bzw. Besserungen sind nicht anhaltend möglich. Depressionen können relativ rasch ent-

stehen, manchmal innerhalb weniger Tage, und sich auch zurückbilden. Schwankungen im Verlauf sprechen also gegen eine Demenz.

- **Vorgeschichte:**
Bei Demenzen bestehen in der Regel keine psychischen Erkrankungen. Bei Depressionen gibt es häufig frühere depressive Phasen, ärztliche Behandlungen oder sogar Klinikaufenthalte. Manchmal wurde die Symptomatik früher allerdings anders bezeichnet (z.B. als Angststörung oder als Belastungsreaktion).

- **Krankheitseinsicht:**
Demente versuchen eher, ihre Leistungseinbußen zu vertuschen und die Fassade aufrechtzuerhalten. Sie strengen sich an und klagen wenig. Depressive nehmen ihre Beschwerden eher verstärkt wahr, klagen darüber und zeigen weniger aktives Bemühen, die Situation zu verbessern.

- **Krankheitsbild:**
Bei der Prüfung von Gedächtnisfunktionen strengen sich Demente an, um ein gutes Ergebnis zu erzielen. Das Gedächtnis für lange zurückliegende Ereignisse ist oft bis in Details hinein erhalten. Depressive resignieren sofort und sagen: «Das schaff ich sowieso nicht, lass es doch!» Die Gedächtnisstörungen betreffen alle Bereiche, manchmal ist das Ergebnis durch eine geduldige Motivation zu verbessern.

Von biologischer Seite her nimmt im Alter der Aufbau der Neurotransmitter ab. Ein besonderes deutliches Beispiel ist die Parkinson-Erkrankung, bei welcher der Mangel an Dopamin zu deutlichen Bewegungsstörungen, aber auch zu depressiven Stimmungen führen kann. Gleichzeitig wird die Aktivität des Transmitter-abbauenden Enzyms (MAO) erhöht, sodass die verfügbaren Transmitter nicht so lange wirken können. Aus diesem Grund wirkt bei alten Menschen der MAO-Hemmer *Tranylcypromin* gut. Außerdem nehmen von körperlicher Seite her Krankheiten und Schmerzen zu, der Schlaf wird schlechter und weniger erholsam. Unter Bewohnern eines Altenheims

Was geschieht auf rein biologischer Ebene?

ist kaum jemand schmerzfrei! Das kann zu seelischen Verstimmungen führen. An diesen Zustand muss man sich erst gewöhnen bzw. sich darauf aktiv einstellen, was eine erhebliche innere Anpassungsleistung bedeutet. Wenn wir uns aber mit jenen vergleichen, denen es vermeintlich besser geht, werden wir unglücklich sein.

Die Gegenwart wird die entscheidende Zeit

Für eine soziale und geistige Heilung ist es notwendig, dass wir das tun, was noch möglich ist, und nicht darüber hadern, was nicht mehr geht. Immer mehr Freunde in unserem Umkreis sterben. Dem können wir nur begegnen, indem wir das tun, was wir noch tun möchten, und wichtige Dinge nicht mehr aufschieben. Wir müssen die Gegenwart genießen, so lange es geht. Dies kann die Lebensintensität erheblich steigern und helfen, Wichtiges von Unwichtigem zu trennen. Wir

Wichtiges von Unwichtigem trennen

sollten die Menschen besuchen und uns von ihnen verabschieden, die wir möglicherweise nicht wiedersehen werden. Es kann zu sehr intensiven Begegnungen führen, wenn man sich dessen bewusst ist, dass man sich möglicherweise zum letzten Mal sieht. Dies verursacht zwar einen gewissen Schmerz, kann aber auch eine größere Tiefe schaffen als ein lapidares «dann bis zum nächsten Mal».

Die Beziehung bewusst auf den Umkreis richten

Wir sollten das, was wir sagen wollen, jetzt sagen und nicht aufschieben. Wir sollten uns mit den Menschen versöhnen oder auch aussprechen, bei denen uns das wichtig ist. Verschenken Sie bewusst diejenigen Dinge, mit denen Sie anderen Menschen eine Freude machen können, und haben Sie teil an der Freude der anderen. Wenn Sie erst einmal gestorben sind, werden Sie von dieser Freude nicht mehr viel haben. Üben Sie, sich daran zu freuen, wenn andere sich freuen. Dieser Umkreisbezug ist das heilende Gegenbild zur depressiven Selbstzentrierung, in der man sich im Erleben um sich selbst dreht.

Jenseits des Ringens mit diesen sozialen Aufgaben besteht die Gefahr, körperlich bedingte Depressionen durch Alterungsprozesse oder andere Ursachen zu erklären. Wir sitzen dann in der Rationalisierungsfalle unserer Gedankenprozesse, die für Symptome immer eine Ursache finden möchte, damit wir zufrieden sind. Aber diese Erklärungen können auch falsch sein! Wenn Schlafstörungen relativ plötzlich zunehmen, ohne erkennbaren Grund und unbeabsichtigt das Gewicht stark sinkt, die Leistungsfähigkeit oder das Aktivitätsniveau plötzlich stark nachlässt und die Betroffenen zum Beispiel nicht mehr Auto fahren, keinen Hobbys mehr nachgehen oder nicht wie früher regelmäßig das Grab besuchen, sollte man hellhörig werden. Das Problem ist die starke Überschneidung zwischen Alterungsprozessen, den Symptomen anderer körperlicher Krankheiten und Medikamenten-Nebenwirkungen und den Symptomen einer Depression. Manchmal fallen den Angehörigen erst dann die berühmten Schuppen von den Augen, wenn wahnhafte Symptome auftreten. Man muss vor allem daran denken, dass die akuten Beschwerden eben auch die Folge einer Depression sein könnten. Man sollte besonders dann genau hinschauen, wenn bereits früher oder bei anderen Familienmitgliedern Depressionen aufgetreten sind. Auch hier sollten Sie im Zweifelsfall lieber einmal zu viel als einmal zu wenig den Arzt zu Rate ziehen.

Die Angehörigen sollten aufmerksam die Veränderungen beobachten

Da auch für den Arzt die Situation schwierig einzuschätzen ist, sollten Sie den Arztbesuch gut vorbereiten, indem Sie Ihre eigenen Beobachtungen am besten schriftlich zusammenfassen und geordnet dem Arzt vortragen. Ältere Menschen sollten von Angehörigen begleitet werden. Lassen Sie sich nicht zu schnell abweisen, wenn der Arzt meint, die Ursache allzu rasch erkannt zu haben. Niemand kennt die Angehörigen so gut wie Sie! Veränderungen erkennt man am besten, wenn man den Verlauf überblickt. Andererseits gewöhnt man sich auch an schleichende Prozesse, der Arzt jedoch kann immer wieder neu hinschauen. Möglicherweise fallen ihm die Veränderungen zum letzten Besuch deutlicher auf als Ihnen selbst. Optimal ist also ein gutes Zusammenwirken und ein Zusammentragen der Angehörigen- und der Arztperspektive.

Vorbereitungen bei Arztbesuchen treffen

Seien Sie beim Arzt nicht zu besserwisserisch, aber auch nicht zu gutgläubig. Im Zweifelsfall beobachten Sie die Entwicklung wachsam weiter und suchen bei Bedarf zudem einen Fachmann, also in der Regel einen Psychiater, auf. Nehmen Sie dann beim Arztbesuch alle Medikamentenpackungen mit bzw. erstellen Sie eine Liste der Medikamente, welche eingenommen werden. Ärzte (besonders Hausärzte) haben die Tendenz, bei neuen Beschwerden immer wieder neue Medikamente «draufzupacken». Am Ende überblickt niemand mehr die Wechselwirkungen. Es ist dann sinnvoll, einmal so viel wie möglich abzusetzen, um zu schauen, wie die Betroffenen sich dann verhalten (sogenannte «Auswaschphase»). Und denken Sie an die niedrigeren Dosierungen bei älteren Menschen. Es sollte nur das absolut Notwendigste gegeben werden. Dazu müssen häufig Sie als Angehörige die

Die «Auswaschphase»

Mit dem Generationswechsel wechselt auch die Verantwortung

Initiative ergreifen. Sie befinden sich im Zustand einer gewissen Rollenumkehr: Es sind nicht mehr die Eltern, die für Sie sorgen, sondern Sie müssen jetzt für die Eltern sorgen. Das führt manchmal zu Konflikten mit den alten sozialen Rollen, wenn sich die Eltern plötzlich von den Kindern etwas sagen lassen sollen. Bleiben Sie diesbezüglich geduldig, aber letztlich müssen Sie als Jüngere die Initiative ergreifen, denn die Eltern sitzen im Sog der Erkrankung fest. Diese Neuverteilung der Verantwortung markiert oft den Generationswechsel, so wie die Stafettenübergabe beim Staffellauf. Sie als Jüngere sind jetzt in der tragenden und verantwortlichen Rolle; die Eltern sind dabei, sich aus dem aktiven Leben zu lösen.

Depressionen bei Männern – wann ist Mann ein Mann?

Seelische Probleme werden oft verdrängt

Blicken wir zuletzt auf spezifische Aspekte bei depressiven Männern. Unter Männern ist die Diagnose «Depression» verpönt. Männern ist eine körperliche Ursache oder eine äußere Belastung als Grund für ihre Beschwerden lieber als eine seelische Problematik. Inzwischen ist durch den Begriff des «Burnout» eine Depression gewissermaßen durch die Hintertür legitimiert worden. Dennoch besteht die Gefahr, dass die betroffenen Männer die beginnende Erschöpfungsdepression hinter den körperlichen Stressreaktionen und Blutdruckanstiegen nicht erkennen.

Männer neigen zu Überkompensationen

Männer sind in der Regel weniger introspektions- (d.h. einsichts-)bereit, sondern neigen vielmehr dazu, bei Problemen die «Handwerkermütze» aufzusetzen und das Problem aktiv zu bewältigen, indem sie mehr von dem tun, was bisher schon nicht ausreichend geholfen hat. Probleme mit anderen zu besprechen, gilt als wenig Erfolg versprechend. Ein typisches Beispiel aus der Welt des Autofahrens: Was macht eine Frau, wenn sie sich verfahren hat? Richtig, sie fragt nach dem Weg. Und wie ist es bei einem Mann? Er sucht so lange herum, bis er sich entweder völlig verfahren oder den Weg allein gefunden hat.

Der Weg in die «Autonomiefalle»

Männer sitzen schnell in der Autonomiefalle. Dann besteht die Gefahr, dass sie ihre Anspannung und ihre negativen Gefühle mit Alkohol betäuben. Bei Alkoholismus ist die Geschlechterverteilung genau umgekehrt wie bei Depressionen: Männer sind mehr als doppelt so häufig betroffen. Es besteht eine hoher Zusammenhang zwischen anhaltender Stressbelastung, Alkoholismus und Depression, und es ist schwierig herauszufinden, was der Auslöser war. Rückblickend gibt jeder dritte bis vierte Alkoholiker an, bereits vor Beginn des Alkoholismus an Depressionen gelitten zu haben. Alkoholtrinken stellt einen häufigen, aber wenig Erfolg versprechenden Selbstbehandlungsversuch dar.

Erhöhte Alkoholismusgefahr

Biologisch nehmen bei Männern ab dem 50. Lebensjahr die Testosteron-Produktion und parallel dazu das sexuelle Verlangen und die sexuelle Leistungsfähigkeit ab. Die erste Impotenz ist für viele Männer ein einschneidendes und tief verunsicherndes Erlebnis, das durch Stress, Alkohol oder starken Zigarettenkonsum gefördert wird. Es besteht dann die Gefahr, dass die Männer sich in der Partnerschaft beschämt zurückziehen und sich möglicherweise «woanders» beweisen wollen. Für Sie als Partnerin ist es wichtig, dass Sie diesen Rückzug nicht akzeptieren, sondern das Problem verständnisvoll ansprechen und ggf. auch medikamentöse Hilfe mit potenzfördernden Mitteln in Anspruch nehmen. Bedenken Sie, dass Ihr Mann in der Autonomie- und Selbstwertfalle sitzt und letztlich auf Ihre Hilfe angewiesen ist. Der aktive Umgang mit einer solchen Situation kann die Chance für eine neue Beziehungsbalance in der Partnerschaft bieten, wenn sie von beiden Partnern angenommen wird. Von medikamentöser Seite ist zu berücksichtigen, dass insbesondere SSRI die sexuelle Funktion erheblich beeinträchtigen können. In einem solchen Fall ist der Einsatz von noradrenerg wirkenden Antidepressiva vorzuziehen.

Wendepunkt mit ca. 50 Jahren

Umgang mit Impotenz

Was können Sie sonst noch tun, um Ihrem Partner zu helfen? Machen Sie nicht zu viel Druck, versuchen Sie nicht, ihn zu forsch aufzuheitern (oder gar zu verführen). Er wird sich vielleicht überfordert und beschämt fühlen, seine eigenen Rollenerwartungen nicht mehr erfüllen zu können. «Männer sind furchtbar stark», so singt Herbert Grönemeyer. Und wenn Sie nicht mehr stark sind, sind sie eben keine richtigen Männer mehr! Dieses Rollenbild führt viele Männer in eine latente Überforderung, die sie sich lange nicht eingestehen und gegen die sie bis zum Zusammenbruch in der Depression verzweifelt ankämpfen. Jetzt sollte ihnen gezeigt werden, dass sie gerade in der Schwäche geliebt und angenommen werden. Das kann für viele

Wie kann man dem Partner helfen?

Männer eine sehr einschneidende Erfahrung sein und die Beziehung positiv verändern. Zeigen Sie Interesse an ihm, hören Sie zu, nehmen Sie seine abweisend-mürrische Art oder sogar seine Angriffe nicht persönlich. Er kämpft um seine Würde. Lassen Sie ihm die lange Leine, aber seien Sie da, wenn er ganz beiläufig und zaghaft den Kontakt «um die Ecke herum» versucht.

Was kann Mann selbst tun?

Und als Betroffener selbst? Loslassen, nicht gleich wieder der Alte sein wollen. Hinschauen, dass man auch angenommen und geliebt wird, wenn man Schwäche zeigt und keine Leistung bringt. Vielleicht sogar noch mehr (von wegen: «Männer weinen heimlich …»)!

Aber versinken Sie nicht zu tief in Selbstanklage oder Selbstmitleid. Machen Sie das, was Ihnen früher Spaß gemacht hat und was Sie wegen der Alltagsbelastungen lange nicht mehr getan haben: Hobbys, Sport oder treffen Sie (alte) Freunde, bei denen Sie sich nicht verstellen müssen. Reden Sie, ziehen Sie sich nicht zurück. Nutzen Sie Ihre krankheitsbedingte Auszeit und lassen Sie ruhig mal die anderen vor. Die Arbeit läuft auch ohne Sie weiter. Sie müssen nicht (mehr) vorne sein. Dabei sein reicht in Zukunft.

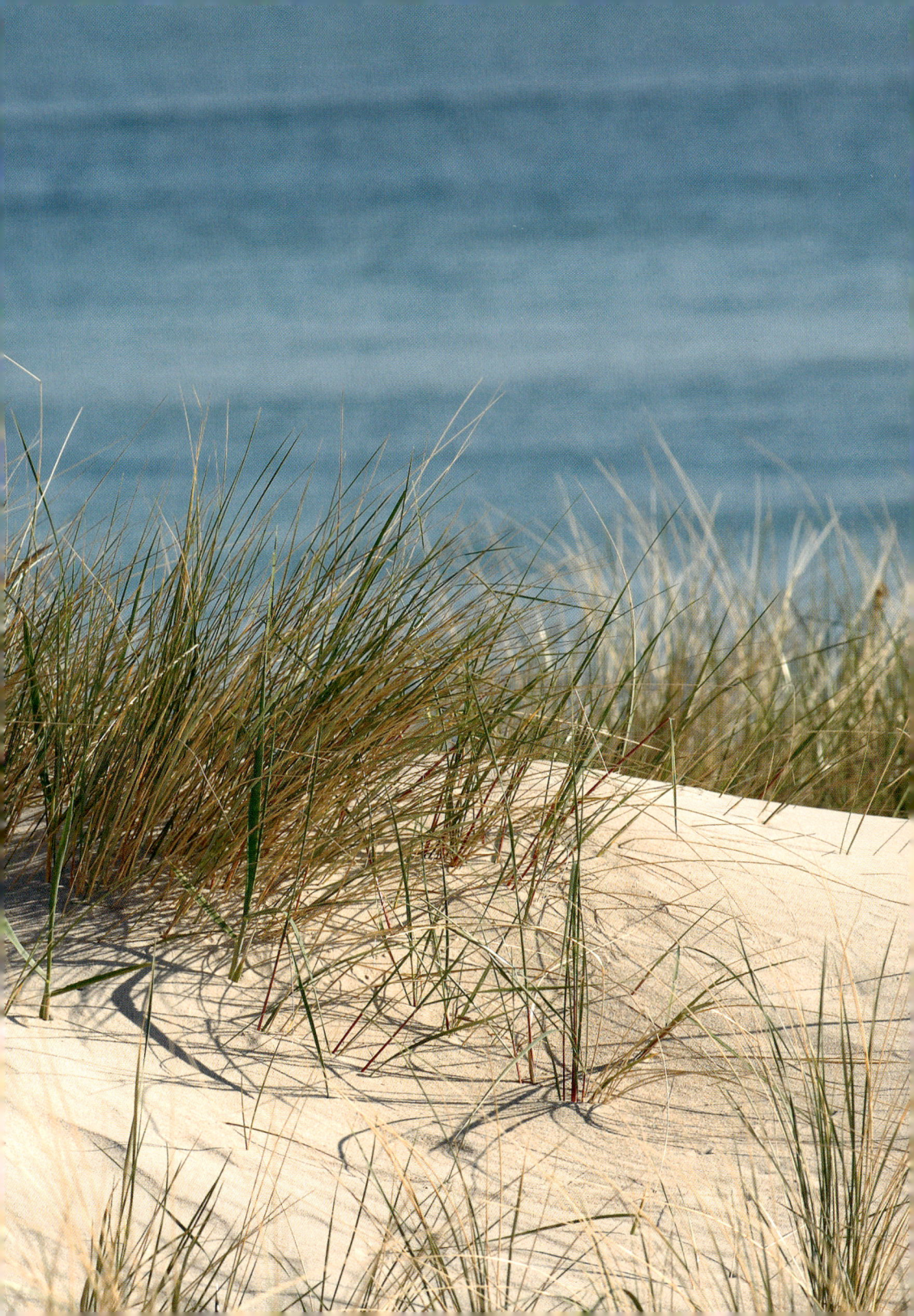

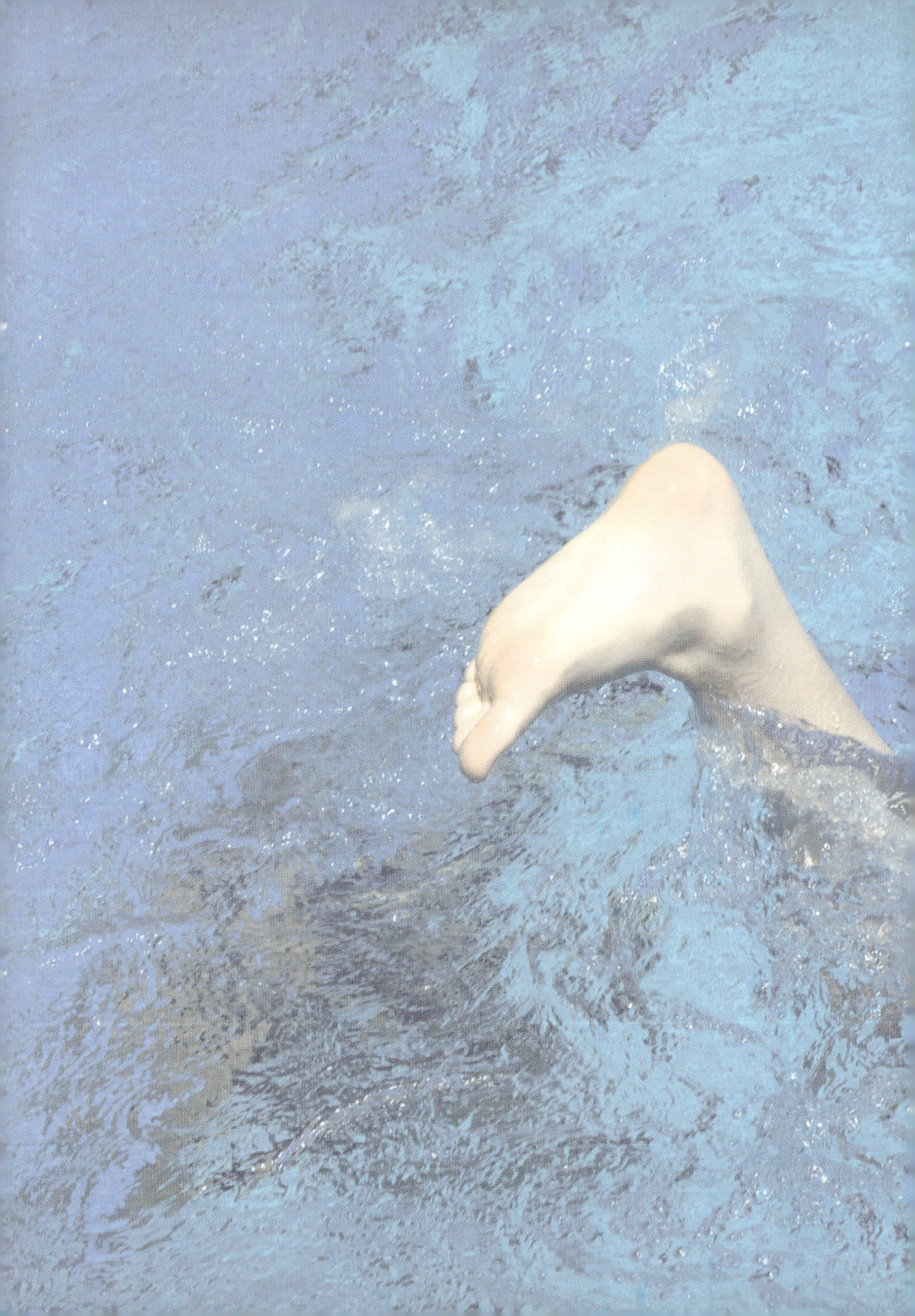

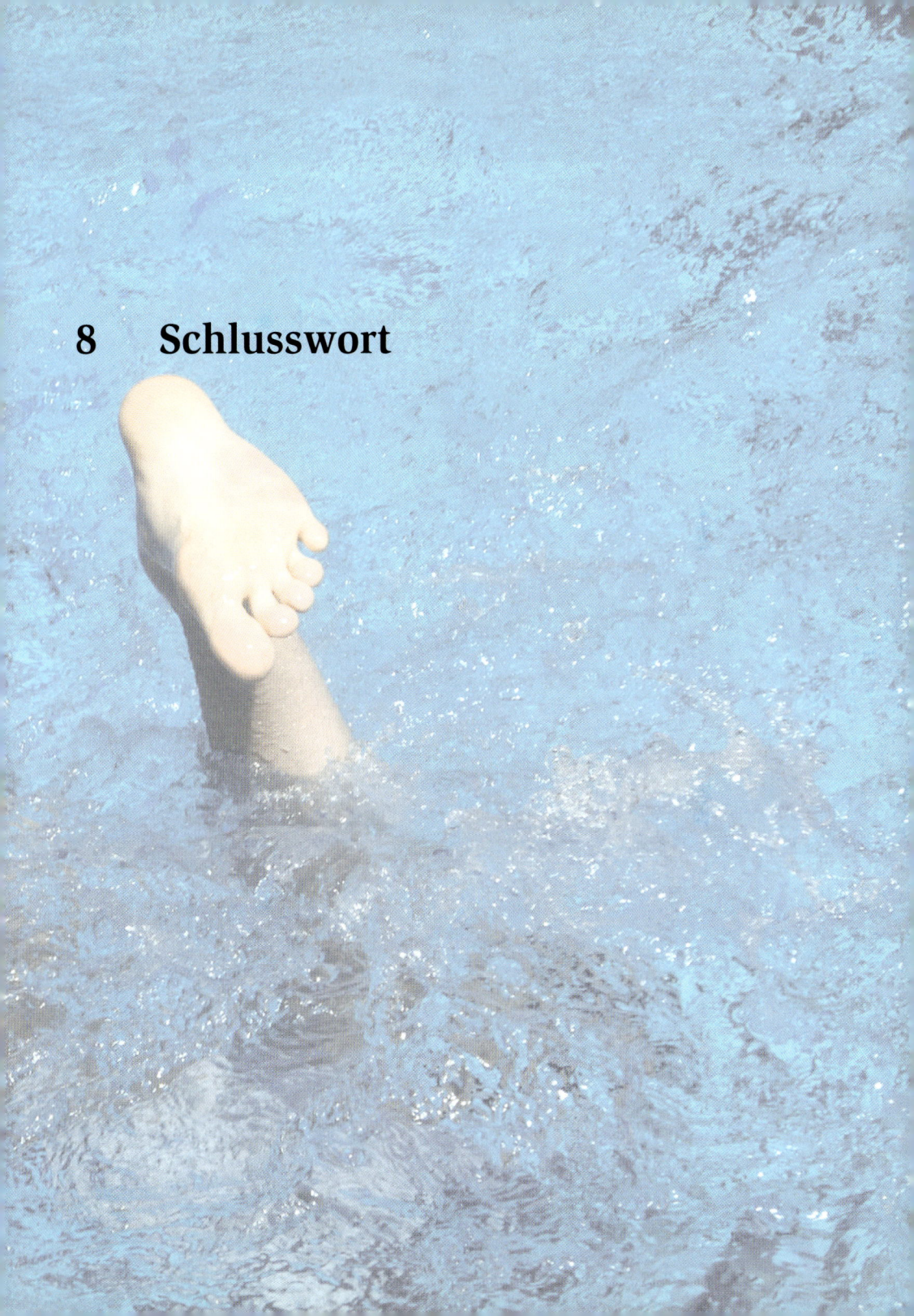

8 Schlusswort

Nun haben Sie viel über verschiedene Aspekte von Depressionen, über mögliche Ursachen und über Ansätze, sie zu bessern, gelesen. Damit Sie angesichts der vielen Details den Überblick behalten, sind hier die wichtigsten Schritte, die Sie selbst tun können, zusammengestellt:

1. Erkennen Sie Ihre *Diagnose* an und kämpfen Sie nicht mehr dagegen.
2. Versuchen Sie, aktiv zu bleiben, aber *reduzieren* Sie Ihre *Belastungen* soweit wie möglich. Konzentrieren Sie sich auf das Notwendigste und lassen Sie sich ggf. krankschreiben.
3. Schreiben Sie sich eine *Liste* von angenehmen bzw. gut leistbaren Routinetätigkeiten auf.
4. Versuchen Sie, Ihr *Aktivitätsniveau* zu *halten*, indem Sie möglichst viele der Dinge tun, die Sie gut können und die sicher erreichbar sind. (Der Erfolg nährt den Erfolg!)
5. *Planen* Sie Ihren Tag möglichst genau vor, tragen Sie die Tätigkeiten ein, die Sie erledigen wollen, und leben Sie nicht in den Tag hinein. Achten Sie auf genussvolle (belohnende) Aktivitäten neben den «Pflichten».
6. Setzen Sie sich *überschaubare Ziele* und gehen Sie in kleinen Schritten vor.
7. *Distanzieren* Sie sich von Ihrem *negativen, depressiv-verfärbten Denken*. Versuchen Sie, sich zu fragen, wie andere die Situation sehen, und folgen Sie eher dieser Einschätzung.
8. Wenn Sie zweifeln, führen Sie die Aktivität auch gegen Ihr Gefühl aus. Versuchen Sie dabei, sich *innerlich gut zuzureden* – prüfen Sie nachher, ob es ging.
9. Halten Sie sich Ihre *Teilerfolge* immer wieder vor Augen und loben Sie sich selbst.
10. Holen Sie sich *Unterstützung* von außen (Angehörige, Ärzte, Therapeuten).
11. Überprüfen Sie nach der Depression, ob Sie etwas an Ihrem Leben verändern möchten, um weiteren Depressionen *vorzubeugen*.
12. Behalten Sie sinnvolle Aktivitäten bei, *achten* Sie *auf Anfänge* depressiven Denkens und beginnende Rückzugsneigungen und fangen Sie ggf. wieder bei Punkt 1 an.

Und noch einmal: Folgen Sie nicht der «seelischen Schwerkraft», tun Sie das Mögliche und bleiben Sie geduldig bei den Dingen, die Sie nicht verändern können. Wenn Sie durch das Gelesene motiviert sind, weitere Übungen zu machen, finden Sie auf den folgenden Seiten dazu Anregungen – leichtere und schwerere, je nach Ihrer Situation und Übungsstand.

Aber es gibt auch Hilfe von außen und über die Zeit. Sie müssen nicht alles selbst schaffen! Zum Schluss dazu den Spruch, der in Selbsthilfegruppen vorgelesen wird und diese Haltung hervorragend zusammenfasst:

> *Herr, gib' mir die Kraft,*
> *die Dinge zu ändern,*
> *die ich ändern kann.*
> *Gib' mir die Gelassenheit,*
> *die Dinge hinzunehmen,*
> *die ich nicht ändern kann.*
> *Und die Weisheit,*
> *das eine vom anderen*
> *zu unterscheiden.*

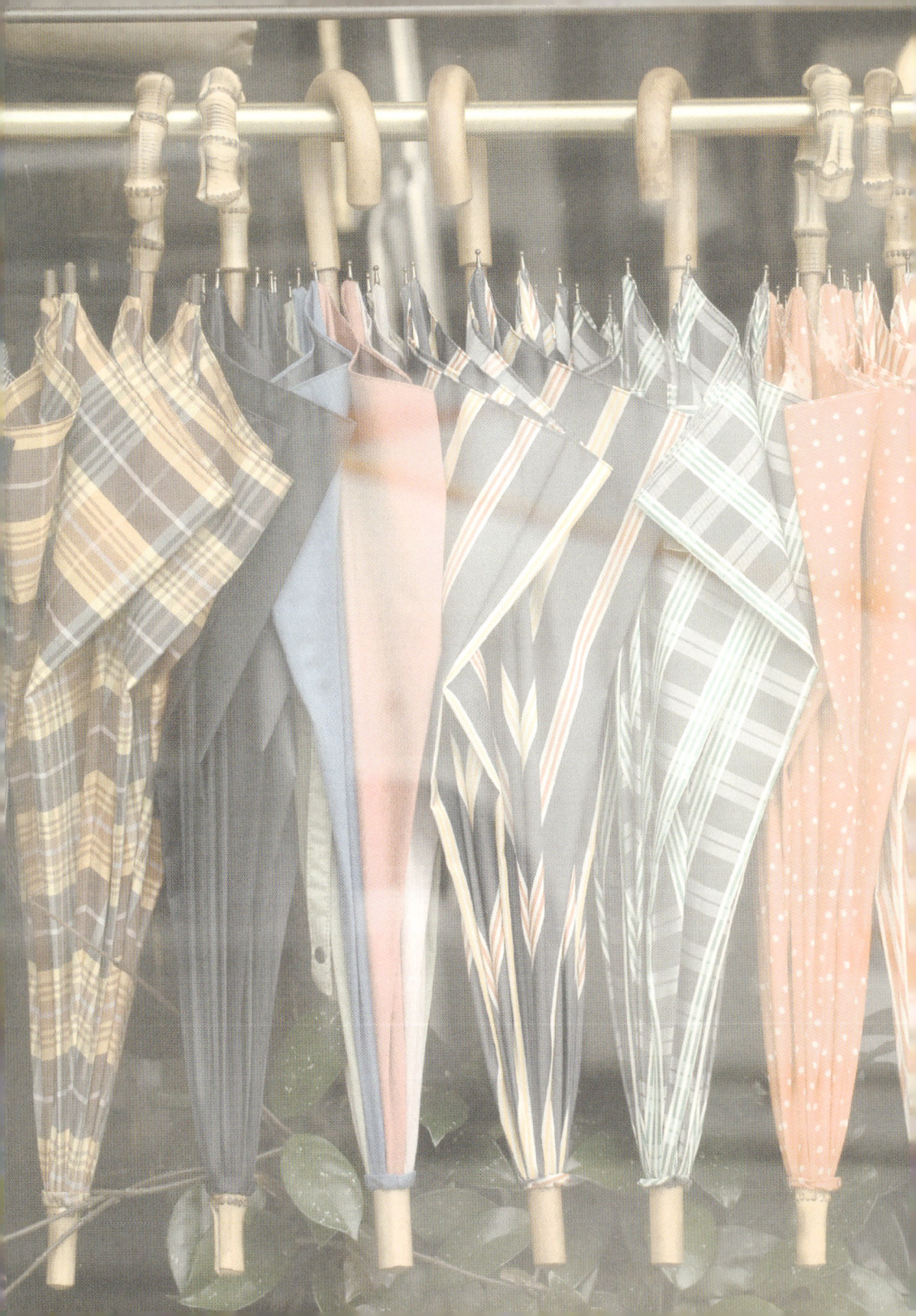

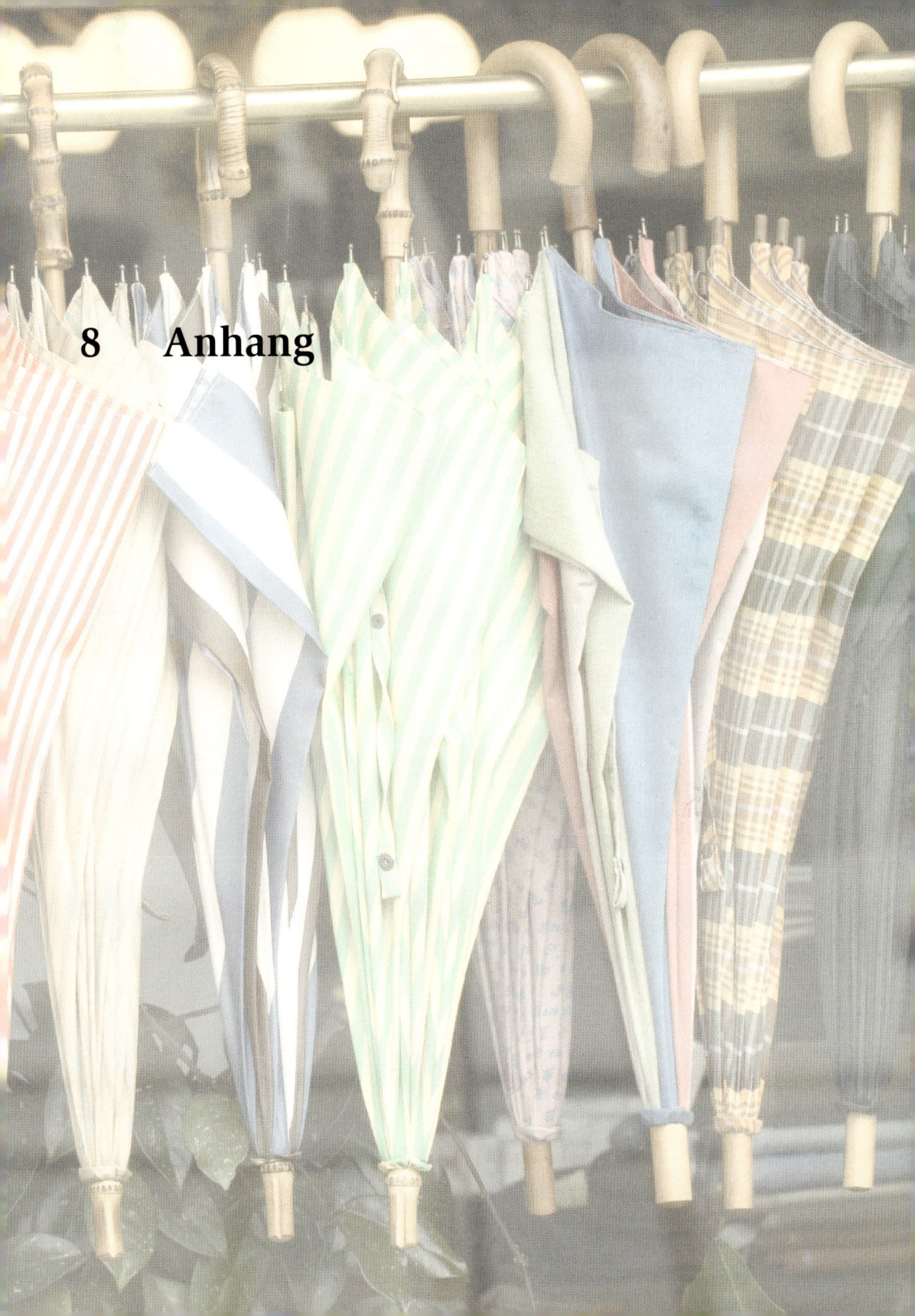

8 Anhang

Einleitendes

Der Anhang bietet Ihnen verschiedene Materialien zum Üben und Weiterarbeiten sowie Adressen und ein Liste von weiterführenden Büchern, auf die im Text hingewiesen wurde.

Die Übungen stellen unterschiedliche Anforderungen an die Konzentrationskraft. Das «Herzensgebet» und die «1-2-3-4-5-Übung» sind einfach und wirken stabilisierend, die «Baumübung» wirkt eher befruchtend auf das Gemüt. Die Meditationen führen zu einer tieferen inneren Zentrierung und Weiterentwicklung der Seele. Weitere Hintergründe, Sinnsprüche und Übungen finden Sie zudem im Buch «Besser leben lernen».

Im Folgenden finden Sie:
Übungen und Meditationen
- Zum Herzensgebet (Seite 231)
- Die 1-2-3-4-5-Übung (Seite 232)
- Baumübung (Seite 234)
- Kerzenlicht-Meditation (Seite 236)
- Längere Meditationsanleitung (Seite 236)

Hinweise zum Schlaf und bei Schlafstörungen (Seite 242)
Fragenkatalog zur Suizidalität nach Pöldinger (Seite 247)
Tagebuchblatt (Seite 248)
Übungsblatt innerer Dialog (Seite 250)
Literaturempfehlungen (Seite 251)
Wichtige Adressen (Seite 252)
Schlagwortregister (Seite 254)

Übungen und Meditationen

Zum «Herzensgebet»

Das sogenannte «Herzensgebet» oder auch «unablässige Gebet» geht auf eine Tradition in der orthodoxen Kirche zurück.

Die Grundidee des Herzensgebets ist: Solange ich bete, können sich keine ängstigenden oder depressiven Gedanken in meinem Bewusstsein festsetzen. Daher denkt der Betreffende pausenlos, etwa beim Ausatmen, einen beruhigenden Gedanken «laut» vor sich hin, zum Beispiel: «Herr Jesus Christus, erbarme dich meiner.» – «Lieber Gott, gib mir die Kraft, das durchzustehen.» – «Lass das irgendwie gut werden.» – «Gib mir Gelassenheit.» – «Gib mir deinen Frieden.»

Im Prinzip handelt es sich um ein anhaltendes Stoßgebet. Man kann sich natürlich auch an eine andere Kraftquelle wenden, zum Beispiel an einen guten Geist, an «das Licht», an sein «höheres Selbst» oder Ähnliches. Sie können sich dann im Sinne von Willigis Jäger auch sagen: «Friede (oder im Wechsel: Kraft, Ruhe, Licht oder Wärme) durchströme mich».

Wichtig ist, dass die angesprochene Instanz (zumindest anfangs) wie ein Gegenüber angesprochen werden kann, sodass ein Halt von außen gefühlt wird, den der Betreffende aktuell in sich (zunächst) nicht findet. Das heißt, dass Licht, Wärme, Frieden etc. einen wie von außen bzw. oben kommend durchströmen und nicht sozusagen «aus dem Bauch» kommen, wo wir die belastenden Gefühle erleben (siehe Meditationsanleitung ab Seite 236). Dadurch entsteht das Gefühl, nicht ganz allein «und von allen guten Geistern verlassen» zu sein.

Möglicherweise aktiviert diese innere Gesprächssituation Gefühle, wo zuvor ein Halt im Gespräch mit anderen Menschen erlebt wurde. Mit jemandem zu sprechen, mindert die Ohnmacht. Verstummen dagegen macht einsam.

Spiritueller könnte man sagen: Das Gebet schließt das Herz und die Gedanken für die guten geistigen Wirkungen auf und lässt einen die im Hintergrund immer anwesende Hilfe der geistigen Welt fühlen. Später, wenn in uns das Erlebnis eingeprägt ist, dass das Gute in uns ist, können wir das gute Gefühl *in* uns aufrufen.

Um zu verhindern, dass sich das Beten automatisiert und sich daneben wieder die belastenden Gedanken einschleichen, wird die Zunge (oder wenn man allein ist, auch der Mund) mitbewegt. Das erleichtert die Konzentration, die Zentrierung. Man kann die Zentrierung auch dadurch unterstützen, dass parallel zum Gebet zum Beispiel ein Rosenkranz in den Fingern abgezählt wird.

Wichtig ist, das Gebet immer konzentriert bzw. mit «ganzem Herzen» auszuüben und nicht dabei abzuschweifen. Dann nimmt man ihm die Kraft.

Wenn man es konsequent übt, baut sich schon nach einigen Tagen innerlich ein Erleben auf, das mit dem Beginn des Gebets aufgerufen wird und einem als beruhigendes Gefühl entgegenkommt – wie ein alter Freund.

Der häufigste Einwand ist: «Ich kann doch nicht pausenlos vor mich hinbrabbeln!» Wenn es still geschieht, warum eigentlich nicht? Die Betreffenden haben deutlich weniger Skrupel, sich anhaltend innerlich depressive oder Grübelgedanken aufzusagen. Warum sich also nicht mit derselben Hartnäckigkeit und Ausdauer ermutigende Gedanken vorsagen? Außerdem kann die Aufmerksamkeit auf andere, stabilisierende Inhalte oder Tätigkeiten gelenkt werden, sobald sich eine Gelegenheit dazu ergibt.

Das Herzensgebet dient vor allem zur Überbrückung von Leerlaufzeiten oder bei stark anflutenden negativen Gefühlen. – Probieren Sie es einfach einmal aus! (Es sieht ja keiner ...)

Die 1-2-3-4-5-Übung (nach Yvonne Dolan)

Diese Stabilisierungsmethode fördert die Ablenkung der Aufmerksamkeitskräfte vom belasteten Selbsterleben hin zum Miterleben einer haltgebenden Umwelt. Die übermäßige Orientierung auf den eigenen Erlebensmittelpunkt wird gewendet zu einem Hinführen in den Umkreis, der ein Stabilitätsgefühl vermitteln kann.

Damit die Übung wirklich ihre ganze Kraft entfalten kann, ist es notwendig, sich mit der gesamten Aufmerksamkeit, also nicht nur mit dem Denken, sondern auch mit dem Gefühl, dem äußeren Objekt zuzuwenden und für einen Moment dort zu verweilen. Wir müssen also gewissermaßen etwas mit dem äußeren Gegenstand «verschmelzen». Dazu ist es hilfreich, sich ganz genau anzuschauen, welchen

Gegenstand bzw. welchen Teil eines größeren Gegenstandes man ins Bewusstsein fassen will. Entsprechend ist es notwendig, sich innerlich ganz mit dem gehörten Geräusch zu verbinden oder sich ganz auf die Körperzone zu konzentrieren, auf die man sich beziehen will.

Zum Beispiel: «Ich sehe jetzt den Junikäfer auf dem zweiten Blatt von oben.» – «Ich höre dieses Ticken der Uhr rechts hinten im Raum.» – «Ich fühle, wie meine Fußsohlen den Boden berühren, am deutlichsten unter dem Ballen und an der Ferse.»

Wenn Sie mit der Übung beginnen, setzen Sie sich zunächst bequem hin, atmen Sie tief durch und schauen Sie entspannt in den Raum bzw. aus dem Fenster und lassen Sie Ihren Blick schweifen.

Sagen Sie sich innerlich laut vor (oder sprechen Sie es auch aus),
- was Sie genau **sehen**: *Ich sehe …*
- was Sie genau **hören**: *Ich höre …*
- was Sie **auf Ihrer Haut spüren**: *Ich spüre auf meiner Haut …*

Bitte benennen Sie jetzt
- **zwei Dinge**, die Sie im Raum sehen: *Ich sehe …*
  Ich sehe …

- **zwei Geräusche**, die Sie hören: *Ich höre …*
  Ich höre …

- **zwei Empfindungen**, *Ich spüre …*
  die Sie auf der Haut spüren: *Ich spüre …*

Bitte nennen Sie jetzt
- **drei Dinge**, die Sie im Raum sehen: *Ich sehe …*
  Ich sehe …
  Ich sehe …

Sprechen Sie sich in derselben Weise jeweils **vier** und dann **fünf Dinge** vor.

Bitte achten Sie darauf, dass Sie zu jedem Gegenstand, den Sie sehen, zu jedem Geräusch, das Sie hören, zu jeder Empfindung, die Sie fühlen, genau hingehen und sich die Zeit lassen, sich dem Erlebnis wirklich ganz zuzuwenden. Machen Sie also die Übung nicht zu schnell, sondern lassen Sie sich Zeit, bei der Wahrnehmung wirklich anzukommen.

Wenn Sie die Übung beenden, atmen Sie noch einmal tief durch, dehnen und strecken sich und versuchen Sie dieses etwas gelockerte Gefühl, das sich eingestellt hat, beizubehalten, während Sie sich wieder einer Tätigkeit zuwenden.

Es ist wichtig, dass Sie nicht wieder in die alten Grübelschleifen verfallen, sondern mit dem erreichten Gefühl sofort in eine konkrete, zielorientierte Tätigkeit einsteigen. Dann ist es möglich, dass das gewonnene Gefühl sich in der aufgenommenen Tätigkeit halten kann.

Seien Sie bitte nicht enttäuscht, wenn nach kürzerer oder längerer Zeit die Grübelgedanken wieder auftauchen. Die Übung hat Ihnen gezeigt, dass Sie *prinzipiell* Ihre Aufmerksamkeit lenken können. Je mehr Sie das üben, umso länger wird das Gefühl anhalten. Lassen Sie sich nicht entmutigen, sondern fangen Sie immer wieder neu an. Es kann auch helfen, wenn Sie bei der nachfolgenden Handlung sich selbst innerlich im inneren Dialog begleiten, um nicht wieder in die alten Gedanken- und Gefühlsformen zu fallen.

Baumübung

Vorbereitung:
Suchen Sie sich einen ruhigen Ort, an dem Sie für ca. 20 Minuten niemand stören wird. Es ist gut, die Übung oft am selben Ort zu machen. Das wird dann Ihr Ruhe- bzw. Kraft-Ort. Legen oder setzen Sie sich entspannt hin und schließen Sie die Augen. Konzentrieren Sie sich auf Ihren Körper und versuchen Sie in den Bauch zu atmen. Ich möchte Sie nun zur Baumübung einladen:

Stellen Sie sich eine Landschaft vor, in der Sie sich wohl und geborgen fühlen, wo Sie sich gerne aufhalten. Das kann eine erfundene Landschaft sein, es muss keine real existierende sein …
Stellen Sie sich irgendwo in dieser Landschaft einen Baum vor, zu dem Sie gerne hingehen möchten, der Sie vielleicht sogar anzieht …
Und Sie stellen sich vor, dass Sie zu diesem Baum gehen und Kontakt

mit ihm aufnehmen, indem Sie ihn vielleicht berühren oder ihn sich anschauen ...
Nehmen Sie seinen Stamm wahr ..., nehmen Sie den Geruch auf ..., nehmen Sie wahr, wie der Stamm sich verzweigt.
Das alles registrieren Sie zunächst und nehmen Kontakt mit diesem Baum auf ...
Und wenn es für Sie möglich ist, dann können Sie sich vorstellen, dass Sie sich an den Baum lehnen und ihn wirklich spüren ...
Wenn Ihnen die Vorstellung angenehm ist, dann können Sie sich vorstellen, dass Sie eins werden mit dem Baum ...
Sie können als Baum erleben, was es heißt, Wurzeln zu haben, die sich in die Erde verzweigen und von dort Nahrung in sich aufzunehmen ...
Erleben Sie es, Blätter zu haben, die das Sonnenlicht aufnehmen und umwandeln können ...
Wenn Sie nicht mit dem Baum verschmelzen wollen, dann betrachten Sie ihn einfach. Beschäftigen Sie sich damit, was es wohl für den Baum bedeutet, Wurzeln zu haben und Blätter, die das Sonnenlicht aufnehmen ...
Und dann beschäftigen Sie sich mit der Frage, womit Sie jetzt genährt und versorgt werden möchten ...
Ist das körperliche Nahrung, Gefühlsnahrung, Nahrung für den Geist, Ihr spirituelles Sein ...?
Benennen Sie es so genau, wie es Ihnen möglich ist ...
Und wenn Sie eins mit dem Baum sind, dann stellen Sie sich vor, dass Sie von der Erde und von der Sonne diese gewünschte Nahrung erhalten ...
Und wenn Sie nicht mit dem Baum verschmolzen sind, können Sie sich trotzdem vorstellen, was es bedeutet, von der Sonne und von der Erde Nahrung zu bekommen, denn das ist auch bei uns Menschen so ...
Erlauben Sie sich die Erfahrung, dass diese Nahrung jetzt zu Ihnen kommt, von der Erde und der Sonne ... Und spüren sie dann, wie das, was Sie von der Sonne und der Erde bekommen, sich in Ihnen verbindet, und dass Sie dadurch wachsen ...
Lösen Sie sich langsam wieder von Ihrem Baum ...
Sie können sich vornehmen, wenn Sie wollen, dass Sie oft zu Ihrem Baum zurückkehren, um mit seiner Hilfe zu erfahren, dass Sie mit allem, was Sie gerne hätten, genährt werden können ...

Sie können, wenn Sie möchten, ihm versprechen, dass Sie wiederkommen werden ...
Verabschieden Sie sich von ihm und bedanken Sie sich bei ihm für seine Unterstützung ...
Kommen Sie dann mit der vollen Aufmerksamkeit zurück in den Raum.

Kerzenlicht-Meditation

- Stellen Sie mindestens drei Wachskerzen vor sich auf den Tisch und zünden Sie sie an. (Der Raum muss dazu nicht dunkel sein, aber in einem etwas abgedunkelten Raum wirkt die Übung stärker.)
- Schauen Sie in die Flamme und nehmen Sie die Stimmung von Licht und Wärme in sich auf. Versuchen Sie, das Gefühl besonders in der Herzgegend stark zu machen.
- Wenn Sie eine intensive Beziehung zwischen sich und dem Kerzenlicht fühlen, nehmen Sie ein Hütchen (oder notfalls einen Löffel) und löschen die Kerzen langsam eine nach der anderen aus. Fühlen Sie dabei, wie das Licht langsam weniger wird. Halten Sie aber das Gefühl im Herzbereich aufrecht.
- Wenn Sie die letzte Kerze ausmachen, empfinden Sie die äußere Dunkelheit und Kälte und lassen das «innere Licht» weiterleuchten, gerade weil es draußen dunkel ist.
- Wenn Sie möchten, können Sie jetzt mit dem guten Gefühl im Herzen an einen oder mehrere andere Menschen denken und sie in dieses Gefühl mit einschließen.

Wenn Sie möchten, können Sie zu Beginn auch mehr Kerzen nehmen. Wenn Sie etwas Übung haben, können Sie später die Übung mit einer einzigen Kerze oder sogar ganz aus der Vorstellung heraus machen.

Längere Meditationsanleitung

Es gibt viele Möglichkeiten, zu meditieren. Manche nennen bereits ein vertieftes, konzentriertes Denken Meditation. Es gibt Bewegungsmeditationen und meditatives Miterleben von Körperprozessen (z.B.

beim Yoga oder beim Tai Chi). Jeder muss selbst herausfinden, was ihm gut tut und weiterhilft. Mehr dazu in dem Buch von Rudy Vandercruysse in den Literaturempfehlungen.

Manchen fällt es leichter, am Körper eine Zentrierung zu erleben, andere bevorzugen eine gedankliche Sammlung, wieder andere arbeiten gerne mit Mantren (das sind kurze, prägnante Sinnsprüche), für einige sind imaginative Bilder hilfreich. Die nachfolgende Meditationsanleitung beschreibt die Arbeit mit solchen belebenden Bildern bzw. Imaginationen. Sie beginnt mit einer kurzen Sammlung, aus der heraus mit bewusst geführter Denkkraft ein inneres Bild aufgebaut wird, das dann wieder in das Fühlen hineinwirkt. Dies kann zum Erleben eines inneren Lichtes führen, wie bei den christlichen Mystikern beschrieben. Dieses Erleben kann einen modernen Zugang zum Glauben durch eine persönliche spirituelle Erfahrung schaffen, die nicht im Widerspruch zu einem rational-klaren Denken steht, sondern das Denken vertieft, lebendiger macht und die Willenskräfte stärkt (siehe hierzu auch das Buch von W. Jäger in den Literaturempfehlungen).

Gute Gedanken sind die geistige Nahrung der Seele. Der so gewonnene innere Halt verbindet uns mit einer Quelle überpersönlicher Kraft und Zuversicht, die Christuskraft genannt werden kann (aber nicht muss!). Die Meditation kann Ihnen das Erlebnis verschaffen, dass das Gute bzw. Gott nicht außerhalb von uns ist, sondern in uns zu finden ist und durch uns wirkt. Das unterscheidet die Meditation vom Gebet, dass sich an ein gedachtes Gegenüber wendet.

Die hier angegebene Meditation ist unter den üblichen Bedingungen «sicher». Sollten Sie aber zu dissoziativen Zuständen neigen bzw. an einer Psychose erkrankt sein, sollten Sie von dieser Art der Meditation Abstand nehmen, da sie zunächst die Verbindung des Gedankenlebens mit der körperlichen Grundlage lockert. Beraten Sie sich im Zweifelsfall mit einem meditationserfahrenen Arzt oder Therapeuten.

Die innere Einstellung
Wenn es Ihnen hilft, können Sie die gewünschte Übung in Ihrem Tempo aufnehmen und auf Wunsch abspielen. Es geht aber auch, wenn Sie den Ablauf lesen und dann ausprobieren. Wichtig ist, dass Sie nichts falsch machen können! Auch Einschlafen ist nicht schlimm.

Wenn Sie Sorge haben, nicht rechtzeitig aufzuhören, legen Sie sich einen Wecker unter ein Kissen. Probieren Sie einfach aus, wie weit Sie kommen. Es geht nicht um das Ergebnis, sondern um das Bemühen, um die Haltung. Ärgern Sie sich daher nicht, wenn es mal nicht so gut klappt oder Sie durch Geräusche oder eine unbequeme Sitzhaltung gestört werden. Korrigieren Sie die Sitzhaltung so gut es geht und lassen Sie störende Gedanken oder Gefühle vorbeiziehen, ohne emotional-körperlich «einzusteigen». Bei solchen Störungen können Sie sehr gut erleben, wie Sie das Einsteigen in die körpernahen Gefühlsprozesse aus Ihrer Meditationsleichte «herunterzieht». Beim Meditieren weitet sich der Fühlraum ebenso wie beim Lauschen mit geschlossenen Augen (probieren Sie das Lauschen doch gleich einmal kurz aus). Bei lauten Geräuschen kann man fühlen, wie es einen innerlich aus einem Weitegefühl heraus zusammenzieht, begleitet von einem Schmerz im Oberbauch. Beim Meditieren dagegen lösen wir uns mit dem Erleben vom Körper und «steigen», während uns von oben etwas Tragendes entgegenkommt. Dann können wir erleben, dass hier ein ganz anderes, reineres, zarteres, aber dennoch kräftiges Ich-Gefühl erlebt werden kann, als das Selbst- bzw. Egogefühl im Körper bzw. in den Gefühlen. Wir kommen näher an das höhere Ich heran, können etwas von dessen Macht erahnen.

Dauer, Zeit und Häufigkeit
Meditieren Sie nicht zu lange. Täglich 15 bis 20 Minuten reichen völlig aus. Probieren Sie aus, zu welcher Tageszeit es am besten geht. Sie sollten versuchen, regelmäßig zu meditieren. Wenn wir uns *einmal* dazu entschieden haben, fällt es uns (wie beim Zähneputzen) leichter, mit dem Üben anzufangen, als wenn wir uns jedes Mal neu entscheiden müssen. Dann ist die Schwelle einfach höher. Es sind nicht die Erfolge, die uns Kraft geben, sondern die Bereitschaft, es immer wieder neu zu versuchen. Wenn wir es einmal nicht schaffen, ist das eben eine Ausnahme. Aber die Regel bzw. der Rhythmus steht! Es ist besser, sich wenigstens kurz hinzusetzen und es zu versuchen, selbst wenn man nur entspannt und gar nicht zum Meditieren selbst kommt. Man merkt zumindest seine Anspannung bzw. Zerstreutheit. Und gerade in den Situationen, in denen man die Zentrierung am dringendsten braucht, haben wir tausend Gründe bzw. «keine Zeit» zum Meditieren!

Hilfreich ist, sich immer an den gleichen Platz zu setzen, den Sie sich vielleicht sogar ein wenig schön als Ihre «ruhige Ecke» einrichten. Im Liegen kann man in der Regel nicht gut meditieren, da man vom inneren Erleben her nicht so gut nach oben «herauskommt». Sie können aber vor dem Einschlafen im Sitzen zu meditieren versuchen. Wenn Sie dabei müde werde, gehen Sie ganz schnell ins Bett. Sie werden kaum noch Einschlafprobleme haben!

Die Sitzhaltung
Zu Beginn setzen Sie sich auf einen Stuhl, den Rücken und den Po ganz nach hinten, sodass der Oberkörper möglichst aufrecht sitzt. Stellen Sie Ihre Beine mit beiden Füßen auf den Boden, hüftbreit auseinander, sodass die Ober- und Unterschenkel etwa einen rechten Winkel bilden. Die Arme können Sie auf die Oberschenkel oder in den Schoß legen, gefaltet oder einfach ineinandergelegt. Wenn es geht, halten Sie die Augen geschlossen. Versuchen Sie den Unterkiefer locker zu lassen, wenn Sie möchten, können Sie den Mund etwas öffnen. Versuchen Sie so zu atmen, dass sich die Bauchdecke beim Einatmen nach vorne wölbt und der Brustkorb so ruhig wie möglich bleibt (sogenannte «Bauchatmung»). Zum Einüben können Sie eine Hand flach auf die Bauchdecke legen und spüren, wie beim Einatmen die Hand leicht nach außen geschoben wird.

Einleitung der Übung
Richten Sie Ihre Aufmerksamkeit bzw. Ihren inneren Blick auf einen vorgestellten Punkt 10 bis 30 cm vor Ihren Augen. Der Blick ist mit einer gewissen Festigkeit auf diesen vorgestellten Punkt gerichtet. Versuchen Sie sich einen Moment in dieser Konzentriertheit zu halten. In dieser Konzentriertheit ohne Gedankeninhalt können Sie für Momente die reine Aufmerksamkeitskraft erleben. Ebenso stark bemerken Sie aber auch, wie andauernd Gedanken in diesen Aufmerksamkeitsraum einzudringen und Sie abzulenken versuchen. Wenn Sie aus der Übung herausgefallen sind, können Sie an diesem Punkt wieder neu einsteigen. Da es schwer ist, sich in dieser Konzentriertheit zu halten, können Sie weitergehen.

Machen Sie dazu den Punkt langsam immer größer über eine Erbse, eine Kirsche, eine Tomate, einen Tischtennisball, eine Apfelsine, eine Melone, bis er etwa in der Größe eines Fußballs Ihren Kopf umhüllt wie beispielsweise ein Taucherhelm. Konzentrieren Sie sich jetzt bitte nicht mehr auf einen Punkt, sondern fühlen Sie den gesamten Innenraum dieser Kugel. Die Denkkraft ist jetzt nicht mehr konzentriert, sondern aufmerksam-fühlend geworden. Man kann diesen Zustand mit den Worten Georg Kühlewinds auch «erkennendes Fühlen» nennen. Es ist eine Verbindung von Denken und Fühlen. Sie können den Gedanken dazu denken: *Die reine Denkkraft fühlt.* Aus diesem Ich-Gefühl heraus können Sie versuchen, die Qualität einer Intuition zu prüfen, da alles Selbstfühlende dabei zurücktritt und einer gewissen Objektivität Platz macht.

Der Aufbau der inneren Bilder
Sie können jetzt einen Schritt weitergehen, indem Sie die Kugel hell und lichtdurchlässig machen, wie eine Glaskugel oder eine stabile Seifenblase. Dann lassen Sie bitte von oben langsam einen stetigen Strom von Licht sanft in diese Kugel hineinströmen. Sie können den Gedanken dazu nehmen: *Das Ich lebt im Licht.* Dabei kann sich das Gefühl einstellen, innerlich dem Licht entgegenzusteigen und den Körper immer weniger zu spüren. Das Ich «ernährt» sich aus diesem Licht und bezieht daraus Halt und Kraft.

In einem weiteren Schritt können Sie die Kugel langsam immer größer machen, indem Sie vom Mittelpunkt des Kopfes aus die Kugel in alle Richtungen wachsen lassen. Das verlangt eine erhöhte Führungsfähigkeit der Denkkraft, um die Aufmerksamkeit halten zu können. Erweitern Sie die Kugel zunächst, bis sie Ihre Schultern umschließt, dann können Sie sie weiter wachsen lassen, bis sie etwa zum Zwerchfell reicht. Sie können dem Licht jetzt eine warme Färbung geben, begleitet von einem liebevollen Gefühl, das Sie in der Herzgegend wahrnehmen. Sie können nun den Gedanken dazu nehmen: *Ich bin im Licht.* Wir kehren damit mit einem neu gewonnenen Gefühl zum Körper zurück und bewegen uns mit unserer Aufmerksamkeit zwischen dem Licht im Kopf- und der Wärme im Herzbereich.

Zuletzt können Sie dieses warme, liebevolle Gefühl durch das Zwerchfell hindurch in den Körper hinuntersickern lassen, sodass nach und nach der ganze Körper bis zu den Füßen von dem warmen, goldglänzenden, liebevollen Gefühl durchwebt wird. Sie können dann den Gedanken dazu nehmen: *Licht und Wärme sind in mir.*

Beendigung
Verweilen Sie eine Zeit in dieser Empfindung. Bevor Sie die Übung beenden, vergegenwärtigen Sie sich bitte noch einmal, dass Sie alles, was Sie gefühlt, aus Ihrer Gedankenkraft aufgebaut haben. Ohne Ihre Denktätigkeit wäre das Gefühl nicht entstanden. Sie dürfen sich freuen, dass durch Ihre Denkkraft ein gutes Gefühl in Ihnen entstehen konnte. Sie können dieses Gefühl jederzeit wieder in sich aufbauen, diese neue Wirklichkeit in sich schaffen. Kehren Sie nun wieder zurück an den Ort, an dem Sie sich gerade befinden.

Um die Meditation zu beenden, können Sie innerlich von 10 bis 1 rückwärts zählen, bei 5 die Hände und Füße etwas bewegen, bei 3 die Augen öffnen und sich bei 0 kräftig strecken und durchatmen. Stehen Sie nach der Meditation etwas vorsichtig auf, da manche einen deutlichen Blutdruckabfall in der Meditation haben und danach Schwindel auftreten kann.

Wenn Sie aufgestanden sind, warten Sie einen Moment, bevor Sie loslaufen. Zur Anregung des Blutdrucks können Sie ein-, zweimal kurz die Muskeln Ihrer Arme und Beine anspannen.

Wenn Sie diese Übung häufiger durchführen, bauen Sie dadurch in sich eine innere Fähigkeit auf, diesen Erlebenszustand immer leichter aufzurufen. Dadurch kann man einen inneren Halt bzw. einen inneren Ort finden, zu dem man immer gehen kann, um Ruhe, Zentrierung und Frieden zu finden, unabhängig von der äußeren Situation. Dies bedeutet einen Schritt zur Freiheit und Selbstbestimmung. Es sind nicht die Ereignisse und die äußere Situation, die uns krankmachen. Sie können uns belasten und herausfordern. Aber wenn wir in uns eine Heimat haben, können wir die möglichen Antworten geben und das Unabänderliche ertragen, ohne als Mensch daran zu zerbrechen.

Hinweise zum Schlaf und bei Schlafstörungen

Schlafen ist ein aktiver Vorgang, den wir aber nicht bewusst herbeiführen können, sondern der von autonomen Zentren im Hirnstamm gesteuert wird. Am besten schlafen wir, wenn die autonomen Körperprozesse wenig von den seelischen Betätigungen «aufregt» bzw. aufgewühlt werden. Ein überaktives Seelenleben muss von der bewussten Ich-Seite des Menschen her ergriffen und geordnet werden, indem wir günstige Bedingungen zum Einschlafen schaffen. Dazu ist eine für uns ungewohnte Aktivität notwendig, nämlich loslassen, sich hingeben bzw. anvertrauen. Die folgenden Schlafregeln sollen helfen, durch Informationen diesen Weg zu ebnen.

Das Schlafbedürfnis ist sehr unterschiedlich

Menschen brauchen unterschiedlich viel Schlaf – manche nur 5 Stunden, andere 8 bis 9 Stunden. Das hängt von der Schlafqualität bzw. dem Anteil an Tief- und Traumschlaf ab. Wer viel Schlaf braucht, hat viele flache Schlafphasen. Der Schlaf kann ohne gesundheitliche Schäden erheblich verkürzt werden, wodurch die Schlafqualität sogar zunehmen kann. Außerdem brauchen wir im Alter zunehmend weniger Schlaf (mit 70 Jahren nur noch ca. 5 Stunden). Leider nimmt bei den meisten Menschen altersbedingt auch die Schlafqualität ab, wodurch sie sich subjektiv nicht mehr so ausgeruht fühlen. Das ist aber ein normaler Alterungsprozess. Ein längerer Schlaf kann nur medikamentös und künstlich erzwungen werden. Auch dann ist die Schlafqualität nicht zufriedenstellend. Wie mit anderen Alterserscheinungen auch, müssen wir uns damit abfinden und sie annehmen.

Zum Einschlafen auf den Schlafdruck achten

Der Hirnstamm sendet in etwa halb- bis einstündigen Wellen Signale zum Einschlafen, die wir als aufkommende Müdigkeit spüren. Wir müssen dann ins Bett gehen, wenn diese Müdigkeit einsetzt, und nicht, wenn die Uhr es anzeigt. Haben wir eine Einschlafwelle übergangen, ist für die nächste halbe bis eine Stunde das Einschlafen deutlich erschwert.

Keine Aktivierung vor dem Einschlafen

Wenn wir abends Sport machen, in die Sauna gehen oder auf ein Fest, ist der Sympathikus aktiviert, was die Einschlafwellen unterdrückt. Wir müssen dann etwa mit einer Stunde Entspannungszeit rechnen, bis sich das vegetative Nervensystem wieder einreguliert hat. Wir sollten also die letzte Stunde des Tages mit ruhigen, nicht aufregenden Tätigkeiten verbringen.

Auch reichliches Essen oder Alkohol verschlechtert die Schlafqualität. Mit Alkohol kann man zwar besser einschlafen, durch den späteren Harndrang wird aber morgens die Schlafqualität verschlechtert.

Helles Licht in den Augen führt dazu, dass das Melatonin in der Zirbeldrüse abgebaut wird. Melatonin ist ein Hormon, welches das Einschlafen fördert. Vor dem Zu-Bett-Gehen sollte daher helles Licht (z.B. beim Zähneputzen im Bad) vermieden werden. Entweder man putzt die Zähne früher oder tut es bei gedämpftem Licht.

Stimuluskontrolle

Wie auch bei den Kindern sollten wir durch Zu-Bett-Geh-Rituale und entsprechende Schlüsselreize dem Organismus signalisieren, dass «jetzt Einschlafen dran ist». Das bedeutet, dass wir uns im Schlafzimmer nur zum Schlafen (bzw. zu sexuellen Aktivitäten) aufhalten sollen. Also: kein Lesen, Essen, Fernsehen oder Telefonieren etc. im Bett!!! Durch diese Konditionierung erleichtern wir dem Organismus das Umschalten auf das Einschlafen.

Gedankenkontrolle

Wenn wir nachts aufwachen und anfangen zu grübeln, wenn wir nicht gleich wieder einschlafen, setzen wir starke Weckreize. Diese Weckreize unterdrücken die Einschlafsignale des Hirnstamms. Wir müssen also unbedingt darauf achten, dass wir uns nachts nicht durch negative Gedanken aufregen, beispielsweise nach dem Motto: «Wie soll ich nach dieser Nacht nur meinen Tag schaffen?!»

Ein oder zwei schlechte Nächte schränken die tägliche Leistungsfähigkeit kaum ein. Außerdem müssen wir ja nicht jeden Tag einen

Schönheitswettbewerb gewinnen. Nach ein oder zwei schlechten Nächten gleicht der Organismus normalerweise den fehlenden Schlaf durch erhöhten Schlafdruck wieder aus. Unterbrechen Sie also nachts negative Gedanken, reden Sie sich gut zu und lenken Sie Ihre Aufmerksamkeit auf neutrale Bilder bzw. positive Erinnerungen.

Hilfreich sind auch positive meditative Bilder, wie etwa das Bild, in eine sanft wärmende Hülle wie in eine Decke eingehüllt zu sein, verbunden mit dem Gedanken: *«Licht und Wärme des göttlichen (oder guten) Weltengeistes hüllen mich ein.»*

Wenn Sie dieses Bild mit positiven Gefühlen von Geborgenheit aus Ihrem Leben verbinden, kann Sie das in eine vertrauensvoll-ruhige Grundstimmung hinüberführen, die Sie leichter einschlafen lässt. Im Grunde ist auch das «Schäfchenzählen» nichts anderes als ein neutraler «Pausenfüller» für das Bewusstsein, der das Einschlafen bahnt.

Die Entspannung des Körpers

Eine Alternative ist, das Selbstgefühl von den wachen, umkreisorientierten Gedanken im Kopf weg nach «innen» und hin zu einem etwas dumpfer-gefühlshaften Erleben im Brustbereich zu lenken. Sie müssen also gezielt den unruhigen Gedanken- und Gefühlsbereich durch eine ich-geführte Aufmerksamkeitslenkung beruhigen und entspannen. Dabei kann die Fokussierung auf den Körper die Ablenkung erleichtern. Wenn der Körper entspannt ist, reagiert die unbewusst-vegetaive Ebene mit einem tieferen und ruhigeren Atem, weil sie nicht mehr von den Gefühlen angespannt wird.

Wichtig ist, dass Sie den Körper soweit wie irgendmöglich entspannen, da auch kleine körperliche Anspannungen das Einschlafen erschweren können. Gehen Sie den Körper aufmerksam durch und schauen Sie, ob z.B. die Hände, die Füße oder die Schultern noch angespannt sind. Legen Sie sich so entspannt wie möglich hin. Wechseln Sie bei Bedarf die Lage. Das erleichtert die Neuausrichtung der Aufmerksamkeit. Wenn Sie gut liegen, greifen Sie sofort auf die positiven Bilder zurück oder bleiben beim Körpergefühl.

Wenn Sie wach sind, stehen Sie auf!

Wenn Sie nach 10 bis 15 Minuten nachts nicht wieder einschlafen können, stehen Sie auf, machen das Licht an und beginnen mit einer monotonen, aber sinnvollen Tätigkeit (z.B. bügeln, aufräumen, Papiere einsortieren oder nicht aufregende Briefe beantworten). Diese Tätigkeiten entlasten Sie von Ihren Grübelgedanken, da Sie ja schon einen Teil der Tätigkeiten des nächsten Tages erledigt haben und gegebenenfalls am nächsten Tag entsprechend früher ins Bett gehen können, wenn Sie müde sind. Sie können natürlich auch ein einigermaßen langweiliges Buch lesen, ruhige Musik hören, tagträumen oder meditieren. Sobald Sie die nächste Einschlafwelle spüren, müssen Sie aber sofort zurück ins Bett gehen.

Vorgehen bei Schlafstörungen

Sollten diese schlafhygienischen Maßnahmen nicht erfolgreich sein, müssen Sie die Zeit verkürzen, die Sie im Bett verbringen. Eine sogenannte «Schlafrestriktion» erhöht den Schlafdruck, sodass Sie am nächsten oder darauffolgenden Tag leichter einschlafen können. *Sie dürfen aber auf keinen Fall tagsüber schlafen, auch wenn Sie noch so müde sind.* Selbst wenige Minuten Mittagsschlaf senken den Schlafdruck dramatisch, wie alle Eltern kleiner Kinder sehr gut wissen. Versuchen Sie also, zu erfassen, wie viele Stunden Sie tatsächlich geschlafen haben, und stellen Sie den Wecker so, dass Sie nur diese Zeit zwischen Zu-Bett-Gehen und Aufwachen haben. Sie sollten aber nicht unter fünf Stunden gehen. Am nächsten Morgen sind Sie dann zwar müde, aber durch den erhöhten Schlafdruck können Sie das in den nächsten Tagen ausgleichen.

Ist die Schlafqualität (d.h. die Schlaftiefe) besser geworden, können Sie in Halbstunden-Schritten die Schlafzeit verlängern. Sie sollten aber die Zeit, die Sie zum Schlafen im Bett verbringen, tendenziell kurz halten, auch an Wochenenden. Wenn Sie samstags oder sonntags lange ausschlafen, werden Sie spätestens am Sonntagabend nicht einschlafen können und durch den festgelegten Aufstehtermin am Montagmorgen entsprechend müde sein.

Zum Einsatz von Schlafmitteln

Wie schon der längere Schlaf am Wochenende bedeutet auch ein mit Schlafmitteln erzwungener längerer Schlaf eine entsprechende Schlafstörung nach Absetzen der Medikamente. Schlafmittel sind daher nur in Krisenzeiten oder bei äußerlich erzwungenen Schlafrhythmuswechseln (Jetlag, Schichtdienst) kurzfristig oder bei Schlafstörungen durch körperliche Krankheiten (z.B. Schmerzen) sinnvoll.

Nicht körperlich bedingte Schlafstörungen müssen langfristig durch Schlafhygiene und Schlafrestriktion behandelt und die dadurch erreichbare Schlafqualität akzeptiert bzw. hingenommen werden. Nicht alles im Leben ist manipulierbar – und gerade der Schlaf gehört zu den Dingen, die wir nicht mit einem «harten Willen» erzwingen können. Eine gute Gelegenheit also, unsere Grenzen anzunehmen und geduldig mit ihnen umzugehen. So kann auch der Schlaf als «kleiner Bruder des Todes» ein Lehrmeister für manche Aspekte des Lebens sein.

Fragenkatalog zur Suizidalität nach Pöldinger

___ Haben Sie in letzter Zeit daran denken müssen, sich das Leben zu nehmen?

___ Wie häufig geschah das?

___ Haben Sie auch daran denken müssen, ohne es zu wollen? Haben sich Selbstmordgedanken aufgedrängt?

___ Haben Sie konkrete Ideen, wie Sie es machen würden?

___ Haben Sie Vorbereitungen getroffen?

___ Haben Sie schon mit jemandem über Ihre Selbstmordabsicht gesprochen?

___ Haben Sie bereits einmal einen Selbstmordversuch unternommen?

___ Hat sich in Ihrer Familie oder in Ihrem Freundes- und Bekanntenkreis schon einmal jemand das Leben genommen?

___ Halten Sie Ihre Situation für aussichts- und hoffnungslos?

___ Fällt es Ihnen schwer, an etwas anderes als an Ihre Probleme zu denken?

___ Fühlen Sie sich unter starken familiären oder beruflichen Verpflichtungen stehend?

___ Haben Sie in letzter Zeit weniger Kontakte zu Ihren Verwandten, Bekannten oder Freunden aufgenommen?

___ Haben Sie noch Interesse daran, was in Ihrem Beruf und in Ihrer Umgebung vorgeht? Interessieren Sie sich noch für Ihre Hobbys?

___ Haben Sie jemanden, mit dem Sie offen und vertraulich über Ihre Probleme sprechen können?

___ Wohnen Sie zusammen mit Familienmitgliedern oder Bekannten?

___ Fühlen Sie sich in einer religiösen Beziehung bzw. weltanschaulichen Gemeinschaft verwurzelt?

Je mehr Fragen im oberen Teil mit «Ja», im unteren Teil mit «Nein» beantwortet werden, umso größer ist die Suizidgefahr.

Tagesplan vom

....

Fazit des Tages:

Zeit	geplante Aktivität	Beobachtung	tatsächlich
6.00 Uhr			
9.00 Uhr			
12.00 Uhr			
15.00 Uhr			
18.00 Uhr			
21.00 Uhr			

Tagebuchblatt

Bedürfnisbilanz:
Bindung:
Kontrolle:
Selbstwert:
Lust/Freude:

Aktivitäten	Effekt	Lernerfahrung

Übungsblatt innerer Dialog

Spontaner Gedanke (verzerrt)	Antwort des gesunden Erwachsenen

Literaturempfehlungen

Ende, Michael: *Norbert Nackendick*, Stuttgart 1987, Thienemann.
Frankl, Viktor Emil: *... trotzdem ja zum Leben sagen. Ein Psychologe erlebt das Konzentrationslager*, München 2005, dtv.
Hüther, Gerald: *Bedienungsanleitung für ein menschliches Gehirn*, Göttingen 2001, Vandenhoeck & Ruprecht.
Klünker, Wolf-Ulrich: *Selbsterkenntnis, Selbstentwicklung – Zur psychotherapeutischen Dimension der Anthroposophie*, Stuttgart 1997, Freies Geistesleben.
Koob, Olaf: *Die dunkle Nacht der Seele. Wege aus der Depression*, Stuttgart 2007, Freies Geistesleben.
Kühlewind, Georg: *Aufmerksamkeit und Hingabe – die Wissenschaft des Ich*, Stuttgart 1998, Freies Geistesleben.
Kuiper, Piet C.: *Seelenfinsternis. Die Depression eines Psychiaters*, Frankfurt 1996, Fischer TB.
Lievegoed, Bernard: *Der Mensch an der Schwelle. Biografische Krisen und Entwicklungsmöglichkeiten*, Stuttgart 2002, Freies Geistesleben.
Niklewski, Günter; Riecke-Niklewski, Rose: *Depression überwinden*, Berlin 2003, Stiftung Warentest.
Miller, Alice: *Das Drama des begabten Kindes und die Suche nach dem wahren Selbst*, Frankfurt 1996, Suhrkamp.
Roediger, Eckhard: *Wege aus der Angst*, Stuttgart 2005, aethera im Verlag Freies Geistesleben & Urachhaus.
– *Besser leben lernen. Innere Balance zwischen Wunsch und Wirklichkeit*, Stuttgart 2006, Urachhaus.
– *Burnout und Depression vorbeugen – Bevor aus Erschöpfung Krankheit wird*, Bad Liebenzell 2007, Gesundheit aktiv 188.
Spitzer, Manfred; Bertram, Wulf (Hrsg.): *Braintertainment. Expeditionen in die Welt von Geist und Gehirn*, Stuttgart 2007, Schattauer.
Vandercruysse, Rudy: *Herzwege. Von der emotionalen Selbstführung zum meditativen Leben*, Stuttgart 2005, Freies Geistesleben.
Young, Jeffrey E.; Klosko, Janet S.: *Sein Leben neu erfinden. Wie Sie Lebensfallen meistern*, Paderborn 2006, Junfermann.

Wichtige Adressen

- **Kompetenznetz Depression**
  Projekt des Bundesministeriums für Bildung und Forschung
  (Hier bekommen Sie weitere Informationen zu Thema Depression)
  www.kompetenznetz-depression.de
  Tel.: 0 89/51 60-55 53
  Fax: 0 89/51 60-55 57

- **Selbsthilfegruppen und Angehörigenhilfe**
  Bundesverband der Angehörigen psychisch Kranker (BApK)
  www.bapk.de

- **Telefonnummern für Kriseninterventionen**
  Deutsche Gesellschaft für Suizidprävention (DGS)
  www.suizidprophylaxe.de
  Tel.: 0 30/4 17 28 39 52
  Fax: 0 30/4 17 28 39 59

- **Adresse des zuständigen Psychiatrischen Krankenhauses**
  (wichtig bei Notfalleinweisungen z.B. bei Suizidalität)
  Die psychiatrische Versorgung ist regional gegliedert. Für jeden Wohnort gibt es ein zuständiges Krankenhaus. Das für Sie *zuständige Polizeirevier* informiert über Adresse und Telefonnummer.

- **Telefonseelsorge**
  (in Krisen Tag und Nacht erreichbar)
  www.telefonseelsorge.org
  Tel.: 08 00/111 0 111 und 08 00/111 0 222
  (bundesweit gebührenfrei)

- **Dachverband Gemeindepsychiatrie e.V.**
  (hilfreich bei Fragen und Problemen bei Behandlungen)
  www.psychiatrie.de/dachverband
  Tel.: 02 28/69 17 59
  Fax: 02 28/65 80 63

- **Adressen anthroposophisch orientierter Kliniken, Reha-Einrichtungen, Ärzte und Therapeutika**
  Gesellschaft Anthroposophischer Ärzte
  www.anthroposophischeaerzte.de
  Tel.: 07 11/7 79 97 11
  Fax: 07 11/7 79 97 12

- **Adressen christlich bzw. spirituell orientierter psychiatrisch-pychosomatischer Krankenhäuser**

  DE'IGNIS-Fachklinik in Egenhausen
  Tel.: 0 74 53/93 91-0
  Fax: 0 74 53/93 91-93
  www.deignis.de

  Fachklinik Heiligenfeld in Bad Kissingen
  Tel.: 09 71/82 06-0
  Fax: 09 71/6 85 29
  www.heiligenfeld.org

  Klinik Hohe Mark in Oberursel/Taunus
  Tel.: 0 18 05/46 43 62 75
  Fax: 0 18 05/32 94 64 36 275
  www.hohemark.de

Schlagwortregister

A
Acetylcholin 66
Akzeptanz 80
Angststörungen, generalisierte 33, 85
Anpassungsstrategien 95
Antidepressiva,
 kombinierte noradrenerg und serotonerg wirkende 179
–, noradrenerg wirkende 178 f.
–, trizyklische 180
Antipathie 192
Arbeitssucht 33, 73
Aufschreiben 115
Äußere Maßnahmen und Anwendungen 166 f.

B
Belohnungssystem 41 ff.
Benzodiazepine 66
Bewältigungsstile / -versuche 95 f., 112
Bewegung 145, 165, 197
Bewegungstherapeutische Verfahren 165 f.
Beziehungsbalance 191 ff.
Bindung 92 f.
Biografie 39, 104, 108

D
Denkkräfte 24, 113
Denkprozesse, verzerrte 89, 113
Denk- / Gedankenübung 115, 119, 130
Depression, chronische 15
–, endogene 58 ff.
–, hypochondrische 83 ff.
–, larvierte 85
–, neurotische 91 ff.
–, noogene 99 ff.
–, reaktive 74 ff.
–, somatische 52 ff.
–, somatisierte 83 ff.
Dopamin 41, 66
Doppelgänger 117
down-shifting 49
Dysthymie 15

E
Elektrokrampftherapie (EKT) 185 f.
Endorphine 41
Erschöpfungsdepression 69 ff.

F
Faktoren, genetische 15
Familienaufstellungen 168 f.
Fibromyalgie 34

G
Grundbedürfnisse 92 ff.

H
Handlungsübung 120
Hippocampus 16, 79, 87
Histamin 66
höheres Ich 31, 39, 101, 105
Holzplastik 135 f.
Hypochondrie 33 f.

I
Ich-Funktion 57, 87, 88
Identifikation mit dem Aggressor 97 f.
Inkarnation 104
innere Eltern 140
innere Erwachsene 126
innerer Dialog 143 f.
innerer Konflikt 97

innerer Regisseur 141 f.
innerer Zeuge 113, 143
inneres Kind 118, 144

K

Kompensationsmuster 95
Kontrolle 92 f.
künstlerische Therapien /
   Betätigungen 163 f.
Kunstsinn 103

L

Lebensaufgabe 38
Lebensbilanz 121
Lernprozesse 61 ff., 126
Lichttherapie 184 f.
Logos 102
Lust 92, 214, 221

M

MAO-Hemmer 180
Melancholie 21
Mondknoten 101
Morgentief 25
Motivation 42, 123, 132
Müdigkeitssyndrom, chronisches 34

N

narzisstische Persönlichkeit 95
Natursinn 102 f.
Neurotransmitter 60, 67
Noradrenalin 66

O

Ordnungstherapie 147

P

Panikstörungen 33
Perfektionismus 33
Placebo / Placeboeffekte
   152, 175
präsuizidales Syndrom 205

probatorische Sitzung 155
Problemlösungsversuch 35 ff.
Pseudodemenz 31
psychodynamische Verfahren 156
Psychopharmaka 67, 173 ff.
Psychotherapie 151, 153

S

Schematherapie 95, 139, 156
Schlafentzug 183
Schlafstörungen 32, 242 ff.
Schwächegefühle
   (Neurasthenie) 34
Selbsterfahrungsgruppen 167 f.
Selbsterkenntnis 112
Selbsterleben 62, 64, 88
Selbsthilfegruppe 198
Selbstwerterhöhung 92 f.
Selbstwirksamkeit 68, 97
Selektive Serotonin-Wiederaufnahme-
   hemmer (SSRI) 178
Serotonin 66
Sicherheit 92 f.
Sinnfrage 38 ff.
Sinnesorgane 86, 126
Somatisierungsstörung 34
Somatoforme Schmerzstörung 34
Soziale Phobie 31
Spiegelneuronen 63
stationäre Behandlung 160, 205 f.
Stimmungstief 18, 43
Stimmungsprotokoll 198
Stoffwechselprozesse 54, 57, 65,
   67, 75
Sucht 32, 43, 133
Suizid / Suizidalität 14, 199 ff.
Sympathie 128, 192
Synapse 60 f.

T

Tagebuch 137 f.
Tagesplanung 124, 146

Therapeuten 98, 111, 140, 154
Training 62
Transkranielle Magnet-
　stimulation 185
Transmitter / Neurotransmitter
　66 f.
Trauerprozesse 19
traumatische Erlebnisse 78
Typus melancholicus 15

U
Unterordnungsmuster 95

V
Verhaltenstherapie 156
Verlauf von Depressionen 15

W
Wahn 24
Wahrnehmungsübungen 129
Willensübung 120
Wirkstoffe 179

Z
Zwanghaftigkeit 33
Zwangseinweisung 205 f.